増刊 レジデントノート

Vol.19-No.17

小児救急の基本
「子どもは苦手」を克服しよう！

熱が下がらない、頭をぶつけた、泣き止まない、保護者への説明どうする？
など、あらゆる「困った」の答えがみつかる！

編集／鉄原健一

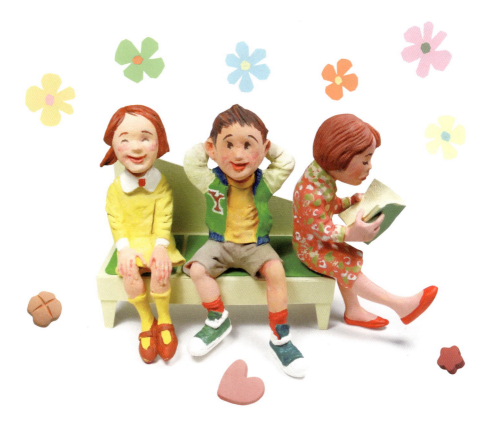

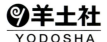
羊土社
YODOSHA

謹告

　本書に記載されている診断法・治療法に関しては，発行時点における最新の情報に基づき，正確を期するよう，著者ならびに出版社はそれぞれ最善の努力を払っております．しかし，医学，医療の進歩により，記載された内容が正確かつ完全ではなくなる場合もございます．

　したがって，実際の診断法・治療法で，熟知していない，あるいは汎用されていない新薬をはじめとする医薬品の使用，検査の実施および判読にあたっては，まず医薬品添付文書や機器および試薬の説明書で確認され，また診療技術に関しては十分考慮されたうえで，常に細心の注意を払われるようお願いいたします．

　本書記載の診断法・治療法・医薬品・検査法・疾患への適応などが，その後の医学研究ならびに医療の進歩により本書発行後に変更された場合，その診断法・治療法・医薬品・検査法・疾患への適応などによる不測の事故に対して，著者ならびに出版社はその責を負いかねますのでご了承ください．

序

　本書の企画にあたっては，"小児救急診療では，どこまでが成人と同じで，どこからが成人と違うのかを意識化した点"と"小児救急のクリニカルパールを掲載した点"の2点を重視しました．

　「子どもはおとなのミニチュアではない」
とは，小児科を学ぶときに多くの方が耳にしたことばかと思います．しかし，本当にそうなのでしょうか．子どももおとなも同じ人間で，子どもが成長しておとなになるのに？ おとなは昔，みんな子どもだったのに？ たしかに，本人から病歴を聴取しにくい，身体診察がよくわからない，鑑別疾患が成人と違うからわからない，発達段階をどう考慮するかがわからない，薬の使い方がわからない，保護者というもう1人の患者さん（?）がいる，などなど成人と違うところはあるかもしれません．しかし，やはり子どもも人間なので成人と同じところはたくさんあります．小児と成人を分けて考えると覚えることも倍になってしまいます．成人診療で学んだ知識や思考プロセス，手技を応用して小児救急診療をすれば学習効率もよく，苦手意識も少し減るのではないかと思います．「子どもはおとなのミニチュアである」は，一部はそうで，一部はそうではありません．どこまでが成人と同じで，**どこからが成人と違うのかという境界を意識して**読んでください．

　もう1点は**"小児救急のクリニカルパール"**です．クリニカルパールは"症候や疾患の各論的事項に共通する本質を言語化した言い切り型の文言，あるいはメッセージ"で，"エビデンスの有無はあまり問題にならないことが多い"（志水太郎）と言われています[1]．クリニカルパールは，成人領域では目にする機会も多いと思いますが，小児領域ではあまりみられません．そこで，各稿の著者に，担当項目の内容にかかわらず，小児救急についてのクリニカルパールを記載していただいています．

　小児救急の対象は内因性疾患（発熱，咳嗽，けいれんなど）だけでなく，外因性疾患（外傷，中毒など）など，「急性期で困っているすべての小児」です．虐待への配慮，事故予防なども含まれます．小児救急は，小児の時間外診療や小児集中治療（PICU）というイメージをもたれることがしばしばありますが，それらとの違いについても執筆いただいています．

　著者は，成人，小児診療ともに経験豊富で，僕が信頼し，尊敬する大好きな先生方です．どのページもエビデンスだけでなく，エビデンスの先にある経験についても書いていただいています．著者の先生方の診察室での楽しそうな姿が見えるようです．「小児救急は楽しい」という情熱の塊である本書を楽しんでいただけるとうれしいです．

　僕の考える小児救急診療のゴールは，「患者さんとその家族のしあわせ」です．"し

あわせ"というと漠然としていて，ややもすれば怪しい響きであったりしますが，その共通のゴールに向けて，医療者と患者さんと家族が協力することが大事だと思っています．そのゴールへのアプローチは病気を治すことだけではありません．正直，小児は成人と比べいわゆる軽症が多く，急性上気道炎や急性胃腸炎など，治療によって治すような病気はあまりありません．しかし，心配を解消すること，事故予防・発熱時の対応のように今後のホームケアに生かせることを伝えること，などできることはたくさんあります．診察室を後にするとき，患者さんと家族が笑顔になってもらえればと思っています．

　初期研修医の時，「指導医」としてたいへん，たいへんお世話になった『レジデントノート』に原稿を書かせていただくのが夢の1つでした．企画を受けてくださった羊土社の皆さま，なかでも僕の自由な提案を聞いてくださった清水智子様と谷口友紀様，大切な仲間である共著者の皆さま，そして，日頃から僕に勇気と元気をくれる患者さんとその家族の方々に，厚く，熱く御礼を申し上げます．

"Education is the kindling of a flame, not the filling a vessel."

Socrates

　この本が，皆さんの心に小さな火を灯すことができたならこれ以上の喜びはありません．

2017年12月

国立成育医療研究センター 総合診療部 救急診療科/教育研修部

鉄原健一

文献　1)「診断戦略：診断力向上のためのアートとサイエンス」(志水太郎/著), 医学書院, 2014

増刊 レジデントノート
Vol.19-No.17

小児救急の基本
「子どもは苦手」を克服しよう！

熱が下がらない、頭をぶつけた、泣き止まない、保護者への説明どうする？
など、あらゆる「困った」の答えがみつかる！

序 ··· 3（2875）
Color Atlas ··· 9（2881）
執筆者一覧 ··· 12（2884）

第1章　総論：小児救急の基本

1. **ER医から見た小児救急とは…** ·····················林　寛之　14（2886）
   1. 小児救急の鉄則その①：患者は2人いると心せよ（患児と保護者）　2. 小児救急の鉄則その②：子どもはパッと（PAT）見て，元気かどうかを見極めよ　3. 小児救急の鉄則その③：サイズの違いは大違い　4. 小児救急の鉄則その④：小児特有の病態を知るべし　● Advanced Lecture：1. 保護者に説明をする際にはなるべく平易な言葉を使う　2. BRUE

2. **米国小児救急専門医から見た小児救急とは…** ···········井上信明　19（2891）
   1. 時間外診療・小児集中治療とはここが違う！　2. 一般救急（ER）医とはここが違う！

3. **ラポール形成** ··児玉和彦　23（2895）
   1. ラポールとは　2. 成人との違い　3. まずはどう動く？　4. 診察中のラポール形成のコツ　5. 患者への説明　6. コミュニケーションスキルをどう使うか

4. **病歴のとり方** ··茂木恒俊　29（2901）
   1. 保護者の話に耳を傾ける（話しやすい雰囲気をつくる）　2. 子どもに聞こう　3. 正確な痛みを訴えられるようになる年齢を意識する　4. 母子健康手帳は病歴の宝庫　5. 学童期・思春期の病歴聴取について

5. **身体診察のしかた** ··伊原崇晃　34（2906）
   1. 小児患者の特徴　2. 小児患者の診察の難しさ　3. 学び方

6. **乳児の診かた** ··木村武司　39（2911）
   1. 診察前・診察中にチェックすべきこと　2. 診察時のポイント　● Advanced Lecture：急性中耳炎

7. **手技**
　　末梢静脈路，骨髄路，腰椎穿刺，プレパレーション含む ………… 多賀谷貴史　46 (2918)
　　　　1. 末梢静脈路確保　2. 骨髄路確保　3. 腰椎穿刺　● Advanced Lecture：プレパレーション

8. **輸液，経口補水療法** ……………………………………………………… 松井　鋭　56 (2928)
　　　　1. 補充輸液について　2. 維持輸液について　3. 経口補水療法について　● Advanced Lecture：
　　　　1. 低張性脱水と高張性脱水について　2. SIADH と CSWS

9. **救急外来での超音波**
　　明日から使える小児超音波のコツ …………………………………… 竹井寛和　68 (2940)
　　　　1. EUSの心得3か条　2. 基本の走査方法　3. 小児患者へのコツ　4. 超音波検査の実際①　5. 超音波検査の実際②

10. **鎮痛・鎮静** ………………………………………………………………… 朱田博聖　78 (2950)
　　　　1. 鎮痛　2. 安全な鎮痛・鎮静のための準備　3. 鎮静前患者評価　4. 鎮静　5. 鎮静の深さ　6. 鎮静後患者評価

11. **虐待** ……………………………………………………………………… 小橋孝介　85 (2957)
　　　　1. 虐待の定義　2. どんなとき虐待を疑うのか？　3. 客観的な情報収集　4. どのように対応するのか？

12. **薬剤の使い方**
　　抗菌薬を中心に ………………………………………………………… 手塚宜行　91 (2963)
　　　　1. 小児に「使える」内服抗菌薬　2.「小児」に使える内服抗菌薬　3. 救急外来での内服抗菌薬処方の実際　4. 救急外来で「使える」静注抗菌薬と処方の実際

13. **小児救急医学の勉強のしかた** …………………………………………… 萩原佑亮　98 (2970)
　　　　1. 今すぐ欲しい知識　2. 小児救急医学の文献　3. 具体的な日々の勉強のしかた

第2章　緊急度の評価

1. **PALSの概念，そして，PALSの先へ** ………………………………… 鉄原健一　103 (2975)
　　　　1. PALSの流れ：緊急度と重症度　2. PALSの問題点？：PALSは実臨床では使えない？

2. **バイタルサイン** …………………………………………………………… 鉄原健一　112 (2984)
　　　　1. 呼吸数：5-breaths 10-beats 法で簡単に測定　2. 心拍数：頻拍を安易に発熱，啼泣のせいにしない　3. 血圧：測定が大変だけど，いつ測定する？　4. 体温：発熱は呼吸数，心拍数に関係するが，発熱のせいか考える

3. **A（気道）の評価と管理** ………………………………………………… 大杉浩一　118 (2990)
　　　　1. 実際の流れ　2. 小児の呼吸障害を認識する　● Advanced Lecture：1. 気管チューブに関するトラブルシュート～「DOPE」で確認～　2. 気管切開チューブの扱いのポイント

4. **B（呼吸）の評価と管理** ………………………………………………… 野澤正寛　127 (2999)
　　　　1. 呼吸障害の評価の順番　2. 生理学的評価と重症度　3. 呼吸窮迫・不全の管理　4. タイプの判定と介入　5. 小児の呼吸評価のコツ　● Advanced Lecture：1. 酸素化のための戦略　2. 酸素投与・換気のデバイス選択

5. C（循環）の評価と管理……………………………………後藤　保　134（3006）
　　1. ショックの病態　2. ショックの分類　3. ショックの評価と管理　● Advanced Lecture：1. 酸素需要　2. 酸素供給

6. D（神経）の評価と管理……………………………………小山泰明　142（3014）
　　1. 保護者をうまく味方につけよう　2. 年齢にあったコミュニケーションをしよう　3. 神経学的評価（AVPU, GCS）　4. 管理　● Advanced Lecture：新生児や乳児の神経学的所見

第3章　よく出会う小児の症候

1. 発熱……………………………………………………………手塚宜行　149（3021）
　　1. 敗血症　2. 全身状態の評価　3. 年齢とマネジメントの実際　4. 発熱児の保護者への説明　5. 解熱剤の使い方

2. けいれん………………………………………………富田慶一, 植松悟子　156（3028）
　　1. まずはどう動く？　2. 成人と同じところ・違うところ　3. 保護者への説明　● Advanced Lecture："急性症候性けいれん重積"を逃さないための鎮痙後のマネジメント

3. 咳嗽……………………………………………………………廣瀬陽介　163（3035）
　　1. 診察前から頭に入れておく情報　2. 診察して得る情報　3. 頻用される検査　4. 治療の考え方

4. 喘鳴……………………………………………………………武石大輔　168（3040）
　　1. 初発の喘鳴　2. 喘息発作の治療　● Advanced Lecture

5. 腹痛
　　機能性便秘症を中心に………………………………………土肥直樹　177（3049）
　　1. 腹痛で頻度の高い症例　2. 小児の便秘への年齢別アプローチ　● Advanced Lecture：must rule out疾患を中心に解説する

6. 嘔吐……………………………………………………………原田　拓　182（3054）
　　1. まずはどう動く？　2. 成人と同じところ違うところ　3. 嘔吐への対応

7. 発疹……………………………………………………………児玉和彦　188（3060）
　　1. まずはどう動く!?：トリアージすべき発疹　2. 成人との違い：小児の発疹診断のキモ　3. 発疹の記載方法　4. よくある発疹の見分け方　5. 症例クイズに挑戦！

8. 不機嫌な乳児…………………………………………石川祥一朗, 伊藤友弥　196（3068）
　　1. 不機嫌の鑑別診断　2. 診断へのアプローチ　3. 家族への声かけ　4. 不機嫌の具体的な原因

9. 電解質異常
　　低ナトリウム血症……………………………………………黒澤寛史　204（3076）
　　1. 低ナトリウム血症を伴う脱水　2. SIADHを合併した髄膜炎　3. まずはどう動く？　4. 成人と違うところ　5. 保護者への説明

第4章　よく出会う小児の外傷

1. 外傷の評価の違い
　　虐待，小児の外傷の特徴含む ………………………………………林　卓郎 212（3084）
　　　　第1印象〜primary survey　primary survey：A. 気道閉塞の評価と開通保持＋頸椎保護　B. 呼吸・換気の評価＋致死的な胸部外傷に対する処置　C. 循環の評価・安定化＋出血のコントロール　D. 中枢神経障害の評価　E. 脱衣・体温管理　secondary survey　外傷診療の留意点

2. 頭部外傷 ………………………………………………………………松岡由典 231（3103）
　　　　1. まずはどう動く？　2. 軽症頭部外傷への対応　3. 保護者への説明　● Advanced Lecture：小児の頭部外傷ではAHTを看過してはならない

3. 創傷のみかた（縫合含む）
　　なるほど，次からそうしよう！ と思える創傷のみかた ……………舩越　拓 238（3110）
　　　　1. 処置前　2. 処置　3. 処置後　● Advanced Lecture：創傷治癒の基礎知識〜病態生理の視点から〜

4. 小児の骨折 ……………………………………………………………辻　　聡 247（3119）
　　　　1. よくある疾患①：肘内障　2. よくある疾患②：鎖骨骨折　3. よくある疾患③：橈骨遠位端骨折・顆上骨折

5. 小児熱傷 ………………………………………………………………光銭大裕 253（3125）
　　　　1. 気道熱傷　2. 熱傷の評価

6. 医療機関を受診した子どもの事故予防 ……………………………林　幸子 260（3132）
　　　　1. 子どもの事故　2. 子どもの事故予防　3. 事故予防のアプローチ

● **索引** ……………………………………………………………………………… 265（3137）

Color Atlas

第1章7（❶, ❷）

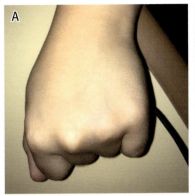
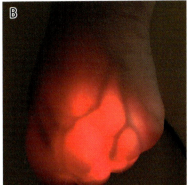

❶ ライトガイド下静脈穿刺
A）ライトなし，B）ライトあり
（p.49，図4参照）

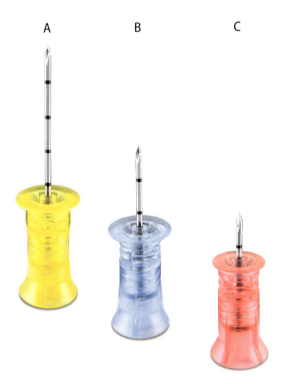

❷ 電動骨髄針
A）45 mm（イエロー），B）25 mm（ブルー），C）15 mm（ピンク）
写真提供：テレフレックスメディカルジャパン株式会社
（p.51，図5参照）

Color Atlas

第3章7 (❸〜❾)

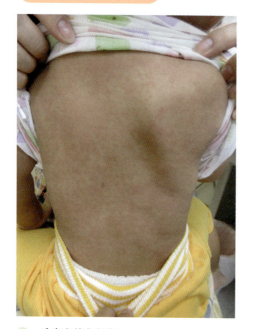

❸ 丘疹を伴う紅斑
(p.193, 図4参照)

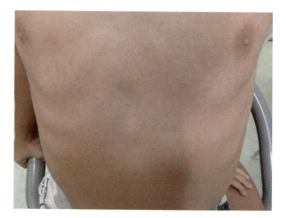

❹ 小丘疹と紅斑
(p.193, 図5参照)

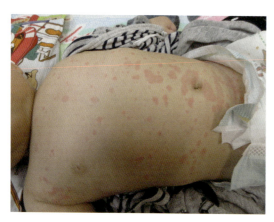

❺ 不整形の紅斑
(p.193, 図6参照)

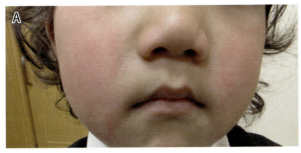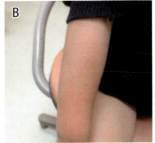

❻ 手足のレース状の紅斑と頬の紅斑
（p.193，図7参照）

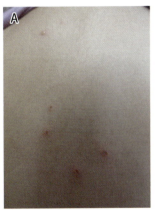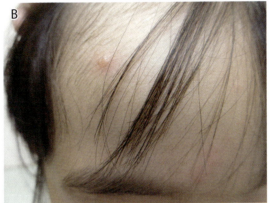

❼ 小水疱
（p.194，図8参照）

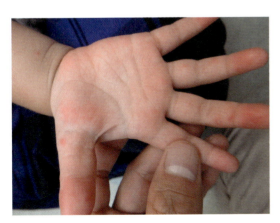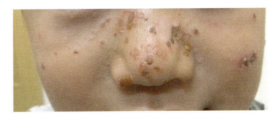

❾ 鼻の周りの紅斑
（p.194，図10参照）

❽ 水疱と紅斑
（p.194，図9参照）

執筆者一覧

■編　集

鉄原健一	国立成育医療研究センター総合診療部救急診療科/教育研修部

■執筆（掲載順）

林　寛之	福井大学医学部附属病院救急科/総合診療部	富田慶一	国立成育医療研究センター総合診療部救急診療科
井上信明	国立国際医療研究センター国際医療協力局人材開発部	植松悟子	国立成育医療研究センター総合診療部救急診療科
児玉和彦	こだま小児科	廣瀬陽介	千葉市立海浜病院小児科
茂木恒俊	久留米大学医療センター総合診療科/京都大学医学部附属病院小児科	武石大輔	城北病院総合診療部小児科
伊原崇晃	東京都立小児総合医療センター救命・集中治療部救命救急科	土肥直樹	相模原市国民健康保険内郷診療所
木村武司	安房地域医療センター総合診療科/小児科	原田　拓	昭和大学病院総合診療科
多賀谷貴史	国立成育医療研究センター総合診療部救急診療科	石川祥一朗	あいち小児保健医療総合センター救急科
松井　鋭	兵庫県立こども病院救急総合診療科	伊藤友弥	あいち小児保健医療総合センター救急科
竹井寛和	東京都立小児総合医療センター救命・集中治療部救命救急科	黒澤寛史	兵庫県立こども病院小児集中治療科
朱田博聖	東京都立小児総合医療センター救命・集中治療部救命救急科	林　卓郎	兵庫県立こども病院救急総合診療科
小橋孝介	松戸市立総合医療センター小児科	松岡由典	京都大学大学院医学研究科社会健康医学系医療疫学分野
手塚宜行	名古屋大学医学部附属病院中央感染制御部	舩越　拓	東京ベイ・浦安市川医療センター救急集中治療科救急外来部門/IVR科
萩原佑亮	東京都立小児総合医療センター救命救急科	辻　聡	国立成育医療研究センター総合診療部救急診療科
鉄原健一	国立成育医療研究センター総合診療部救急診療科/教育研修部	光銭大裕	東京都立多摩総合医療センター救命救急センター
大杉浩一	聖隷浜松病院救命救急センター・救急科	林　幸子	国立成育医療研究センター看護部/救急センター
野澤正寛	済生会滋賀県病院救命救急センター救急集中治療科小児救急部門		
後藤　保	公立豊岡病院但馬救命救急センター		
小山泰明	筑波大学附属病院救急・集中治療科		

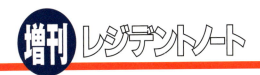

小児救急の基本
「子どもは苦手」を克服しよう！

熱が下がらない、頭をぶつけた、泣き止まない、保護者への説明どうする？
など、あらゆる「困った」の答えがみつかる！

第1章　総論：小児救急の基本

1. ER医から見た小児救急とは…

林　寛之

> **Point**
> ・小児救急の患者は2人いる（患児と保護者）と思い，両方を治療すべし
> ・元気のない小児は絶対おかしいという勘を働かせるべし
> ・ゴミ箱診断（風邪，胃腸炎）に走るなかれ

はじめに

　小児はギャン泣きするし，病歴はとりにくいし，親の目はコワいし，とかく初期研修医には苦手意識をもちやすい患者群である．でも多くの小児患者を見慣れた諸兄はわかるように，基本ガキンチョは元気だ！「こんなんで救急ですか!?」と言いたくなるような元気な子どもが圧倒的に多く，重症患者はたったの1％にすぎない．でも小児救急の真髄は，「たった1％の重症患者を見逃さないために，元気な99％の子どもを快く受け入れる気持ちで診察しないといけない」である．

> **症例**
> 　風邪，風邪，風邪…それも元気そうな小児患者がどんどん押し寄せてくる．"もう玄関先で抗ウイルス薬の自動販売機を置いておいたらどうなんだろう"と，不届きな考えが研修医Mの脳裏にフツフツと湧き上がってきた．すると数時間前に診て帰した5歳患児が救急車で搬送されてくるというではないか．"ハハァ，どうせ熱性けいれんだろ"とタカをくくっていたが，患者を診るとなんとチアノーゼが激しく，ショックになっているではないか．上級医Hは「オイM！こんなにぐったりした風邪があるわけないだろ！心筋炎の見逃しは打ち首獄門の刑じゃぁ」と吠えた．

1. 小児救急の鉄則その①：患者は2人いると心せよ（患児と保護者）

　小児救急の99％が重症ではないことを考えると，どうして保護者は時間外に子どもを連れてくるのかということに思いを馳せないといけない．それは，自分の命を引き換えにしてもいいくらいかけがえのない存在だからだ．「万が一症候群」という病気（？）にかかった保護者が一緒に来院しているのである．人の親になればその気持ちは痛いほどわかり，どんなに優秀な医師であっ

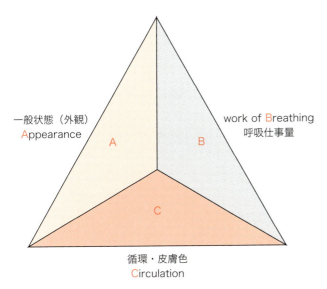

表1　外観の判定，チェック項目

TICLS	Tone（筋緊張） Interactiveness（周囲への反応） Consolability（精神的安定） Look/Gaze（視線/注視） Speech/Cry（会話/泣き声）
PALS	Play（遊び/周囲への反応） Activity（動き/筋緊張） Look（視線/注視） Speech & Smile（会話/表情）

図　小児評価トライアングル

てもわが子のときはうろたえるもの．慈しむ気持ちをもって小児患者を診ると，涙が出そう（ンなわけないか）になるのをこらえて患児を診て，そして**保護者を安心させるようにしつこいくらい言葉と誠意を尽くして説明をしないといけない**．保険診療費は1人分しかもらっていないと思っても（失敬），保護者も治療対象者であるということを忘れてはいけない．特に「熱恐怖症」という病態に陥っている保護者がいかに多いか．保護者が努力していることは最大限褒めるべし．**保護者を褒める機会をうかがって診察するのがコツである**．

　まれなケースだが小児心肺停止にいたっては，最後の蘇生処置に立ち会いたいという保護者が圧倒的に多い．蘇生現場を見せることへの賛否両論はあるが，蘇生現場を見た方が悲嘆反応からの立ち直りが早いという報告がある．まずは**院内の蘇生現場を見せるプロトコールを整備して**，蘇生現場の立ち合いをしたいかどうか尋ねることはとても重要だ．

2. 小児救急の鉄則その②：子どもはパッと（PAT）見て，元気かどうかを見極めよ

　小児はとにかく泣く．泣かないように，口や鼓膜の診察は後回しにする．保護者の膝の上が安心なら，膝の上で診察する．自慢のキャラクターの服や靴を履いていたら，ひたすら大仰に褒めていい気分になってもらう．

　子どもは本来元気な生き物．元気がないのは絶対におかしいと心得よ．たとえ，風邪の症状が揃っていてもぐったりしていたら絶対おかしいと勘を働かせるべし．特に心筋炎や髄膜炎，川崎病など命にかかわる見逃してはいけない疾患だ．腸重積も意識障害で来院することがある．

　pediatric assessment triangle（PAT）のABC（図）でまず元気かどうかを見極めるべし．まずは触らずに遠くから観察して元気かどうかを判定する．成人のようにすぐに脈をとったりしてはいけない．だって触ったら，ホラ泣いた！

　外観はTICLSまたはPALSで判定する（表1）．

表2　小児の基準値

正常血圧の下限（10歳まで）	年齢×2＋70 mmHg，新生児のみ60 mmHg
成人の薬の投与量換算	（年齢×4）＋20（％） 3歳なら32％（約1/3量），7歳なら48％（約1/2量）
体重予測（5～6歳まで） Weight（体重）と覚える	W＋eight＝double＋8＝年齢×2＋8（kg） 2歳なら12 kg
カフなし気管挿管チューブの大きさ	4＋（年齢/4） 4歳なら5 mm，8歳なら6 mm（小児の小指の太さ）
気管チューブの深さ：モーガン公式 気道長（門歯～気管中点：cm）	身長÷10＋5 cm

3. 小児救急の鉄則その③：サイズの違いは大違い

　小児の算数に精通すべし．脈や呼吸数は年齢別のバイタルサインの表（表2）を壁に貼って参照すべし．

4. 小児救急の鉄則その④：小児特有の病態を知るべし

1 低血糖を見逃すな

　小児の心肺停止や胃腸炎では10～15％低血糖を伴うことがあり，血糖測定を忘れてはいけない．小児は成人と比べ低血糖になりやすいため，**小児蘇生のABCs（複数形）の"s"はsugarのsと心得よ**．

2 小児の年齢に特異的な疾患に慣れよ

　高齢者はお薬手帳，乳幼児は母子手帳の確認が必須．

　頻度が高い風邪や胃腸炎など，安易にゴミ箱診断をしてはいけない．上気道炎の鼻・のど・咳の三拍子が揃わないときは安易に風邪と言わない．風邪でもぐったりしていたら，心筋炎や髄膜炎を精査し，除外する．5日以上発熱が続けば川崎病を精査し，除外する．

　嘔気・嘔吐・水様下痢の三拍子が揃わないものを安易に胃腸炎と言ってはいけない．ウイルス性胃腸炎は嘔気・嘔吐に続き水様性で頻回の下痢をきたしてくる（上→下）．この順番が大事．腸閉塞や虫垂炎，異所性妊娠，卵巣捻転，精巣捻転などは腹痛・軟便に続いて嘔吐してくる（下→上：順番が逆）．

　小児の急性腹症は腹膜刺激症状が出にくいと心得よ．検査では，被曝を避けるため超音波を優先すべきだが，**6時間以上続く持続性の腹痛はわからなければ精査**（造影CT）すべし（絞扼性腸閉塞や壊死性虫垂炎で死ぬよりまし）．

　全身脱衣は基本．IgA血管炎の下肢紫斑，精巣捻転（腹痛主訴でやってくる），鼠径ヘルニア，hair tourniquet syndrome（髪の毛による結紮），虐待による境界明瞭なやけどや外傷など．

　DKA（diabetic ketoacidosis：糖尿病性ケトアシドーシス）は高度脱水でやってくる．あわててインスリンをワンショットしたら脳浮腫になるので，まずは静脈血液ガス検査をして，生理食塩水で脱水の補正をすべし．インスリン投与は小児科医に任せる（1時間後に持続点滴でいい）．

● ここがピットフォール
被曝を恐れて致死的急性腹症を見逃すな（虫垂炎，絞扼性腸閉塞，卵巣捻転など）．

Advanced Lecture

1 保護者に説明をする際にはなるべく平易な言葉を使う

　抗菌薬は無効なばかりか，ただの風邪なのに抗菌薬を使用すると下痢などの副作用以外に菌交代現象が起きてしまうことを説明する．

　風邪に対してアセトアミノフェンの坐剤を処方するだけではだめ．坐剤の効果は1時間後に平均1℃体温を下げ，4～6時間で薬効がきれて再び熱が上がってくることが予想されること．水分がとれなかったり，眠れなかったりするときに坐剤を使えばいいわけで，比較的元気なら必ずしも必要ではないこと．風邪が治るには3～5日かかり，その間の症状を楽にするのが目的で，そのままずっと熱が下がるわけではないことを説明しないと，熱が下がらないと次の日怒って来院してきてしまう．

　むしろ熱がある方が免疫がしっかりして敵と戦っている証拠であり，その熱を見て比較的元気なら「いいお熱出してますねぇ（なんでも鑑定団風に）」と褒めてあげるくらいでいい．保護者の心配と努力をねぎらいつつ，保護者と医療者の認識がこんなに違うことも説明すべし．**発熱が3～5日以上続けば，風邪をこじらせたか，風邪以外の疾患かをみるために再診してもらうように説明しよう．**

2 BRUE

　病歴や診察で原因が不明のものをBRUE（brief resolved unexplained events）と診断する（表3）．低リスク群であれば予後は悪くないため，検査しすぎに注意する．

1）低リスク群

　日齢＞60日，在胎期間＞32週，受胎後週数＞45週，はじめてのBRUE，BRUEのイベント時間＜1分，医療者からCPRされていない，病歴OK，身体所見OK．

2）低リスク群の対応

　◎：BRUEの説明，心肺蘇生術を親に教える
　○：百日咳・心電図検査はしてもよい，SpO₂モニター，経過観察もしてもよい
　△：以下はする必要なし（ウイルス迅速検査，尿検査，血糖測定，重炭酸測定，乳酸測定，頭部CT/MRI，呼吸循環モニタリング経過観察入院）
　×：検査（採血，血液培養，腰椎穿刺，胸部X線，エコー，脳波など）しまくりはダメ，抗けいれん薬処方はしない，制酸薬も処方しない

表3　BRUE

乳児（＜1歳）突然の症状で，短時間で消失（以下の4つの項目のうち1つ以上）	
①チアノーゼ，蒼白	②呼吸停止，呼吸数低下，不規則な呼吸
③明らかな筋緊張の変化（過緊張もしくは低緊張）	④反応レベルの変容

文献1より引用

Dr.林のクリニカルパール
子どもは大人と比べて治療に対する反応がすこぶる早い

　胃腸炎の脱水で一見元気がなさそうに見えても，輸液が入るだけで急に元気になってくる．実は脈拍の反応が非常によく，輸液が十分入ってくると，頻脈もあれよあれよとよくなり元気復活！capillary refill timeも大人よりも信頼性が高く，別にあんなちっこい爪で見なくても，母指球やおでこを圧迫してピンク色に戻る時間を測ればいいのだ．小児のバイタルサインに敏感になればあなたもエキスパート！

文献・参考文献

1) Tieder JS, et al：Brief Resolved Unexplained Events（Formerly Apparent Life-Threatening Events）and Evaluation of Lower-Risk Infants：Executive Summary. Pediatrics, 137：e20160591, 2016

プロフィール

林　寛之（Hiroyuki Hayashi）
福井大学医学部附属病院救急科/総合診療部
新専攻医制度になり，戦々恐々となっていたけど，蓋を開ければ，結局学会主導の〇〇×（書けない！）でちょっとガッカリ．これって変える意味ってあるのかしら？ここはまず目の前の臨床としっかり向き合っていい医者を養成していくことに集中した方がよさそう…ガッツと笑顔が素敵で教育に興味がある八方美人なあなた，待ってます！

第1章　総論：小児救急の基本

2. 米国小児救急専門医から見た小児救急とは…

井上信明

● Point ●

- 小児救急医は，究極的には救急室の「マネジメント」の専門家である
- 小児救急医は，小児のすべての医学的問題に対応する初期診療が得意である
- 小児特有の疾病や家族への配慮ができるのは小児科医としての強みである

はじめに

　米国での臨床留学をめざしていた頃，「米国で小児救急の研修をする」というと，「風邪の子どもたちを診るために留学するのか」とか，小児集中治療と一緒だと誤解する人たちがいた．これは，小児救急が，日本ではまだ地位が確立されていない分野であったからに他ならない．本稿では，米国の小児救急が，日本の時間外診療や集中治療とどう違うのか，また一般救急（ER）医がいるにもかかわらず，なぜ小児救急医が必要とされるのかについて紹介する．

症例

　5歳男児．食事中に呼吸苦を訴えだしたため，保護者が救急要請を行った．救急隊現着時，患児は，苦悶様表情を呈していた．酸素飽和度は89％，10 L酸素を投与して94％．吸気性喘鳴を認める．あなたは救急室でこの患者に対応するチームのリーダー．さあどうする？

1. 時間外診療・小児集中治療とはここが違う！

　冒頭の症例は，私が米国で小児救急の専門研修をはじめて1年が経とうとしていた頃，シミュレーションで対応したものである．皆さんは，チームリーダーとして，この症例にどうアプローチするだろうか？以下，小児救急と時間外診療や小児集中治療との違いを，解説を加えながら紹介する．

1　マネジメントが小児救急医の究極の仕事

　米国で学んだことの1つが，「小児救急医はマネジメントの専門家」ということである．小児科外来の延長にあると考えられる時間外診療にはない発想である．

1) マネジメントとは資源を活用し，目的を達成すること

　米国の小児救急室も日本の時間外診療と同様，軽症患者が多い．診療の待ち時間が数時間になることもあるが，そのような状況を管理するにはマネジメントの発想が必須である．救急室におけるマネジメントとは，限られた資源（時間，場所，人員，情報，医療機材等）を駆使し，組織の目標である患者の安全を担保し，最善の医療を提供することである．資源を有効に活用するためには，**資源を不必要に利用しないことも重要である**．感染症の迅速検査等簡便な検査も，その後の判断に影響しない場合は行うべきではない．次の瞬間発生するかもしれない重症患者に備え，極力無駄を省く考えは，後述する「すべての患者を受け入れる」ためにも必要である．

2) 最悪を想定し，見逃しをしないアプローチ

　小児救急医は，限られた時間と情報で診療するため，診断をつけられないことがあるが，どのようなときも患者の緊急度と重症度は判断する．**そのためすべての患者の見た目やバイタルサインを重視し，元気に見えてもABCDEアプローチをくり返す**．病歴聴取や身体診察をおろそかにせず，基本に忠実である．絶えず最悪を想定し，最悪を除外する発想でアプローチすることが，見逃してはいけない病態や疾患を見逃さないことにつながる．大切なことは，**同じアプローチをすべての患者に対して行うこと**である．

　冒頭の症例では，当初私は「アナフィラキシー？　気道異物？」と診断をつけることを先に考え，対応が後手に回ってしまった．しかし小児救急的アプローチは，PALSを学習している方には当たり前だが，**患者が重症であることを瞬時に判断し，資源（人や資機材）を集め，気道・呼吸に問題があると判断し，気道確保にうつる**．そのようにアプローチすることにより，診断は遅れても救命はできる．緊急度・重症度を判断する重要性を教えられた事例であった．

2 小児救急医は初期診療が得意

　小児救急医は，外傷を含むあらゆる主訴の，新生児から思春期までの患児に初期対応する．輸液路のないけいれん重積の患児に対応しながら，縫合や鎮静もするし，風邪の子どもも大切に診療する．そんな雑多な環境が大好きである．ある程度診断がついた重症患者の診療に特化し，モニターや中心静脈ライン等が整えられた状態で診療する集中治療とは異なる．

1) いつでも，誰でも「いらっしゃい」

　米国の小児救急医療の創始者の1人であるFleisher先生（ボストン小児病院）に，小児救急医療をはじめたきっかけをお聞きしたとき，「専門診療科の狭間で行き場を失っていた子どもたちを受け入れるためにはじめた」と答えがあった．**どんなときも，どんな問題を抱えていても，それが子どもである限りまず受け入れ，問題を解決する**．それが米国の小児救急医療の出発点であった．社会のsafety netであることにやりがいを感じている小児救急医は，軽症の患者が深夜に受診しても，保護者と子どもに敬意をもって自己紹介し，握手をしてから診察をはじめる．その姿勢にプロフェッショナルの在り方を見た．

2) 救急室の責任者は救急医！

　小児救急医は初期診療のスペシャリストであることに誇りをもっているので，他の専門診療科とも対等にわたり合う．患者のためであれば専門家に平気で頭を下げるが，専門家が誤っていると感じたら，徹底的に議論する．決して言いなりにはならない．患者を護るのは自分たちであって，救急室の責任者としての気概をもっているのだ．

● **ここがポイント**
絶えず最悪を想定し，根拠（見た目やバイタルサイン）を確認して重症患者を除外しよう！

2. 一般救急（ER）医とはここが違う！

1. で紹介した内容は，救急（ER）医にとっては当然のことだろう．でも，小児救急医は一般救急（ER）医とも異なる．新生児から思春期まで，解剖や生理学的，また発達のダイナミックな変化を理解し，さらに家族に配慮できるのは，小児救急医だからこそできることだろう．

1 小児科医としての強みが発揮できること

米国では，約9割の小児救急医が小児科専門医としての訓練を受けている．彼らには救急（ER）医として訓練されている一般救急（ER）医にはない強みがある．

1）小児特有の解剖・生理学的特徴や疾病の理解は小児科医だからこそできること

一般救急（ER）医は，新生児や乳児の患児を苦手とすると言われている．しかし基本的に小児科医としての訓練を受けている小児救急医は，「日齢5」の患児であっても決して小児科医に丸投げしない．うまく症状を表現できない乳幼児の診察にも慣れているし，同じ主訴でも年代が異なれば鑑別疾患が異なることも，小児科医であればこそ容易に対応できることだろう．

また，特に小児の気道確保については，乳幼児期から学童期に至る解剖学的特徴の変化に応じて，プロ意識をもって対応するように厳しく指導された．これも一般救急（ER）医にはないスキルであろう．

2）家族への配慮は大切な仕事の一部

米国では小児科医としての訓練の過程で，子どもを中心に据え，家族とともに病気やけがをした子どもたちを支えていくことの大切さを教育される．したがって，**保護者は子どもたちを護っていく仲間であり，家族の理解・協力が得られることが，子どもたちの養育に必要であると考え，保護者に接する**．このような視点で家族に配慮できることは，小児科医だからこそできることだろう．

> **Dr. 井上のクリニカルパール**
> 深夜2時の救急外来に，軽い症状で受診した子どもの保護者に対し，「ありがとう」と笑顔で言うことができる．それが小児救急医療の真髄だと思っている．

2 子どもたちを護り，子どもたちのために社会を変えてきた医師たち

小児科専門医として必要な素養の1つとして，社会の弱者である子どもたちの代弁者となること（アドボカシー）があげられている．特に小児救急医は，社会との接点である救急室で子どもたちと接するため，子どもたちが抱える社会的課題に直面することが多くある．それに対し，臨床研究や社会活動という方法で，彼らは課題を解決してきた．筆者が在米中に，自動車乗車時のジュニアシート使用必須化が州レベルの法律となったが，その影に科学的根拠を提示し，政治家を動かした小児救急医たちがいた．まさに子どもたちを護るために，社会を変えた仕事だった．

「子どもたちのために」行動を起こすことができること，これも小児科医だからこそできることだろう．

おわりに

　米国では，小児救急医は医師の満足度が最も高い専門科であると報告されている．その魅力の根源に，小児救急という専門分野に「やりがい」があることを最後に申し添えておきたい．そしてその魅力を日本の若手医師たちに伝えることも，私たち小児救急医の仕事だろう．

Dr. 井上のクリニカルパール
「軽症である」ことを確認するのでなく「重症患者でない」ことをエビデンスをもって判断する

　小児救急の現場は「軽症患者が多い」ことは事実である．ただ発想を180°転換し，「重症患者が少ない」と考えることが大事である．そして「重症ではない根拠」をもって判断することが必要である．その根拠が，「見た目」「バイタルサイン」「病歴」「身体所見」である．
　嘔吐の患者を診療するとき，ありがちな「胃腸炎」ではなく，「頭部外傷」「薬物誤飲」「心筋炎」「糖尿病性ケトアシドーシス」などの重症疾患を想起し，これらを否定するために丁寧に診療し，病歴で外傷や誤飲の可能性を確認し，バイタルサインや末梢循環の確認を含む身体診察を行う．これらで否定しきれないとき，検査が必要となる．そして否定した根拠を診療録に記載しておくことも大切である．1人の患者を大切に診ること，その一言に尽きると思う．

文献・参考文献

1) 井上信明：小児救急医の条件 第1回 基本原則を身につける．救急医学，38：112-116, 2014
　↑「防ぎうる子どもの死」を防ぐために，小児救急医の考え方の基本原則を説明しています．
2) 「ER的小児救急」（井上信明/編），シービーアール，2015
　↑国内各地の小児救急医の知識や知恵を集結させた1冊．
3) 井上信明：小児救急医のアイデンティティーとは？―小児救急フェローシップ研修体験記．「救急医療にみる医学留学へのパスポート」（日米医学医療交流財団/編），pp17-30，はる書房，2008
　↑米国における小児救急医療の研修内容を詳細に報告したもの．

プロフィール

井上信明（Nobuaki Inoue）
国立国際医療研究センター国際医療協力局人材開発部
奈良県出身．奈良県立医科大学卒．天理よろづ相談所病院，茅ヶ崎徳洲会病院（現：湘南藤沢徳洲会病院）を経て，ハワイ大学小児科，ロマリンダ大学救急科（米国），マーター小児病院（豪州）にて小児科，小児救急科を研修．2010年より都立小児総合医療センター救命救急科医長，2016年より現職．
現在は，モンゴルにて医師の卒後研修制度を整備するJICAプロジェクトに従事．その先には，日本の地方，そしてアジア地域における小児救急医療分野の人材育成に貢献することを夢見ています．

第1章 総論：小児救急の基本

3. ラポール形成

児玉和彦

● Point ●

- ラポールは患者との相互作用でともに創りあげるものである
- まずは落ち着くこと．落ち着けばほとんどの問題は解決できる
- 言葉にならないメッセージに気をつけよう
- 医師としての知識技術を鍛え上げよう

はじめに

　救急外来では患者は急な症状や，思いがけない時間帯の受診に対して戸惑っていることがある．そして，勤務しているわれわれ医師も，長時間労働により肉体的に疲れていたり，重症患者の治療にあたって精神的に疲れていたりする．そのため，気持ちのすれ違いが生じやすい．私自身は，ラポール形成が得意な方ではない．だからこそ，たくさんの工夫をしてきた．コミュニケーションが苦手な私だからこそ皆さんと同じ立場でラポール形成について考えられると思っている．

1. ラポールとは

1 定義

　ラポールの定義は1つに決められるものではない．アメリカの看護学者トラベルビーは，ラポールを「看護婦とケアを受ける人とが，同時に経験するプロセス，出来事，体験，あるいは一連の体験である」と述べている[1]．ここでは，もっと広くわかりやすい意味で，「医療者と患者の間の信頼関係」と定義したい．ラポールは，医師が1人で創りあげるものではなく，患者との相互作用で築くものである．

2 ラポールではないもの

　ラポールの定義は難しいので，「ラポールでないもの」を提示することで，「私がめざすラポール」を考えてみたい．1のトラベルビーは，ラポールは「人間性の別な愛しかたではない」，「単に愛の同義語でもない」，「単なる暖かい親切な感情でもない」と言っている．
　つまり，患者に親切にすればラポール形成されるわけではない．医療者が患者とラポール形成できるのは，「病人を援助するのに必要な知識と技能を有しているから」である．

表1　落ち着くための工夫

- 呼吸を整える．診療に入る前に，息を吐く．できれば細く長く，8秒以上かけて吐く
- 食事とトイレは我慢しない．少しでも口にする．生理的現象を我慢しながら診療してもよい診療はできない．早めのトイレを！
- タッピングする．体の一部を指先でトントンとたたくと案外落ち着く（ことがある）
- 「よし！」と声を出して，気合をいれる．大声にならないように注意
- 同僚と会話する．仲間がいるっていうことはありがたいことである
- お気に入りのジュース，紅茶，お菓子，アイスを準備しておき，忙しくても，10秒だけ「優雅に」休憩する
- 一瞬だけ，家族や恋人の写真をみて癒される
- 診察室で好きな言葉や，好きな絵を飾っておいて，それを数秒眺める
- 「どんなことがあっても患者に寄り添う」と決める
- 「自分は子どもの診療を通して日本の未来を創っているのだ」と心の中でつぶやく
- （ほかの人の迷惑にならない程度に）鼻歌を歌う
- 待合室に流れているBGMに耳をすます
- （失敗症例のあと落ち込んでいるとき）「あれはあれでよかった（最善を尽くした）」と10回唱える
- 「とにかく，今，目の前の患者に集中する」と決めて，それ以外のことは考えない
- などなど…

文献2より引用

雑談をして仲よくなることや，愛が溢れる広い心で接することはラポール形成の一部でありえるかもしれないが，コミュニケーションの結果，**患者の健康が改善されなければ，それはラポールとは言えない**．

2. 成人との違い

病気を患っているのは，子どもであるが，訴えを伝えたり，説明を聴いたり，治療方針を決定するのは家族であることが多い．子どもたちとラポールをとることと同じかそれ以上に家族と信頼関係を築くことが大事であることが，成人との一番の違いとなる．また患者である子どもの発達段階に応じた言葉がけをしないといけないところも成人とは異なる．

3. まずはどう動く？

1 診察をはじめる前に

患者とラポールを形成するために，診察前にしておきたいのは，「気持ちを落ち着かせること」である．直前の診療で失敗をして，イライラしていたり，落ち込んだ気持ちであったりしても，次の患者にはもち越さない．**コミュニケーションがうまくいくかどうかは診察前に決まっている**．

落ち着くための工夫を自分自身で考えて準備してほしい．

筆者が使っているものを表1にあげる．

2 診察のはじまりに

初対面の印象のほとんどは，出会った初期に形成される．ラポール形成は，スタートダッシュ，前半勝負である．ドアをあけたときに，視線をあわせて挨拶をする．「お待たせしました（あまり待たせていなくても）」「こんばんは」などの中立的な声かけから入る．

表2　初対面の外来でラポールを築くテクニック

- 迎え入れるときは立って迎え入れる．座っていても，少なくとも体と顔を入ってくる患者のほうに向ける
- 笑顔で迎え入れる．一発目の笑顔を決められれば，あとはやりやすくなる．相手にも笑顔が出ればOK．ただ，あまり大きな笑顔は，待ち時間が長いときや子どもがあまりに重症のときは逆効果になることもあり，「ほほえみ」程度にしておく．「笑顔になれない」ことはない．笑顔は表情筋の収縮の産物と心得て，鏡の前で「自然なつくり笑い」の練習が必要な人もいるかもしれない．呼び入れる前に意図的に口角をあげるのも有効
- 自己紹介をする．「こんばんは，○○です」．このときに，笑顔をつくり，視線は子どもから保護者に向ける．子どもの視線と同じ高さから挨拶をする．大きなおじぎをすると案外子どもは喜ぶ．握手も年長で比較的状態が安定している子どもに有効
- 子どもの名前をきく．「お名前は？」．患者確認の意味と，大まかに意識状態と発達状態を評価する．幼少時は親に確認する．年齢をきくのもよい
- 保護者に余裕があり，子どもも一見して悪くなさそうなら，一言雑談して仲よくなる．「お，かわいいTシャツだね！」「髪の毛はママに編んでもらったのかな？」「運動会はもう終わった!?」．雑談が長くならないように注意．リアクションが大きくない限り，一言にとどめておく．発達の評価ができる
- それとなく家族の状況を観察する．視線がどこを向いているか（スマホに向いている親は要注意），服装はどんな服装か（仕事着か，パジャマかなど），子どもはどんな服を着ているか（汚れていないか）など．それに合わせて，言葉のかけ方を変える

文献2より引用

　視線の使い方にも気を使うのがよい．目と目をきっちり合わせるとお互いにプレッシャーを感じるが，逆に，目が合わないと自信がなさそうに見えたりウソをついているのではないかと思われたりするリスクがある．筆者のおすすめは，視線は患者の鼻のあたりをぼんやり見ることである．もちろん，個人のキャラによって最初にかける言葉や視線の使い方はいろいろあってよい．家族が複数人いる場合は，**全員が座れるように椅子を手配する**．

　「お荷物はこちらに置いてください」という気遣いもあった方がよい．

　その他の言葉遣いなどについては表2に示す．

4. 診察中のラポール形成のコツ

1 非言語的コミュニケーションをコントロールする

　コミュニケーションで伝わる内容は，使う言葉そのものより，話し方や見た目など言葉にならない（non-verbal）部分に大きく影響を受けると言われている（メラビアンの法則[3]）．non-verbal communicationの基本は，「SOLER」と覚える．そして，話している患者のnon-verbalにも気を配る．

> ●ここがポイント：傾聴のスキルSOLER[4]
> S：Squarely：まっすぐに顔が見えるように向き合う
> O：Open：開いた姿勢で（**腕や足を組まない**）
> L：Lean towards the client：相手のほうに少し体を前に傾ける
> E：Eye Contact：適度なアイコンタクト
> R：Relax：自分自身がリラックスしていることが大事

表3　ラポール構築の言語的要素

言語的特徴	コメント
肯定のあいづち	「はい」「そうですね」と一言で答える.「はい,はい,はい」と促すようにあいづちを使うこともある
くり返し	「なるほど,なるほど（肯定の意味で）」など,言葉をくり返すことで患者に強く肯定されている感じを与える
相手の発話のリサイクル	患者が言った言葉をそのままくり返すことで,肯定を伝えることができる
認証名詞：第3人称複数形	「（あなただけでなく）みんな…ですよ」という表現で,一般人および医師も含むようにつながりを確認させることができる
オノマトペ[*1]使用	「ぜいぜい,ひいひい」など,医師が専門用語ではない言葉を使うことで権威を感じさせない
行動の容認	「しかたないですね」「しゃーないな（関西弁）」.行動を容認する.表現によって権威を感じさせない工夫をする
共感	「元気なときに受診するのも,無理な話ですよね」.患者の立場・感情に同化した表現
FTA[*2]軽減	「○○科の先生ですからそうおっしゃられたのでしょうね.あなたが悪いのではないですよ」.患者の立場を擁護する発言をすることで患者の面子を保つ
感情（私的領域）を知ろうとする	「こわかったですか？」患者の感情に関心を示す医師に対して,患者は親近感を得る
笑い（発話に含まれる）	「はっはっは」タイムリーな笑いは患者に安心感を与える.逆効果にもなりうるので注意
積極的な新たな治療の提案	「よし,工夫しましょう」患者に対する肯定的な提案として患者は安心する

[*1] 擬音語・擬態語　[*2] FTA：face threatening act（人間の面子（メンツ）に対する侵害行為）
文献5を参考に作成.コメントは筆者が加筆

2 言語的コミュニケーションでは,どのような言葉を使うか

診察の目的は,親と子どもの「頭も心も納得させること」である.

植田は,ラポール構築の言語的要素を表3のように分類している.そのなかで,筆者がよく行うのは,「相手の発話のリサイクル」「共感」「行動の容認」である.

「帰ってきたら急に熱が出てきました」と家族が言った場合,それをカルテに記載しながら,口頭で反復しながら確認すると,少し間をとれるので考える時間も得られる.

「急な発熱なので,びっくりしたのですね」と共感の言葉を付け加える.**共感は患者の立場に同化した表現,つまり,患者の心情を推し量った表現になる**.ときどき推測が外れ,「いえ,別にびっくりはしていません」などと否定されることがあるが,それをきっかけに患者の想いが語られるので,**共感しようという気持ちが重要**であると考える.

「友人に肺炎の人がいて,それを心配されているのですね.それは,誰でも（私でも）心配になって受診すると思います」というような,患者の行動の容認を伝えることで,患者は自分への肯定的な評価としてとらえる.

3 患者の「物語」（ナラティブ）を意識する

ラポール形成のためには,発熱の持続時間や随伴症状という診断に直結する情報だけでなく,「どんな人が,どんな訴え方で,どんな家族に連れられて受診したか」という背景情報を聞き出す.

「○○病の患者さん」ではなく,「△△という背景をもつ□□さんが患った○○病」というふうにプレゼンテーションできる情報収集ができていればよい.

どんな患者にも,それぞれに特有の「病の体験（illness）」がある.「病気（disease）」を患者

がどのように体験しているかに光を当てて，その物語の輪郭をくっきりさせていくのがナラティブメディスンである．

一見関係のない話に聞こえても，さえぎらず傾聴する．その子どもが，育まれている家族や，送っている日常生活が見えてくればよい．

そうすると，「明日も何が何でも仕事に行かないといけないから，とにかく解熱剤が欲しい」という患者の訴えが，ただのわがままには聞こえなくなってくる．

●ここがポイント：患者がつくる流れに身を任せる

「今日はどうしましたか？」に続いて，患者が「3日前から発熱があります」と答えたとき，次に発熱に関する質問をしているレベルはまだまだ初級．患者が一通り主訴に関することを述べ終わるまでさえぎらずに傾聴し，さらに，「それから？」「他には何かありますか？」と，**最初に全部出し切ってもらうほうがうまくいく**．救急外来での時間的制約があるなかでどうするかは難しいところだが，主訴について患者が最初に述べる病歴は通常1〜2分で終わる．1〜2分ですら我慢できずに自分が話しはじめている医師が多い（胸に手を当てて思い出してみてほしい）．最初の数分を「聴くことに徹する」ことで，訴えの多い患者でもかえって診察時間が短くなることを経験するであろう．一番気になっていることを一番はじめに教えてくれるとは限らない．

5. 患者への説明

まず，ゆっくり，理解を確認しながら診断とその根拠を伝える．患者になじみのないことが多いので，図示や，パンフレットを利用したほうがよい．次に病気の一般的な経過を伝える．どのくらいで改善するのか（しないのか），どのような合併症がありえるのかなどを可能な限り具体的に伝える．最後に，今後の対応を伝える．一般的な経過に合わない予想外の症状が出たときの対応を具体的に指示する．不明なことはごまかさず，「今の時点ではわかりません」と正直に答えた方がラポール形成には有利である．

6. コミュニケーションスキルをどう使うか

前述のようなコミュニケーションスキルに関する情報は書籍やインターネット上でも手に入る．スキルを学ぶと，次にどうしたらいいのかについての明確な指針が得られ，精神的に安定できる．しかし，自分の頭の中にあるスキルにこだわると，目の前の患者への意識が薄まってしまう．自分の頭と会話していてはいけない，私たちは患者を治し癒すために医療をしている．スキルを学びながらも，スキルを手放して，人間として接することが肝要である．私がさまざまな学びのなかで，今，感じていることは，「コミュニケーションは，やり方より在り方」が重要だということである．

おわりに：ラポール形成のためには，深く広い医学知識が必要

コミュニケーションスキルはたくさんあり，それは別に勉強していただきたい．しかし，医療においてのラポール形成は会話のスキルだけでは不十分である．患者は，医療のプロフェッショナルからの意見と対応を求めて受診している．したがって，われわれ医師は，まず，的確な診断と治療を提供する必要があり，これはラポール形成に欠かせない．あなたがハンバーガーショップに行って，すごく素敵な笑顔と愛想のよい挨拶で接してもらっても，ハンバーガーが出てこなければ腹が立つのは当然なのである．しっかり，勉強．これがラポール形成にとって最重要である．

Dr. 児玉のクリニカルパール

保護者の属性の確認の際の注意点

保護者の属性の確認は「お母さん（お父さん）でよろしいでしょうか？」である．普通は「おばあちゃんですか？」からはじめない．お母さんをおばあちゃんと間違えるとラポールの回復は絶望的

ラポールを誰と築くか

小児医療では，子どもと保護者は一心同体と考えることもできる．子どもとラポールをとりたければ，保護者を安心させ笑顔にさせる．保護者とラポールをとりたければ，子どもを人として大事にフレンドリーに扱う．両者のラポールは天秤のように，どちらかに偏りすぎてはうまくいかない

文献・参考文献

1) 「人間対人間の看護」（Travelbee J/著，長谷川 浩，藤枝知子/訳），p223，医学書院，1974
2) 児玉和彦：時間外の外来での病歴聴取のコツ．小児内科，48：1707-1712, 2016
3) "Silent Messages" -- A Wealth of Information About Nonverbal Communication（Body Language）http://www.kaaj.com/psych/smorder.html（2017年9月18日閲覧）
4) Shufeldt J：Mastering the Art of Non-Verbal Communication- S.O.L.E.R. Ingredients of Outliners, 2014 http://www.ingredientsofoutliners.com/the-art-of-non-verbal-communication/（2017年9月18日閲覧）
5) 「診療場面における患者と医師のコミュニケーション分析」（植田栄子/著），p249，ひつじ書房，2014

● もっと学びたい人のために

6) 「ナラティブとエビデンスの間―括弧付きの，立ち現れる，条件次第の，文脈依存的な医療」（Meza JP & Passerman DS/著，岩田健太郎/訳），メディカル・サイエンス・インターナショナル，2013

プロフィール

児玉和彦（Kazuhiko Kodama）
こだま小児科
専門：小児科，家庭医療
コミュニケーションスキルに関するものは，コーチング，NLP，ペアレントトレーニングなどさまざまにトレーニングを受けて学んできました．スキルはスキルにすぎません．自分自身がよい人生を生きて，よい医師として「ある」ことが目標です．まだまだ修行の途中です．

第1章 総論：小児救急の基本

4. 病歴のとり方

茂木恒俊

Point

- 保護者の話に耳を傾ける（話しやすい雰囲気をつくる）
- 子どもに聞こう（対話を通して反応を確認する）
- 正確な痛みを訴えられるようになる年齢を意識する
- 母子健康手帳は病歴の宝庫
- 学童期・思春期の病歴聴取については，患者の自主性や自己決定権を意識して行う

はじめに

　小学校中学年ぐらいの，自分の訴えもある程度表現できる子どもであれば，子どもの診療に慣れていない非専門医であっても，ある程度は対応できるのではないだろうか．しかし，乳幼児期の子どもを診るとなると"きちんと病歴を自分で言えないだろうから難しい""保護者が手ごわいので苦手"などの意見をよく耳にする．今回は子どもから病歴をとる際にどのようなところに気をつけたらよいのかポイントごとに解説していく．今回の特集が救急を舞台にしていることから，**救急外来での場面を想像しながら一緒に考えていきたい**．

> **症例**
> 　…夜22時，今日は救急外来を受診してきた子どもの多くが腹痛と嘔吐を訴えていて，周囲でも胃腸炎が流行している．…また，腹痛か…
> 　3歳2カ月，男児．子どもを抱きかかえたお母さんが不安そうな顔つきで診察室に入ってきた．診察室の椅子に座ると間髪入れずに，その不安な気持ちがあふれ出した．
> 　…19時ごろに夕食を終えた後に子どもが"（お腹を押さえて）痛い"と言っていたので様子を見ていたんですが，よくならず…，トイレに行かせるといつもより柔らかい便が出て，その後に何度か吐いちゃって…水分は頑張って飲ませてたんですけど…

1. 保護者の話に耳を傾ける（話しやすい雰囲気をつくる）

　急性上気道炎や胃腸炎が流行している時期では，同じような症状の子どもがたくさん診察室に

やってくる．また，疲れも出てくると，心のなかで"またか同じ症状だな…"というバイアスが知らないうちにかかってしまうことがある．そうなると，保護者の話をしっかりと聞かずに，流行している病気に似たような病歴を聴取しようと誘導してしまう可能性がある．忙しく，診察時間が限られている救急外来では，積極的に病歴をとりにいく姿勢は大切であるが，保護者から"何を心配し，何を求めて来院したのか"をしっかりと聞き出せないと，たとえ診断が正しかったとしても満足してもらえない．これは，子どもの診療でも成人の診療でも同じである．

では，どうしたらよいのか？

まずは「信頼できる」もしくは「何を話してもよさそう」と保護者に感じてもらえることが大切である．

「信頼できる」については，**第1章-3のラポール形成に必ず目を通していただきたい**．

「何を話してもよさそう」については，あいさつをした後はしばらく黙って，保護者の語りに耳を傾けているだけでも十分である．われわれは的外れな訴えや返答があると，その情報を否定したり，保護者の語りに重ねるように別の質問を発言してしまうことが多い．一般的に医療者は患者の語りを18秒で遮ってしまうという報告もある[1]．**まずは30秒間黙って保護者の話を聞きながら，保護者の動きや子どもの表情や動きを観察できるとよい**．

2. 子どもに聞こう[2]

保護者からの話を聞いた後，そのまま保護者と話を進めてしまう傾向がある．気がつけば，子どもとは一言も言葉を交わさずに帰っていくということもあるのではないだろうか？ 当然，乳児と会話するのは無理だが，3歳ごろになると話ができる．子どもに話を聞くのは，病歴を完璧に子どもから聞きとるということが目的ではない．**子どもとの対話を通じて，子どもの反応を確認している**．子どもに声をかけた際にしっかりと答えていれば，保護者はその姿をみて少し安心するだろう．また，声をかけたにもかかわらず，対話を強く拒否したり，保護者の陰に隠れるような仕草も年齢によってはよくみられる反応である．一番問題なのは，成人の診療でもそうだが，呼びかけに対しての反応が鈍かったり，受け答えの様子が明らかにきつそうに見える場合ではないだろうか．当然，子どもに聞けないぐらいぐったりしている場合は，保護者から聞きとるのはいうまでもないと思う．

3. 正確な痛みを訴えられるようになる年齢を意識する

今回の症例では3歳が"お腹が痛い"と訴えていたが，本当に信用できる訴えなのか？

痛みの訴え方は年齢によって変化してくる．「痛い」という言葉を発するのは，**表**に示すように1歳半ごろからである．幼児期の子どもの「痛い」が本当に疼痛を表しているとは限らず，「いや」「寂しい」または「痒い」など疼痛以外の意味で表現されることがある．また，質問のしかたにも工夫が必要である．「痛いところはある？」と聞くと，「ない」と答える子どもが多かったのに対して，「足は痛い？」と具体的な痛みの部位を示して尋ねると「時々痛い」と答えることができている．

よく成人の診察では痛みに関する詳細は「OPQRST」で確認すると教えられる．小児でも同様

表　年齢と痛みの訴え方

0〜6カ月	反射的反応に怒りの要素が加わる
〜1歳半	痛みを表す発声がある．状況への恐怖を示す
〜2歳	痛いと表現できる．愛着行動を求める
〜3歳	痛みに対する表現が多様化する
〜5歳	痛みの特徴を表現できる．感情表現が加わる．意図的に痛みを訴える
〜7歳	認知的方法で対処しようとする
〜10歳	痛みの原因を話すことができる
11歳〜	痛みの意味を話すことができる

文献3を参考に作成

であるが，今回の症例が3歳という年齢を考えると，**子どもが訴える痛みの部位と実際の痛みの部位**が異なる場合があることを知っておく必要がある．これは，自分自身が知っている身体部位に発言が限定されてしまうということが原因と言われている．また，おなかの痛みの性状が「ちくちく」なのか「ずきずき」なのかという細かい表現は4歳以降にできるようになることが多いが，言語発達には個人差があるため評価が難しい．幼児後期になると，痛みを我慢するといった行動がみられることがあるため年齢による痛みの表現の違いについても知っておく必要がある．

4. 母子健康手帳は病歴の宝庫

既往歴や現在の治療状況を確認し，患者・患児の背景を正しく把握することで病気の診断につながったり，病状の重症化リスクを見積もることができる．例えば，成人の診療では，数多くの既往歴や手術歴に加え，長期間にわたり内服している薬の聴取は大切である．一方，子どもの診療の場合では，子どもが複数の既往歴を抱えていることは珍しい．子どもの診療の場合には，母親の妊娠中から今までの経過を母子健康手帳から確認することが背景を知るということにつながる．主に確認すべき項目としては，①**妊娠中の経過**や②**出産の状態**，③**新生児期の経過**，④**乳幼児健診の結果**，⑤**予防接種の情報**である[4]．なかでも，1) 公費で接種可能な予防接種がスケジュール通りに終了し，重症感染症のリスク軽減がきちんとできているか？，2) 低出生体重や新生児の経過など疾患の重症化にかかわるようなリスク因子はあるのか？，3) 乳幼児健診の発達歴を確認することで，どの程度病歴が信頼できるのか？といった情報が母子健康手帳には詰まっている．これらの情報以外に，手帳を開けば保護者の子どもへの愛情の度合いも一目瞭然で伝わってくる．もしかしたら，保護者への支援が必要なSOS信号も受けとる機会になるかもしれない．

5. 学童期・思春期の病歴聴取について

学童期は，子どもの心身の成長が著しい時期で，**悩みや不安などによる痛み**などもみられる．口べただったり，恥ずかしがり屋なため，ときには場面緘黙のように言語による意思表示が難しい場合もある．また，痛みの部位が複数あると，**子ども自身が最も痛いと感じる部位しか表現できないことがあるため**，"足は痛くない？"など医療者から詳細に確認していく必要がある．特

に痛む部位が**外部生殖器やその付近の場合には羞恥心から訴えない**ことがある[5]．筆者も小学校高学年の精巣捻転の症例を診た際に，患児は恥ずかしかったのか"お腹が痛い"とはじめ訴えていた．当然，腹部には圧痛もなく，結局陰嚢に強い痛みがあったのを訴えられないでいた．

思春期では，仲間との帰属感や同一視の獲得のはざまで自立を求める葛藤を抱きながら，アイデンティティの獲得をめざしていく段階にある[6]．したがって，調子が悪くなって家族と一緒に来院してきた際には，患者の自主性や自己決定権をわれわれが意識して病歴聴取を進める必要がある．例えば，保護者・本人同席のもとで守秘義務に配慮し，別々に話を行うことも必要になる．病気とは関係なく，家庭や友人関係・学校などの社会的問題が実は健康問題にかかわっていることがあるので"HEAD"とこっそり唱えて系統的に確認する[7]．

Home（家庭）：家族構成
Education（教育・学校生活）：学校名，学年，将来の進学目標など
Activity（社会活動）：部活，アルバイト，趣味，友人関係など
Drugs（薬物）：タバコ，アルコールなど

Dr. 茂木のクリニカルパール

① 母子健康手帳の予防接種歴までのページは実は厚生労働省によって決められた省令様式に則っているため全国共通！はじめて母子健康手帳を開く人は，迷わずに50ページを開いてみよう！きっとすぐに見つかるはず．
② 処方されている薬が必ずしも内服できている薬ではない．必ず，上手に飲めていますか？や上手に吸入できていますか？と確認してあげることが大切！
③ アレルギーの病歴聴取は「何かアレルギーありますか？」と漠然と聞かずにアトピー性疾患の有無から聞こう！両親のアトピー性疾患の既往があり，子どもが2歳未満からアトピー性疾患を発症している場合は喘息の発症リスクが高くなる．

おわりに

自宅で元気がなかったり，苦しんでいるかわいいわが子の姿を目の前にして，相談できる相手がいないため，保護者は不安になり「何とかしてほしい」という追い込まれた気持ちで救急外来にやってくる．そんな意気込みに対してわれわれはときに「手ごわい保護者」というラベルを貼ってしまい，何とか対応しなければと力が入ってしまう．しかし，よく話を聞けば「どうしていいのかわからず困っている」というのが大半で，まずは「信頼できる」もしくは「何を話してもよさそう」と保護者に感じてもらえるように耳を傾け，必要な病歴を，患児の特徴に合わせてしっかりと聴取できると，お互いの満足度も高く，HAPPYになれるのではないだろうか．

文献・参考文献

1) Beckman HB & Frankel RM：The effect of physician behavior on the collection of data. Ann Intern Med, 101：692-696, 1984

2) 児玉和彦：小児の病歴の取り方．「HAPPY！こどものみかた」（笠井正志，他／編著），pp11-16，日本医事新報社，2014
3) 宮本信也：痛みの心理学．「New Mook 小児科9」（二瓶健次／編），pp23-24，金原出版，1996
4) 絹巻 宏：問診と診察のコツ．失敗の少ない診療をするために．「外来小児科 初診の心得21か条」（五十嵐正紘／監，絹巻 宏，熊谷直樹／編），pp4-13，医学書院，2003
5) 小尾栄子，他：学童期における学校保健室での痛みの表現と対応．小児看護，34：1092-1099，2011
6) 髙谷恭子：思春期特有の痛みとケア―慢性状態にある思春期の子どもや親がとらえる痛みとケアのポイント．小児看護，34：1100-1107，2011
7) 関口進一郎：思春期の病歴のとりかた．小児科診療，64：18-23，2001

プロフィール

茂木恒俊（Tsunetoshi Mogi）
久留米大学医療センター総合診療科／京都大学医学部附属病院小児科 非常勤講師
一般社団法人こどものみかた理事として，小児科を専門としない医療者向けに小児 Triage & Action コースを運営しています（詳細は http://kodomonomikata.luna.weblife.me より）．これからも小児の得意な総合診療科として，小児科医と協働しながらチャレンジを続けていきたいと思います！

第1章 総論：小児救急の基本

5. 身体診察のしかた

伊原崇晃

> ● Point ●
> ・子どもは小さな大人ではない．小児救急患者における成人との相違点を知ろう
> ・原則は「診療していることを悟られない」「子どもに苦痛を与えない工夫をする」「全身をくまなく診察する」の3つである
> ・「子どもだからしかたない」は禁句．どうすればうまくいくのか解決策を考えよう

1. 小児患者の特徴

　身体所見は侵襲が少なく，迅速に行うことが可能である．特殊な機器も必要としないので施設によらず行うことができる．この特徴は成人でも小児でも変わらない．
　しかし，「子どもは小さな大人ではない」というように，小児救急患者への身体診察のしかたを論じるうえで，留意しなければならない成人との相違点が3つある．
　① 小児患者の多くは軽症であること
　② 被曝などのリスクが成人よりも大きいこと
　③ 子どもは自分の症状を正確に訴えることができないこと

1 小児患者の多くは軽症である

　疫学をみても小児ERにおける重症度は成人よりも低いといわれている．筆者が働く施設でも年間38,000人のER受診があるが，トリアージで最重症の患児はわずか1％である．入院率も7.6％しかない．このように小児の受診患者の多くは軽症である．検査前確率が低い状態でやみくもに検査を行っていては時間や医療資源がいくらあっても足りない．

2 被曝などのリスクが成人よりも大きい

　小児は被曝の影響が成人と比較しても大きいことが知られている．Pearceらの研究では小児期のCTが白血病や脳腫瘍のリスクを高める可能性を示している[1]．また，じっとしていられない子どもにCTを行うには鎮静が必要になることもあり，さらなるリスクが生じる．以上のことからも安易にCTを行うことは慎むべきである．

3 子どもは自分の症状を正確に訴えることができない

　子どもは成人のように雄弁に症状を語ってはくれない．そこで診察する私たちが子どもの声な

き訴えに気づく必要がある．

これら小児患者の特徴を考えると，ER診療における身体所見の重要性は成人以上と言える．多くの軽症からわずかな重症を探す診療では迅速性が有用であり，被曝の問題では身体所見を正しくとることで無駄な検査を減らすことができる．成人と異なり正確に症状を訴えることができなくても，身体所見は嘘をつかない．

2. 小児患者の診察の難しさ

このように小児診療と親和性の高い身体所見だが，問題もある．それは正しく所見をとることが難しいという点である．「成人患者の身体所見をとることができるか，できないかは技術の問題．小児患者の場合はアートのレベルになる」これはオスロ大学小児科のハンセン教授が小児身体診察の難しさについて語った言葉である[2]．

1 年齢による所見のとり方の違い

子どもの診察は年齢と発達によって所見のとり方が異なる．

指示が理解できない新生児では反射を用いることが重要である．瞳孔の観察では無理に目を開けようとしてはいけない．そっと臥位から坐位にすると反射で開眼するのでその瞬間を狙って瞳孔所見を評価する．心拍が速く心雑音の評価が困難な場合には胸に聴診器を当てたまま，顔に息を吹きかける．新生児はびっくりして心拍が一時的に遅くなる．このように無理矢理ではなく，各種反射を上手に用いることが新生児の診察で有用である．

幼児から小学校低学年までは指示に従ってくれそうで従ってくれず，いったん強く嫌がると診察の継続が困難になるといった特徴があるため一番難しいかもしれない．

2 診察の実際：4歳女児の例

今回は腹痛を主訴にやってきた4歳の女の子を例に，子どもの身体診察のコツについて説明する．小児の身体診察3大原則は以下の3つである．

① 診察していることを悟られない
② 患児に苦痛を与えない工夫をする
③ 全身をくまなく診察する

1）待合室の状態を確認する

診察室に呼び入れる前に待合室での状態を確認できると理想的である．一度診察室に入ってしまうとなかなか緊張をほぐすことはできない．そのため，待合室で子どもがリラックスした状態を観察することが重要である．ぐったりしていないか，不自然に啼泣していないか，正常な歩行かを評価する．

2）診察室に入ったら

診察室に入ったら保護者の膝の上に座ってもらおう．入室時に緊張が非常に強そうな場合は家族への病歴聴取を先に行って，その間に少しずつ診察室に慣れてもらっても構わない．

筆者の場合，まずはマスクを外して笑顔で挨拶をする．その後，「手を見せて」とお願いする．相手が恐る恐る出す手を優しく握り，相手の目を見てもう一度挨拶をする．そして握手したまま，名前と年齢を聞く．名前を聞いた後，「先生の名前は〇〇です．よろしく」と自己紹介をする．診

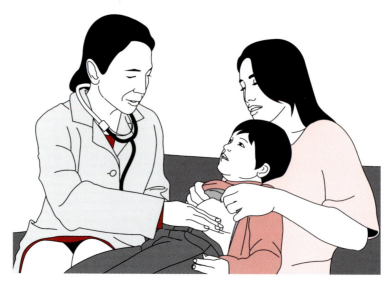

図　乳幼児の腹部触診診察
成人の腹部診察では腹部の緊張をとるために膝を立てた臥位が基本であるが，
乳幼児は筋力が弱いため，必ずしも膝を立てる必要はない．

　診察室に入った子どもは緊張している．知らない人が目の前にいることも大きなストレスになる．子どもは恐怖心のある対象を手で触れることによって安心できるか確認をする．子どもであっても診察前の挨拶と自己紹介をすることで相手をリスペクトすることは重要である．
　さらにはこの一連の流れで握った手からは末梢循環不全徴候の有無，挨拶からは意識の状態を評価することができる．相手の身につけている服の色やキャラクターについて話をすることも有用である．子どもは自分の身に着けているものに愛着やこだわりをもっていることが多いので，共通の話題を話すことで緊張を和らげることができる．

3）全身くまなく評価する

　診察の際には主訴にとらわれず全身くまなく評価をする．成人の腹痛では乳頭から膝までを診察するべし，と言われるが，小児ではその診察範囲では足りない．子どもの腹痛で頻度の高い疾患は胃腸炎や尿路感染症，便秘，急性虫垂炎などの腹部疾患以外にも扁桃腺炎や肺炎，喘息発作など腹腔外の疾患が原因となることがある．例えば，IgA血管炎で生じる腹痛は下肢の紫斑を見つけなければ診断が困難である．このように**腹痛が主訴であっても腹部の診察だけではなく，全身をくまなく評価するべきである**．

4）子どもに苦痛を与えないように（腹部診察のコツ）

　腹部を診察する場合もなるべく子どもに苦痛を与えないような工夫が必要である．子どもにとって最大の苦痛は親から引き離されることである．この症例のように乳幼児であればベッド上で臥位になってもらう必要はない．椅子に座った母親の膝の上で横になってもらえば問題ない（**図**）．
　そして「一番痛いところはどこ？」と聞いてみる．痛い場所の指差しは個人差もあるが，4歳くらいから可能である．指差す場所の診察は最後にする．これも患児の苦痛を最小限にする工夫である．腹部の所見をとるときには，矢継ぎ早に「これ痛い？」といったclosed questionをくり**返すことを避ける**．3歳から小学校低学年までは大人を喜ばそうとする特性があり，こういった質問に対してYesと答えがちだからである．かといって無言で触診をすることも避けるべきである．沈黙は子どもに緊張を与えてしまう．そのため，**診察をしていることを相手に悟られないこ**

とが重要である．

　筆者の場合は「○○ちゃんの好きな食べものってなに？」からはじまり，会話のキャッチボールを行いながら腹部の触診を行っていく．笑顔でしてくれていた会話が不自然に途切れれば，圧痛があると判断する．そのためにも相手が会話に熱中できるようにテンポよく話をする．お腹を触ってくすぐったがる子どももいる．その際には患児の手を腹部に乗せてもらい，そのうえから圧迫することでくすぐったい感じを軽減させることができる．圧痛の位置を確認する場合にも過剰に反応してしまう場合は聴診器で音を聞いているふりをして，聴診器越しに圧迫を行う．その際にも「○○ちゃんは何を食べたのかな？ 食べものの音で当ててみるよ」と声かけをする．ここでも診察していることを悟られないようにする．「りんごかな？ ぶどうかな？」といったように会話を続けて遊びの要素をとり入れる．

5）わかりにくい子どもの筋硬直・筋性防御を確認するには

　筋肉量が少ない2歳未満の子どもでは筋強直や筋性防御はわかりにくいことが多々ある．その場合，heel drop testで腹膜刺激を確認すると有効である．立位で両側の踵を持ち上げてつま先立ちの状態から，踵を勢いよく落とし，腹部に響いていれば腹膜刺激陽性ととる．痛がり方が弱く判断に悩む場合，「そうするとお腹が痛い？」「お腹に響く？」と聴取すると前述したように小児はYesと答えてしまいがちである．その際にはheel drop testの変法を用いる．それぞれの足でケンケンをしてもらうのである．着地した後の顔貌や反応の左右差を比較することで患側が左右どちらにあるのかわかる．左右差がない場合には腹膜刺激がないか，左右に局在のない腹膜刺激があることになるが，ケンケンできるような全身状態かつ，局在のない腹膜刺激は小児では稀である．虫垂炎であれば右足で行うケンケンの方が痛がるはずである．

　以上のポイントを，前述した診察の3大原則に分類してまとめる．

①**診察していることを悟られない**
　診察前の観察，挨拶，着ている衣服の話をする，closed questionを避ける，会話のキャッチボール，聴診器で圧迫，食べたものを当てるゲーム，ケンケンで腹膜刺激の判断
②**子どもに苦痛を与えない工夫をする**
　母親の膝上で腹部診察，痛いところは最後に診察，くすぐったいときは子どもの手の上から圧迫
③**全身をくまなく診察する**
　腹痛であっても咽頭，胸部，下肢など全身の診察

3. 学び方

　小児の身体診察があっという間に上達するコツというものはない．所見をとろうとしてうまくいかなかったときに「どうしてうまくいかなかったのか」とじっくり考え，工夫することで身につけていくしかない．「子どもだからしかたがない」と**安易に検査を行ったり，過小評価したりしないことが重要**である．

　例えば，深吸気の呼吸音減弱があるかどうかは非常に重要な所見だが，幼児に対して大人と同じように「大きく吸って」「深呼吸して」と言ってもうまくいかない．そこで一度立ち止まり，なぜうまくいかないかを考えると解決の糸口が浮かぶ．言葉の意味が通じていないならば，子どもにわかる言葉に言い換えればよいのである．幼児は「お誕生日のろうそくを消すみたいに，いっ

ぱいふぅーして」と深呼気を意識させた方が，その後に続く深吸気を確認しやすくなる．こういった気づきは日々の診察を真摯にくり返すしかない．

また，身体所見の基本的な方法を学ぶにはインターネットで紹介されている動画も便利である．筆者も身体所見の細かいコツについてFacebookで日々呟いている．興味のある方は参考にしてほしい．

おわりに

子どもは自分の症状を周囲に正しく伝えることができない．われわれは子どもの「声なき声」を聞く必要がある．今，診察しているあなたが見つけた身体所見は，見逃してはいけない病気を見つける唯一の声かもしれない．小児の身体診察3大原則を基本に，日々の診察で身体所見を真剣にとり続けながら，子どものために何ができるか考えてほしい．

Dr.伊原のクリニカルパール
呼気延長の評価には「あいうえお」

吸気相と呼気相の比は感覚で評価すると過小評価しがちである．成人と比較して小児は呼吸が速いこと，われわれは道具を使わずに1秒未満の時間を測定することが困難なことが原因である．そのため，新しい尺度をもつことが有用である．普通に「あいうえお」と言うと1秒ほどなので，それぞれの音は約0.2秒となる．吸気相，呼気相でそれぞれ「あいうえお」とくり返し心のなかでカウントし，その比を比べることで呼気延長を客観的に評価することができる．例えば吸気相が「あいう」，呼気相が「あいうえおあいうえ」ならば1：3となる．「あいうえお」が正確に1秒でなくても同じ速さで言えるならば比を評価するうえでは問題ない．

文献・参考文献

1) Pearce MS, et al：Radiation exposure from CT scans in childhood and subsequent risk of leukaemia and brain tumours：a retrospective cohort study. Lancet, 380：499-505, 2012
2) Tips and tricks for examining infants and toddlers
   http://meddev.uio.no/elaring/fag/barnesykdommer/general-examination-skills/index.shtml

プロフィール

伊原崇晃（Takateru Ihara）
東京都立小児総合医療センター救命・集中治療部救命救急科
今回の症例が4歳女児であることに必然性はありません．あえて理由をあげるのであれば「自分の娘が遊んでいるさまを見ながら原稿を書いたから」です．Facebookでも小児の身体所見について書いています．よければ見てください．

第1章 総論：小児救急の基本

6. 乳児の診かた

木村武司

● Point ●

- 乳児の診療は診察前の情報集めが重要
- 乳児の診察は詳細な観察から！
- 発熱した乳児の診察では耳を診ることを忘れない

はじめに

　「乳児の診療は得意です！」と自信をもって診療できる医師は小児科医であっても少ないかもしれない．かくいう私もビビっている．難しさの1つに，「言葉やふるまいで病状を表現できない」点がある．診療するやいなや泣かれてしまい，何を診察しているのかわからなくなってしまった経験が読者の皆様にもないだろうか？

　しかし，高齢者診療においても同様に言葉で表現できない患者さんの診療に遭遇することは珍しくない．認知症だったり，脳梗塞の後遺症だったり，どこが痛いのか？ 苦しいのか？ 判断しかねる経験はないだろうか？ そんなとき，筆者は問診票や診療録などから集められるだけの情報を集め，五感を駆使して「観察」する（皆さんもそうしていると思う）．この点は小児診療においても応用でき，「話しかける前から診察ははじまっている」と認識する．また成人でも若年者と高齢者では疫学などふまえて診断戦略が異なるように，新生児・乳児・幼児・学童，とそれぞれ診療における特徴がある．本稿では，特に「**発熱を主訴に時間外受診した乳児**」を例に診療のコツを概説したい．

　ちなみに，乳児の定義は**表1**を参考に，本稿では3カ月〜2歳までを想定する．

> **症例**
>
> 　小児科の診察ははじめての初期研修医．今日は救急外来当番．問診票が置かれると，「8カ月男児．主訴：発熱」とある．呼び入れ，ひとしきり熱について尋ねた後，成人にならって，いきなり頭から診察しようとしたところ大泣き．母に羽交い締めにしてもらいながら，聴診するも，よく聞こえず．泣きやまないため診察もままならない．脈拍も泣きすぎて180回/分と解釈できず．困って上気道炎ということにして帰そうと考えて上級医に相談．上級医は母と会話しながら耳鏡で診察，中耳炎の診断となる．

表1 子どもを示す用語と年齢

新生児	newborn, neonate	生後1カ月まで	
乳児	infant	1カ月～1歳（時に2歳まで）	
幼児	toddler	1～3歳	日本では就学前までをまとめて幼児と呼ぶことが多い
就学前児童	preschool child	3～5歳	
学童	school child	5～18歳	
小児	child	0～18歳	
思春期	adolescent	12～18歳	

文献1を参考に作成

1. 診察前・診察中にチェックすべきこと

　乳児は自分の症状をうまく表現できない．代わりに保護者（親）という「かかりつけ医」が診療に同席することが多い．彼らから上手に情報を引き出し，いつもと何が違うかを引き出す「連携」が重要だ．それに加えて，事前の情報集めとして母子手帳と問診票をぜひ活用したい．

1 母子手帳

　母子健康手帳（以下，母子手帳）には妊娠期から乳幼児期までの重要な健康情報がまとめられている，いわばその子の「カルテ」である（図1）．健診発達歴，成長曲線なども押さえておきたい内容だが，特に救急外来での乳児の診療で重要な点は以下の2つである．

1）出産歴（週数，出生体重）

　早産は在胎22週0日～36週6日に出生した児を指す．

　低出生体重児は在胎期間を問わず，出生体重によって以下に分類される．

・低出生体重児：2,500 g未満
・極低出生体重児：1,500 g未満
・超低出生体重児：1,000 g未満

　ちなみに在胎別出生時体格基準値において出生体重および身長が10パーセンタイル未満の児はsmall for gestational age（SGA：週数の割に小さい児）と呼ぶ．週数が早く，体重が軽いほど退院後の再入院の割合は高いため出生歴の確認は重要である．後期早産児であっても2歳までの入院率は正規産より高く，その疾患は気管支炎・中耳炎・肺炎との報告があり[2]，これらの疾患には特に注意して診察にあたりたい．

2）ワクチン接種歴

　本邦では2008年にb型 *Haemophilus influenzae* ワクチン（Hibワクチン），2009年に7価肺炎球菌結合型ワクチン（7 valent pneumococcal conjugate vaccine：PCV7）が承認され，2010年より公費助成開始を経て2013年から定期接種となった．侵襲性インフルエンザ菌感染症と侵襲性肺炎球菌感染症はいずれもワクチン導入後から目覚ましく減少しており，ワクチンの功績が示唆されている（表2）．

　筆者もワクチン導入前にoccult bacteremia（明らかなsepsisやfocusがない状態で菌血症が判明すること）[4]を経験したが，導入後は遭遇する機会がめっきり減った．この傾向は先にワクチンが導入された米国でも同様である[5]．逆に言えば，母子手帳で本ワクチンの接種がされていな

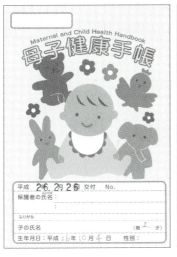
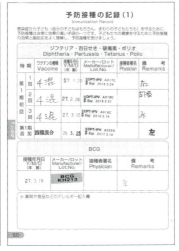

図1 母子手帳
市町村によりデザインが異なる

表2 公費助成前後での小児侵襲性細菌感染症の罹患率変化（5歳未満人口10万人あたり）

	髄膜炎			髄膜炎以外		
	導入前	導入後(2013年)	減少率	導入前	導入後(2013年)	減少率
Hib	7.71	0.17	98%	5.15	0.10	98%
肺炎球菌	2.81	1.10	61%	22.18	9.71	56%

文献3を参考に作成

い，あるいは遅滞がみられた場合は同菌による感染リスクが高いと考え，採血などの検査閾値を下げることも考慮したい．

また，もし母子手帳の健診やワクチンの項目の記載が乏しかったり，途切れていた場合は児の健康面だけでなく，虐待を含めた社会的リスクのサインかもしれない．それとなく，フォローできる外来へ誘導しよう．

● ここがピットフォール
記載の少ない母子手帳は社会的リスク！

2 既往歴

周産期異常や先天性疾患の既往があれば対応に専門性が高くなるため，早期に小児科医に相談するべきである．ここではそれ以外に確認する既往として突発性発疹をあげたい．

突発性発疹は6～12カ月が好発とされ[5]，高熱・不機嫌を特徴とする．「こんな高熱をはじめて出した！」と保護者が心配して受診したら，筆者は突発性発疹の既往を確認している．好発年齢と突発性発疹の既往がないことをふまえて，口腔内の永山斑（病初期に口蓋垂の根元の両側に認められる粟粒大の紅色隆起）が確認できればかなり自信をもって診断できる．自然軽快する疾

表3　外観（appearance）の評価項目

TICLS			PALS	
tone （筋緊張）	・動いているか？ ・ぐったりしていないか？	play	・遊んでいるか？ ・周囲に興味を示すか？	
interactiveness （周囲への反応）	・周囲に気を配っているか？ ・おもちゃで遊ぶか？	activity	・手足の動きは？ ・ぐったりしていないか？	
consolability （精神的安定）	・あやすことで落ち着きを取り戻すか？	look	・目線は合うか？ ・こちらへ視線を向けるか？	
look/gaze （視線/追視）	・視線が合うか？ ・ぼんやりしていないか？	speech/smile	・声は変じゃないか？ ・笑顔はあるか？ ・あやすと笑うか？	
speech/cry （会話/啼泣）	・こもった，かすれた声をしていないか？ ・強く泣いているか？			

文献7より引用

患と予想できるだけで，保護者もこちらもだいぶ安心する．

● **ここがポイント**
6カ月以降の「はじめての高熱」で突発性発疹の既往を確認！

2. 診察時のポイント

1 PATとバイタルサインを意識する！

1) PAT

PAT（pediatric assessment triangle）は小児診療における全身状態の評価に用いられ，PALSにおける"第一印象"にあたる．アセスメントに必要な項目をA，B，Cの略字で表現する．すなわち，appearance（外観），breathing（呼吸），circulation（循環），であり，1つでも異常があれば緊急性を意識して診察する．PATは乳児の診察においても同じく重要で，特にappearanceの観察は診察室に入ってくるときからはじまっていると心がけてほしい（appearanceの内容は**表3**参照．"TICLS"，"PALS"といったゴロで覚えてもよい）．

「入室後もこちらを見ずにぐったりしている」「待合室の段階から母親に抱かれているのに機嫌が落ち着かない」などはappearanceの異常である．一方，診察中に相当不機嫌になっても帰りに「バイバイ」「ハイタッチ」をして帰ることを確認できるとAの異常ではなかったと安心できる．

2) バイタルサイン

成人診療でもバイタルサインの重要性は言うに及ばずだが，それは小児・乳児の診療においても同様である．しかし，成人より評価の難しい点が2つある．1つは月齢や年齢による正常値のばらつき，もう1つは測定時の状況における変化の大きさ，である．前者については**第2章-2**を参考にしてもらいたい．

小児診療に携わる機会が少ないと，なかなか正常値がピンとこないかもしれない．しかも，乳児の場合は疼痛や不安，不快感などさまざまな理由で啼泣するため，測定時に正常値を超えてしまうことも珍しくない．成人よりバイタルサインの「測定された状況」に気を払い，単一の値で

評価しないように心がけたい．筆者は逸脱した値を認めたときは，例えば抱っこされた穏やかな状況で聴診できた際に自分で数えて測定し，確認している．

また正常値に馴染みがない医師にとっては，極論ではあるが乳児のバイタルサインは「**脈拍数＞180回/分と呼吸数＞60回/分は測定状況にかかわらず切迫した状態**」と覚えておいても役立つだろう．

2 診察時のポイントやコツ

乳幼児にとっては身体診察ですら侵襲的なのかもしれない…と思うほど，触れただけで泣いて抵抗された経験が誰しも一度はあるだろう．特に救急外来ではこちらも焦ったり，気が立っていたりすることもある．しかし乳幼児は言葉での表現が十分できなくとも，そういう雰囲気を感じとることはできるし，「自分に何か危害が加えられるのかも」と恐怖を感じてしまう．そうなるともう何もうまくいかない．殺気を消し（？），できるだけ穏やかな雰囲気で診察に入ろう．

成書[6]を参考に，乳児診察のコツを以下にあげる．

●ここがポイント：乳児診察のコツ

① 乳児はいきなり診察せずに，おもちゃや持ち物で気をそらせるべし！
② 保護者の膝にのせたまま，多くの診察を行うべし！
③ 診察時は優しく語りかけたり，乳児の発する音をまねてみるべし！
④ 不機嫌なときは空腹か，眠いか，などを保護者に尋ねるべし！
⑤ 頭の先から足の先まで順序よく系統立てて診察しようとするべからず！ 乳児の仕草から得られる所見を逃さないようにし，口腔や耳の診察は最後に行うようにすべし！

①や③は「診察は安全である」という雰囲気づくりである．乳児の平静な状態を評価するのに役立ち，フェアなバイタルサインが確認できるかもしれない．②と⑤は診察の肝である．せっかく抱っこされて，打ち解けてきたところで対面にして保護者から引き離し，OSCE通りに頭部から診察しようものなら，元の木阿弥となる．穏やかな状態での患児の様子を観察しつつ，侵襲の少ない場所から診察していく．

筆者は「聴診の前に聴診器であえて四肢をタッチしたり，握らせたりしてから聴診する」「保護者にしがみついて背を向けているときは，保護者に服をまくってもらい，背中の聴診からはじめる」などの方法をよく使っている．他に，頸部のリンパ節は「こちょこちょ～」とくすぐるような様子で行ったり，「偉いね～」と頭を撫でつつ大泉門の膨隆をさりげなく確認したりもする．臥位で診察が必要なときは，自分は患児の足元側に陣取り，保護者には頭側で本人をなだめてもらいながら診察することで，幾分恐怖を和らげられる．このあたりのテクニックは小児診療に慣れ親しんだ上級医はいくつかもっていると思うので，ぜひ聞いてみてほしい．

最後に耳と咽頭の観察を行うのは，乳児でこの部位の診察を泣かさずに終えることは非常に難しいためでもある．しかし，だからと言って安易に割愛してはならない．咽頭や口腔内には永山斑・Koplik斑・インフルエンザ濾胞・ヘルパンギーナの水泡・イチゴ舌などなど熱源に迫る所見が多い．また**急性中耳炎も非常にcommon**で，抗菌薬による治療を考慮する疾患である．熱源を曖昧にしたまま，相手が乳児という不安に駆られて抗菌薬を処方する前に，きちんと耳の所見を確認してほしい（**Advanced Lecture**参照）．

ここの詳細な診察内容についてはぜひ成書を参照されたい[1,7,8]．

Advanced Lecture

■ 急性中耳炎

　急性中耳炎は1歳までに62％，3歳までに83％が1度は罹患するとの報告があり，国内外問わず小児診療においてcommonな疾患である．好発年齢は6カ月〜2歳，特に9〜15カ月に多いとされ，まさに「乳児の疾患」とも言える[9]．本邦の報告では，「38℃以上の熱が3日以上持続し，熱を主訴に小児科外来を受診した0〜2歳児」のうち0歳児の69.2％・1歳児の41.0％・2歳児の57.9％が急性中耳炎だったとあり，急性中耳炎であった児の13％は小児科で不明熱とされていた[10]．

　急性中耳炎は発熱，耳痛，耳漏が主な症状としてあがるが，症状を自由に表現できない乳児に好発するからこそ，不機嫌や啼泣といった症状にも注意を払う必要がある．このあたりは本邦のガイドラインでも重症度に項目として加味されている．

　詳細な鼓膜の所見や診療の流れも，特に本邦のガイドライン[11]が参考になるためそちらを参照してほしい．ポイントとして，低年齢は重症化・遷延化のリスクとされ2歳未満は重症度スコアに3点が付加される点があげられる．6点以上が中等症として抗菌薬治療の適応であり，症状と耳の所見を見極めて，中等症以上と判断できれば遅滞なく抗菌薬治療を行う．治療内容の詳細についても成書やガイドラインを参照してほしい．

おわりに

　小児二次救急医療機関を訪れる90％以上は入院を要さない軽症者である[12]．

　10％の重症を見落としてはいけないが，重症化するリスクのある児は正確な情報集め＝病歴聴取とPAT・バイタルサインで判別できることが多い．過剰に恐れず，まずは診療してみてほしい．もし違和感を覚えたら，たとえ些細に思えても精通した医師に助けを求めればいい．

　時間外に受診する保護者は乳児に対して皆さんと同じかそれ以上の不安を抱えている．解説したポイントをふまえて，乳児の状態を「翻訳」して伝えるだけでも保護者は安心し，その分だけ皆さんの診療は有意義なものになるはずだ．

Dr.木村のクリニカルパール
家族背景を把握してよりよい診療につなげる

　上手な病歴聴取のためには親や保護者と短時間で信頼関係を築くことが欠かせない．しかし，「こんな時間に」「こんな軽い症状で」の気持ちが先立つとよい関係はできない．また，仕事帰りにドギマギしているお父さん，「普段一緒にいないので」のお祖母さんからうまく情報が取れずヤキモキすることもある．そんなときは家族背景について尋ねることをお勧めしたい．1人目の子どもで右も左もわからないお母さん，同胞の面倒を見るために父や祖父母が来ざるを得なかった，など事情がわかるとねぎらうことができる．そこから話しやすい雰囲気が生まれることもしばしば経験する．また家族内の流行なども確認でき，一石二鳥である．「お子さんはお1人目ですか？」「一緒にお住まいのご家族はどなたですか？」などぜひ聞いてみてほしい．

文献・参考文献

1) 「たのしい小児科診察 第3版」(Gill D, O'Brien N/著, 早川 浩/訳), メディカル・サイエンス・インターナショナル, 2008
   ↑もし小児診療について全く未知ならば, 一読をオススメする. 訳本だが親しみやすく通読できる分量である.

2) Underwood MA, et al：Cost, causes and rates of rehospitalization of preterm infants. J Perinatol, 27：614-619, 2007
   ↑米国から早産児の再入院の内容を検証した報告.

3) 国立感染症研究所：侵襲性インフルエンザ菌・肺炎球菌感染症 2014年8月現在. IASR, 35：229-230, 2014
   https://www.niid.go.jp/niid/ja/diseases/a/h-influenzae/1150-idsc/iasr-topic/5045-tpc416-j.html

4) Kuppermann N：Occult bacteremia in young febrile children. Pediatr Clin North Am, 46：1073-1109, 1999

5) Hamilton JL & John SP：Evaluation of fever in infants and young children. Am Fam Physician, 87：254-260, 2013
   ↑米国家庭医療学会の乳幼児発熱に対する総説. 検査の展開までまとまっている.

6) Caserta MT：Human Herpesviruses 6 and 7 (Roseola, Exanthem Subitum).「Principles and Practice of Pediatric Infectious Diseases, 5th ed」(Long SS, et al), pp1081-1088, Elsevier, 2017
   ↑小児感染症の成書. 突発性発疹の原因ウイルスであるヘルペス6型と7型の感染症を詳細に解説している.

7) 「HAPPY！こどものみかた 第2版」(笠井正志, 他/編著), 日本医事新報社, 2016
   ↑小児診療に関わる医師の英知が結集した, ポップでありながら奥深い新世代の小児診療の教科書.

8) 「ベイツ診察法 第2版」(Bickley LS, Szilagyi PG/著, 福井次矢, 他/日本語版監修), メディカル・サイエンス・インターナショナル, 2015
   ↑言わずと知れた有名な身体診察の教科書だが, 小児の項も充実している.

9) Rosa-Olivares J, et al：Otitis Media：To Treat, To Refer, To Do Nothing：A Review for the Practitioner. Pediatr Rev, 36：480-6；quiz 487-8, 2015
   ↑米国小児科学会からの急性中耳炎についての総説.「To Do Nothing」のタイトルにエッジが効いている.

10) 末武光子, 他：発熱を主訴とする乳幼児における急性中耳炎の頻度. Otology Japan, 3：158-161, 1993
    ↑持続する発熱を主訴に小児科外来を受診した乳児全例に耳鼻科医が診察したという貴重な報告.

11) 「小児急性中耳炎診療ガイドライン 2013年版」(日本耳科学会, 日本小児耳鼻咽喉科学会, 日本耳鼻咽喉科感染症・エアロゾル学会/編), 金原出版, 2013
    ↑鼓膜の所見を重要視している本邦のガイドライン.

12) 厚生労働省：小児医療に関するデータ 平成27年9月2日
    http://www.mhlw.go.jp/file/05-Shingikai-12401000-Hokenkyoku-Soumuka/0000096261.pdf

プロフィール

木村武司（Takeshi Kimura）
安房地域医療センター総合診療科/小児科
総合内科と小児科の掛けもちで気づけば医師11年目です. 地域は小児科医が少ないですが, だからこそ成人診療にかかわる先生達がもっと小児診療に親しみを覚えてもらえるように, 微力ながら注力していきたいです. この記事も一助になれば幸いです.

第1章 総論：小児救急の基本

7. 手技
末梢静脈路，骨髄路，腰椎穿刺，プレパレーション含む

多賀谷貴史

● Point ●

- 処置に先立ち，患児と保護者の不安を和らげることに努める
- 末梢静脈路確保のコツは，穿刺する静脈の選択にある
- 末梢静脈路確保が難しい場合は，ライトガイド下静脈穿刺，エコーガイド下静脈穿刺を検討する
- 重症患者では，末梢静脈路確保にこだわらず，早期に骨髄路確保を行う
- 腰椎穿刺は，体位の確保と針先の向きが重要

はじめに

　末梢静脈路確保，骨髄路確保，腰椎穿刺は，成人領域でも日常的に行われている手技であり，小児だからといって，いたずらに不安や苦手意識を感じる必要はない．ただし，小児特有の注意すべき点や，工夫している点などは知っていることが望ましい．本稿では，これらの点を強調しつつ，手技に関して解説する．また，手技に先立つ，プレパレーションの取り組みに関してもとり上げたので参考となれば幸いである．

1. 末梢静脈路確保

1 適応

　薬剤投与や輸液が必要な場合．

2 禁忌

　絶対的な禁忌はないが，**穿刺する静脈は，原則として外傷，熱傷感染などの病変がない四肢を選択しなければならない**．

3 準備する物

　静脈留置針[*1]，駆血帯，アルコール綿，バスタオルあるいは処置用抑制具[*2]，針回収ボックス，採血シリンジ，検体用スピッツ，固定用シーネ，ガーゼ，輸液，輸液ライン

4 穿刺部位

上肢は下肢に比べ，血栓症の危険が低いため，第1選択となる．可能な限り末梢側から穿刺する．上肢での穿刺が困難である場合には，下肢や外頸静脈での穿刺を検討する．

その他，以下のような原則にも配慮する．
- 利き腕，利き足は避ける
- 麻痺側は避ける
- リンパ管腫や動静脈瘻などの患肢は避ける

1）上肢（図1）

手背の静脈，特に**背側中手静脈**が第1選択として用いられることが多い．そのほか，前腕の橈側皮静脈，尺側皮静脈，肘正中静脈が選択肢となる．

2）下肢（図2）

内果の前方を通る**大伏在静脈**が，径が大きく，解剖的例外も少ないため，選択されることが多い．また足背の静脈網も使用可能である．

3）外頸静脈

隣接する動脈や神経がないため，緊急時に穿刺を考慮することが可能である．不成功時に，内頸静脈穿刺に移行する可能性を考慮し，穿刺部位は**右側を原則**とする．穿刺にあたり頸部の進展，回旋を要するため，気道緊急や呼吸不全の患者では，避けるべきである．

4）頭皮静脈

教科書的には乳幼児の血管確保の選択肢の1つとしてあげられていることが多いが，頭部への穿刺は保護者に余計な不安を生じさせることも多く，実際に行われることは稀である．

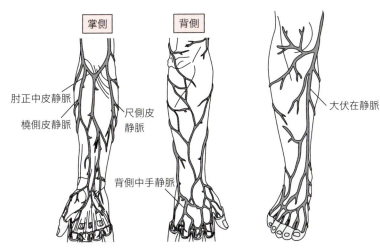

図1　上肢の静脈
文献1を参考に作成

図2　下肢の静脈
文献1を参考に作成

---

*1　小児科領域では，24Gが用いられることが多いが，小学生以降からは22G，中学生以降からは20Gも使用を考慮してよい．ショックや外傷など大量の輸液や輸血を要する場合にも，可能な限り太い針を使用する．

*2　処置を円滑に行うためには，患児の固定が必要不可欠であり，バスタオルで四肢，体幹を包み，介助者が固定することが多い．また，病院によっては，小児処置用に抑制具が準備されている場合もある．抑制具を使用する際は，保護者へ説明のうえ，同意を得るべきである．

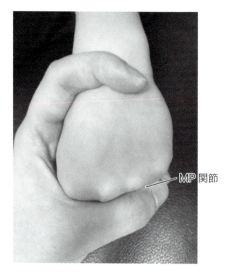

図3 手背を穿刺部位として選択した場合

5 穿刺方法

小児での一般的な穿刺部位である，上肢・下肢での末梢静脈路確保の手技に関して詳述する．

1）上肢・下肢

① 穿刺を行う部位を動かないように固定，中枢側に駆血帯を巻き，血管を固定，伸展させる．手背を穿刺部位として選択した場合の例を図3に示す．示指と中指で患児の手関節を挟み込み，拇指でMP関節全体を屈曲させると，手背の血管内に血液が充満し，血管の固定が容易となる

② 穿刺部の周囲をアルコール綿で消毒する

③ 穿刺部より末梢の皮膚を軽く引っ張り，緊張をかけながら，穿刺する．成人では穿刺角度は15～30°とされているが，小児では表皮から，静脈までの到達距離は短く，穿刺角度は15°以内でよいことが多い

④ 内針内への血液の逆流が確認できるまで，ゆっくりと針を進める

⑤ 血液の逆流を確認したら，角度をやや水平に倒し，さらに数mm針を進める

⑥ 持続的に血液の逆流があり，血管内にあることが確実であれば，カテーテルを血管内に進める

⑦ カテーテルが抵抗なく挿入されたら，内部に血液の逆流を確認する．必要であれば，カテーテルにシリンジを接続し，採血する

⑧ 駆血帯を外し，輸液ラインを接続，生理食塩水を数mL注入する．抵抗なく，皮下漏出がないことを確認し，輸液を開始する．開始時の自然滴下の確認も忘れてはならない

⑨ カテーテルをテープなどでしっかり固定する．固定の方法は，施設により異なるが，当院では，刺入部，および周囲の皮膚が観察しやすいように，テープとともに透明なドレッシング材を固定に用いている．自施設でどのような固定方法を用いているかを確認しておくと，介助者との連携がとりやすい

6 末梢静脈確保困難な小児への対応

心停止やショックなどの緊急性を要する場合は，末梢静脈確保に時間を労することなく，後述

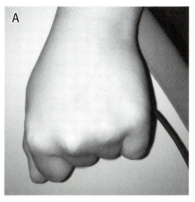 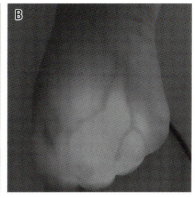

図4　ライトガイド下静脈穿刺
A) ライトなし，B) ライトあり（Color Atlas ①参照）

する骨髄路の確保を試みなければならない．

　一方，患児の状態が比較的安定しており，時間的な余裕がある場合には，以下のような選択肢がある．

1）ライトガイド下静脈穿刺（図4）

　新生児や乳児において，赤色LEDやトランスイルミネーターにより血管を同定することで，初回穿刺成功率の向上や迅速な手技終了が報告されている[2]．ただし，皮膚や皮下脂肪層の厚い乳児や年長児では，血管同定が困難なこともあり，万能とは言えない．

2）エコーガイド下静脈穿刺

　成人，小児ともに，エコーガイド下の中心静脈穿刺は，必須の手技となっているが，近年は，末梢静脈穿刺においても，超音波穿刺法が使用されるようになっている．8〜15 MHzのプローブを用い，血管を同定した後，針先を確認しつつ穿刺を行う．大伏在静脈が深部に位置するため，同定・穿刺に選択されることが多い[3]．前腕部の皮静脈も適応となる．

●**ここがポイント**

難しいときは，ライト，エコーの使用も考えてみよう．

2. 骨髄路確保

　ショックや心停止などの重症例では，末梢の静脈が虚脱し，静脈路確保が困難であることが多い．もともと末梢静脈路の確保が難しい小児では，なおさらであり，いたずらに時間を労さず，骨髄路を確保するべきである．

　骨髄路から投与された輸液・薬剤は骨近傍の静脈を経由して，すみやかに中心静脈に流入する．このため，骨髄路は末梢静脈路の単なる代替えでなく，中心静脈路確保に準じるものであり，血管作動薬を含め，静脈内投与が必要なすべての薬剤の投与が可能である．また，投与量も静脈内投与と同量でよい．

1 適応

心停止は，骨髄路を確保する絶対的な適応であり，末梢静脈路確保にこだわらずに骨髄路を検討する．相対適応としては，ショック，呼吸不全，けいれん重積，外傷，広範囲熱傷，末梢静脈確保困難症例などがあげられる．

2 禁忌

絶対的禁忌：骨折している骨，一度穿刺した骨

相対的禁忌：穿刺部位の蜂窩織炎，熱傷，骨髄炎がある場合，骨形成不全症，大理石病，右左短絡のある心疾患（脂肪塞栓や骨髄塞栓の危険があるため）

3 準備する物

骨髄針，消毒用ポピドンヨード（イソジン®），タオル，固定テープ（またはスタビライザー），接続用チューブ，生理食塩水，シリンジ，採血管，意識のある患者では局所麻酔のために1％リドカイン（キシロカイン®），25 G針，シリンジ

4 合併症

骨折，コンパートメント症候群，骨髄炎，脂肪塞栓，骨髄塞栓，皮膚壊死，皮下膿瘍，成長板損傷による成長障害，などが報告されているが，発生率は1％未満とされる．

5 骨髄針の種類と選択

用手骨髄針[4]，電動骨髄針（EZ-IO）[5]，スプリング発射式骨髄針〔Bone injection gun™（BIG）〕があるが，成功率，確保までの時間についての報告から[6,7]，以下のような選択が推奨される．

- 1歳未満：電動骨髄針，または用手骨髄針
- 1歳以上：電動骨髄針

6 穿刺部位

全年齢において，脛骨粗面の近位は第1選択となりうる．脛骨結節の一横指遠位，一横指内側が目安である．その他，年齢により，以下のような部位が選択可能である[8]．

- 1歳未満：大腿骨遠位，上前腸骨棘
- 1〜12歳：脛骨遠位，腓骨遠位，上前腸骨棘
- 12〜18歳：脛骨遠位，腓骨遠位，上前腸骨棘，胸骨
- 18歳以上：脛骨遠位，腓骨遠位，胸骨，上前腸骨棘，上腕骨近位

7 穿刺方法

1）電動骨髄針

① 穿刺位置を決定し，消毒する．意識のある患者では局所麻酔を行う

② 体重にあわせ，以下のように，針の長さを選択する（図5）

　3〜39 kg：15 mm（ピンク），または25 mm（ブルー）

　40 kg以上：25 mm（ブルー）

　40 kg以上で皮下組織が厚い場合：45 mm（イエロー）

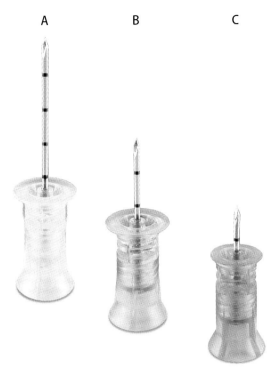

図5 電動骨髄針
A) 45 mm（イエロー），B) 25 mm（ブルー），
C) 15 mm（ピンク）
写真提供：テレフレックスメディカルジャパン株式会社
（Color Atlas ②参照）

③ 骨髄針をパワードライバーに装着し，セーフティキャップをはずす
④ 選択した位置に穿刺し，ゆっくりと，先端が骨に接触するまで進める
⑤ 先端が骨に到達した時点で，針の目盛りを目安とし，最低5 mmの長さが体外にあることを確認する．なければ，長い針へ変更する
⑥ パワードライバーのトリガーを引き，ゆっくりと一定の速度で穿刺方向に圧力を加え，骨皮質を貫通させる
⑦ 抵抗がなくなったら，直ちにトリガーから手を離す．**成人では，抵抗がなくなってから，1〜2 cm針を進めることもあるが，小児では行ってはならない**．パワードライバーと針を分離し，針が安定して穿刺されていることを確認する．また，シリンジを接続し，血液が吸引できることを確認する．必要であれば，血液検査を提出する
⑧ テープや専用のスタビライザーなどで，針を皮膚に固定し，輸液用接続チューブを接続する
⑨ 生理食塩水2〜5 mLでルート内をフラッシュし，抵抗なく，皮下漏出がないことを確認した後に，輸液，薬剤投与を開始する

2）用手骨髄針

① 穿刺位置を決定し，消毒する．意識のある患者では局所麻酔を行う
② 利き腕の手掌で骨髄針の根元を包み込むように把持する
③ 皮膚を穿刺し，骨にあたるまで挿入する

④ 骨髄針を回しながら，穿刺方向に圧力を加え，骨皮質を貫通させる
⑤ スタイレットを抜去し，シリンジを接続，血液が吸引できることを確認する．針が安定して穿刺されていることを確認する．また，必要であれば，血液検査を提出する
⑥ テープで，針を皮膚に固定し，輸液用接続チューブを接続する
⑦ 生理食塩水2〜5 mLでルート内をフラッシュし，抵抗なく，皮下漏出がないことを確認した後に，輸液，薬剤投与を開始する

●ここがポイント
穿刺部位の第1選択は全年齢で脛骨粗面の近位．電動骨髄針は，全年齢で成功率，迅速性が高い．

3. 腰椎穿刺

1 適応
髄膜炎や脳炎などの中枢神経感染症，脱髄疾患，クモ膜下出血のなどの診断のために行われる．また，髄腔への抗がん剤投与など，治療目的に行われる場合もある．

2 禁忌
穿刺部の感染がある場合，脊髄損傷がある場合，**頭蓋内占拠性病変や脳浮腫により頭蓋内圧亢進がある場合，凝固異常がある場合**などは禁忌である．また，呼吸循環が落ち着いていない患者も，体位変換による状態の悪化の可能性が高く，穿刺を避けるべきである．

3 準備する物
ルンバール針（23〜25 G），消毒用ポビドンヨード（イソジン®），穴あきドレープ，ガーゼ，マノメーター，検体用スピッツ3〜4本，1％リドカイン（キシロカイン®），シリンジ，25 G針

4 合併症
穿刺後頭痛，背部痛，感染，硬膜外/硬膜下血腫，神経損傷，類上皮腫（髄腔内への表皮組織の迷入）

5 穿刺部位
脊髄末端は，出生時は第3腰椎の位置にあり，成長に伴い上昇し，成人では第1腰椎の位置となる．このため，**小児では，第4-5腰椎間で穿刺をすることが推奨されている**．第3-4腰椎間で穿刺をする場合もあるが，第3腰椎より高位で穿刺を行ってはならない．成人と同様に，左右の腸骨稜の頂点を結ぶJacoby線の高さが，第4腰椎にあたり，目安とすることができる．

6 体位確保（図6）
小児では，自発的に体位をとることは難しく，**介助者がいかに体位を確保・保持することができるかが，穿刺の成功を左右する**．乳幼児では，介助者は両手を用い，両大腿部と肩をしっかり保持し，背中をまるめ，椎間を広げるようにする．年長児では，介助者の片腕を患児の腹部に当て，患児の腰を突き出すとともに，もう一方の手で頸部から頭部を保持し，背中を丸める．また，

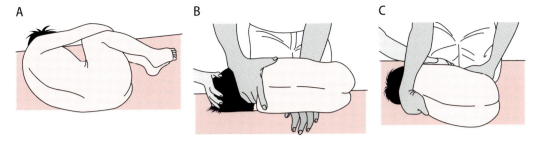

図6　年齢別の検査時の体勢
A）成人，B）年長児，C）乳幼児
文献9より引用

介助者の足は患児の大腿をはさみ，しっかり固定する必要がある．いずれの場合も，脊椎がねじれることなく，背中が処置台に対して垂直になるように保持しなければならない．体動のため，体位確保が困難であれば，必要に応じて，鎮静薬使用も検討する．

7 穿刺方法

① 前述のように体位を確保する
② Jacoby線を目安に，第4腰椎，穿刺部（第1選択は第4-5腰椎間）を同定する
③ ポビドンヨードを用い，穿刺部を中心に広く消毒する
④ 清潔手袋を装着し，穴あきドレープをかける
⑤ 利き手でない方の手で，第4腰椎の母指で棘突起を固定する
⑥ 25 Gの注射針を用い，穿刺部の椎間上の皮膚・皮下組織に1％キシロカインで局所麻酔を行う
⑦ **針は地面と平行に保ち，臍の方向を目安とし，やや頭側に向け穿刺する**．時々，スタイレットを抜去し，髄液の流出がないかを確認しながら，少しずつ針を進める．プツッという感触がして，髄腔内に達したことがわかる場合もある．髄腔に達するまでの深さ（cm）に関しては，$10 \times$体重（kg）$\div$身長（cm）$+ 1$[10] などいくつかの推測式が知られている
⑧ 髄液の流出が確認できたら，必要であれば，マノメーターを用い，圧を測定する
⑨ 3～4本の滅菌スピッツに約1 mLずつ検体を採取する
⑩ スタイレットを再挿入し，針を抜去する
⑪ 穿刺部をポビドンヨードで消毒，絆創膏などで被覆する

●ここがポイント

体位確保が成否を決める．穿刺は第4-5腰椎間が第1選択．穿刺針は23 Gより細いものを使用．

Advanced Lecture

■ プレパレーション

手技や検査に先立って，患児と家族に正確な情報を伝え，その気持ちに寄りそい，**不安な気持ちや恐怖心をやわらげることがプレパレーションの主たる目的である**．これは，同時に患児や家族との信頼関係を築くことにもつながる．

具体的には，どこでするのか，どのようにするのか，どんな感覚がするのか，どのようにしていてほしいか，などを年齢や発達段階に応じて説明する．3歳以降の幼児から小学校低学年では，人形や絵本，具体的な医療機器を使って，五感を使っての理解を促す．小学生以降の子どもであれば言葉での理解も進むが，ビデオや写真などを併用し，視覚に訴えることが勧められる．一方，3歳以前の患児では，発達段階から，本人が説明を理解することは難しいが，家族への丁寧な説明が，家族のみならず，患児の不安を和らげることにつながると考えられている[11]．

おわりに

本稿では，小児の末梢静脈路確保，骨髄路確保，腰椎穿刺に関して，いたずらに苦手意識をもつ必要はないことを強調した．とはいえ，難しそうでためらわれたり，失敗する場面もあると思う．そのような場合，小児科医を呼ぶことをためらう必要はない．筆者の経験上，嫌な顔をする小児科医はいないし，実際の現場で，本稿では書ききれていない，小児・家族との接し方や，秘伝のスキルを学ぶことができるはずだ．

Dr. 多賀谷のクリニカルパール
その血性髄液，本当に traumatic tap ?

10歳男児．発熱，頭痛を主訴に来院した患者．来院時，バイタルサインは安定しており，意識清明であったが，頸部痛の訴えあり．項部硬直は明らかでなかった．頭部CTは異常なし．その後，腰椎穿刺をおこなったが，肥満傾向あり，手技に難渋した．採取した髄液は血性であったが，traumatic tapと判断され，補正された検査結果では，白血球の上昇や髄液糖の低下は認めなかった．経口摂取困難なため，入院経過観察となったが，頭痛，頸部痛が持続したため，2日後に頭部MRI検査を施行．脳動静脈奇形に起因するクモ膜下出血が判明した．

この症例が，成人であれば，クモ膜下出血を想起することは，比較的容易と思われる．しかし，小児ではクモ膜下出血が稀であること，穿刺に難渋するケースも多いことなどから，traumatic tapと判断してしまう危険がある．救急診療では，ときには，子どもは「小さな大人」と考えてみることも必要である．

文献・参考文献

1) 「Atlas of Human Anatomy 6th Edition」(Netter FH), Saunders, 2014
2) Hosokawa K, et al：Transillumination by light-emitting diode facilitates peripheral venous cannulations in infants and small children. Acta Anaesthesiol Scand, 54：957-961, 2010
3) 志馬伸朗：超音波ガイド下血管穿刺②小児における超音波ガイド下血管穿刺の実際．日本臨床麻酔学会誌，33：461-469, 2013
4) https://www.cookmedical.com/products/cc_dinl35_webds/
5) https://www.teleflex.com/en/usa/ezioeducation/videos/needle-selection.html
6) Horton MA & Beamer C：Powered intraosseous insertion provides safe and effective vascular access for pediatric emergency patients. Pediatr Emerg Care, 24：347-350, 2008
7) Hartholt KA, et al：Intraosseous devices：a randomized controlled trial comparing three intraosseous devices. Prehosp Emerg Care, 14：6-13, 2010
8) Buck ML, et al：Intraosseous drug administration in children and adults during cardiopulmonary resuscitation. Ann Pharmacother, 41：1679-1686, 2007

9) 緒方怜奈, 吉良龍太郎:腰椎穿刺. 小児科診療, 77:1457-1460, 2014
10) Chong SY, et al:Accurate prediction of the needle depth required for successful lumbar puncture. Am J Emerg Med, 28:603-606, 2010
11) 伊藤麻衣:チャイルド・ライフ・スペシャリストの立場からみたプレパレーション. チャイルドヘルス, 17:92-95, 2014

● もっと学びたい人のために

12)「Pediatric Advanced Life Support Provider Manual」(American heart association/ed), American Heart Association, 2016
↑心停止, ショックの治療に関連し, 骨髄路についても解説している.
13)「Pediatric Fundamental Critical Care Support 2nd ed」(Madden MA/ed), Society of Critical Care Medicine, 2013
↑小児集中治療の入門的なコースであるPFCCSのテキストである. 巻末のappendixに重症小児診療に必要な手技に関しても記載されている.
14)「Textbook of Pediatric Emergency Procedures 2nd ed」(King C, et al/eds), Lippincott Williams &Wilkins, 2008
↑乳児期から青年期に対応する手技に関して, 豊富なイラストを用い, 詳しく記載されている.

プロフィール

多賀谷貴史(Takashi Tagaya)
国立成育医療研究センター総合診療部救急診療科
専門:小児救急, 集中治療
資格:小児科専門医, 救急科専門医, 集中治療専門医
本稿の手背静脈の写真は, 筆者の6歳の長男にモデルとして協力してもらいました. 以前, 彼の末梢静脈確保をしなければならない機会があり, 不覚にも一度失敗してしまったことがあります. 今回, モデルを頼んだところ, 「いいよ. でもパパ, 上手になってね.」とのこと…. みなさん, ともに研鑽を積みましょう.

第1章 総論：小児救急の基本

8. 輸液，経口補水療法

松井　鋭

Point

- 身体所見より中等症から重症の脱水があると判断した症例には，身体所見から水分喪失量を推定し等張輸液製剤を用いた補充輸液を行う
- 経口摂取に制限のある症例には維持輸液を行い，その量や内容の決定にはHolliday-Segar法を用いることが多いが，医原性低ナトリウム血症を起こさないように注意する
- 中等症以下の脱水症例で腸管からの水分摂取が可能な症例には積極的に経口補水療法を行うように心がける

症例①

生来健康な2歳5カ月男児．受診前日から嘔吐下痢症状あり，ぐったりしてきたため来院した．来院時，活気は低下しており，水分は欲しがるが摂取すると嘔吐してしまう．口腔内は乾燥しており，四肢も冷たく，眼瞼周囲はわずかにくぼんでいたが，皮膚のしわは2秒未満で戻り流涙もみられた．9％の脱水と判断し，母曰く体重は病前に測定した際には12 kg程度だったとのことで，1,080 mLを24時間で補充する計画とし，末梢静脈路を確保した．経静脈輸液開始後も経口摂取は進まず，輸液継続が必要と判断し入院加療とした．入院後は，維持輸液も開始し，輸液量は嘔吐や下痢の頻度や経口摂取の進み具合を見て適宜調整し，入院5日目には脱水所見は消失し経口摂取も安定したため経静脈輸液は必要なくなり入院6日目に退院とした．

症例②

生来健康な8カ月女児．受診2日前から持続する1日4～5回程度の水様下痢と1日3回程度の嘔吐あり，尿量が減少しているとのことで来院した．嘔吐は非胆汁性・非血性であり，通っている保育園では胃腸炎が流行している．来院時活気は良好で，心拍数は年齢相当，四肢の冷感や毛細血管再充満時間の延長もみられなかった．体重の3％未満の脱水と評価し，経口補水療法を指導したところ嘔吐なく経口摂取でき帰宅．翌日経過観察目的に再診したが脱水所見の進行なく嘔吐下痢症状も消失した．

はじめに

小児は成人と比較し体重における水分が占める割合が大きく（図），また体重あたりの不感蒸泄

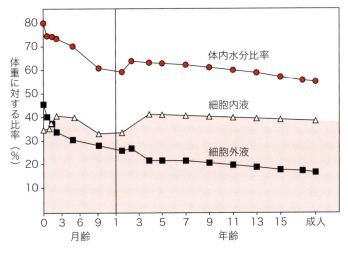

図　年齢別水分比率
文献1より引用

量や尿量も多いため，経口摂取ができない場合などは年少であるほど短時間で脱水に陥る可能性が高い．脱水に陥った小児や今後陥る可能性が高い小児の場合には輸液が必要となることが多いが，一口に輸液といっても病態によって適応や管理方法はさまざまである．ショック時の輸液療法に関しては**第2章-5**を参照いただくとして，ここでは小児救急外来で経静脈輸液の適応となる頻度の高い病態である**脱水症に対する経静脈輸液の考え方**を中心に，胃腸炎に対する経口補水療法（oral rehydration therapy：ORT）についても触れることとする．新生児を除いた心臓や腎臓などに基礎疾患がない小児を想定してその基本事項を実臨床の経験もふまえて述べる．一方，その前提となる体液生理は重要ではあるがページの都合もあり割愛する．

経静脈輸液に関しては，補充輸液と維持輸液に分けて述べることとし，補充輸液は喪失量を補う目的で行うもの，維持輸液は体液の恒常性を維持するために行うものと定義する．つまり，輸液の目的による名称の違いであって，輸液を行うphaseによる違いではないことに注意していただきたい．

1. 補充輸液について

1 補充輸液の適応

身体所見より中等症から重症の脱水が疑われる場合に補充輸液の適応となる．小児においての脱水の評価法はいくつかあるが，代表的なものを**表1**に提示する．嘔吐下痢症状があっても活気があり，呼吸数や心拍数，血圧が正常，末梢冷感や口腔内乾燥のない症例は3％未満の脱水と評価することができる．一方，傾眠傾向で頻脈がみられ四肢も冷たく毛細血管再充満時間が延長している症例などは9％以上の脱水と評価し，緊急で末梢静脈路を確保し経静脈輸液などの介入を行う必要がある．

2 補充輸液量の決定

補充輸液量を決定するには，まずはどれだけ水分が喪失しているかを推定する必要がある．

表1 重症度別の脱水所見

症状	脱水なしまたは最小限の脱水（体重の3％未満の脱水）	軽度から中等度の脱水（体重の3〜9％の喪失）	重度の脱水（体重の9％を超える脱水）
精神状態	良好，覚醒	正常，疲労または落ち着きがない，易刺激性	感情鈍麻，嗜眠，意識不明
口渇	正常，水を欲しがらないこともある	口渇，水を欲しがる	ほとんど飲まない，飲むことができない
心拍数	正常	正常〜増加	頻脈，重症例では徐脈となることが多い
脈の性状	正常	正常〜減弱	弱い，糸様脈，触知不能
呼吸	正常	正常〜速い	深い
目	正常	わずかに落ちくぼむ	深く落ちくぼむ
涙	あり	減少	なし
口・舌	湿潤	乾燥	乾ききっている
皮膚のしわ	すぐに戻る	2秒未満で戻る	戻るのに2秒以上かかる
毛細血管再充満時間	正常	延長	延長，元に戻らない
四肢	温かい	冷たい	冷たい，斑状，チアノーゼ
尿量	正常〜減少	減少	わずか

文献2より引用

1）水分喪失量の推定

成人同様，病前後の体重がわかれば水分喪失量の推定に利用できるが，緊急時は体重が測れなかったりそもそも病前の正確な体重がわからなかったりすることも多い．特に小児は成長過程であり年齢によっては数カ月前の体重が参考にならないこともあるため，表1などを参考にして水分喪失量を推定する（1％の脱水は10 mL/kgの水分喪失量に相当する）．

2）水分喪失量推定の際の注意点

身体所見では，例えば目の落ちくぼみの評価などは，軽微であれば医療者にはわかりにくい場合もあるので，保護者に普段との違いをたずねるとよい．ただし実際臨床現場で表1を使用してみるとわかるが，重症度がわかっても喪失量の幅は広く，また同一患児でも口腔内は湿潤だが四肢は冷たいなど，"脱水なしまたは最小限の脱水"と"軽度から中等度の脱水"の間に所見がまたがる場合もあるため，**これらの評価法から推定された喪失量はあくまでも目安**と考える．

3 補充輸液製剤の選択

脱水症に対する輸液はまず細胞外の水分補正を行うため，生理食塩水や酢酸リンゲル液などの等張輸液製剤で行う．1号液は開始液という別称もあるが，ナトリウム濃度が90 mEq/Lであり等張輸液製剤より血管内にとどまる割合が低いため，理由なく単なるルーチンでの1号液の使用は避けるべきである．

4 補充輸液製剤の投与速度

ショックを認識した場合は輸液の急速投与を行う必要がある（第2章-5参照）．循環が安定した後，推定した水分喪失量をもとにその後の輸液量を計画する．具体的には，計算した水分喪失量から循環を安定させるまでに投与した水分量を引き，残りを24時間で補正するのが一般的である．速度に関しては，等張性脱水または低張性脱水であれば半分を最初の8時間，残り半分を次

表2　体液の電解質組成

体液	Na（mEq/L）	K（mEq/L）	Cl（mEq/L）	補充輸液の例
胃液	20〜80	5〜20	100〜150	½生理食塩水
膵液	120〜140	5〜15	90〜120	生理食塩水
小腸液	100〜140	5〜15	90〜130	生理食塩水
胆汁	120〜140	5〜15	80〜120	生理食塩水
回腸瘻	45〜135	3〜15	20〜115	
下痢	10〜140	10〜80	10〜110	生理食塩水または酢酸リンゲル液（KCl混注）
熱傷	140	5	110	生理食塩水または酢酸リンゲル液
汗　正常	10〜30	3〜10	10〜35	
囊胞性線維症	50〜130	5〜25	50〜110	

文献3，4を参考に作成

の16時間で投与するが，高張性脱水の場合はより慎重に補正する必要がある．なお，以降も嘔吐や下痢など何らかの理由で水分や電解質の喪失が継続する場合は，表2などを参考にしながら適宜補充輸液を追加する．また，後述する抗利尿ホルモンであるADHの過剰な分泌を防ぐためにも初期の補充輸液はしっかりと入れるべきという意見[5]もあり，循環不全徴候がなくても最初の1〜2時間は10〜20 mL/kg/時で開始するという方法もある（20 mL/kgを投与しても体重の2％にしか相当しない）．

●ここがピットフォール
身体所見から推定する水分喪失量はあくまでも目安であって絶対的なものではない！

●ここがポイント
当初計画した補充輸液の量や速度で漫然と輸液を継続するのではなく，呼吸・循環・意識状態・尿量などの評価を継続し，必要時は血液検査や尿検査，超音波検査などで確認を行いながら適宜修正を加えることが重要である！

2. 維持輸液について

1 維持輸液の適応
　何らかの理由で経口摂取が困難であり，今後脱水になることが予測される場合や，消化管疾患や手術・処置前のため消化管からの水分摂取を制限する必要がある場合などが維持輸液の適応となる．

2 維持輸液量の決定
　従来小児科医はHolliday-Segar法（表3）に基づいて維持輸液量を計算していた．しかし，この式は脱水所見や電解質異常が目立たない小児の必要水分量から算出されたものであり，**近年こ**

表3　Holliday-Segar法による維持輸液量の計算式

1) 1日量の目安

体重（kg）	1日必要水分量およびカロリー量（mL/日・kcal/日）
<10 kg	100×体重（kg）
10〜20 kg	1,000+50×〔体重（kg）−10〕
>20 kg	1,500+25×〔体重（kg）−20〕

電解質必要量　Na：3.0 mEq/100 mL/日
　　　　　　　Cl：2.0 mEq/100 mL/日
　　　　　　　K ：2.0 mEq/100 mL/日
文献6を参考に作成

2) 1時間量の目安

体重（kg）	輸液量（mL/時）
<10 kg	4×体重（kg）
10〜20 kg	40+2×〔体重（kg）−10〕
>20 kg	60+1×〔体重（kg）−20〕

文献7を参考に作成

表4　小児においてADH分泌刺激となる要因

血行動態の変化による刺激	血行動態の変化によらない刺激
循環血液量減少	嘔気，嘔吐，疼痛，不安，ストレス
ネフローゼ	中枢神経病変：髄膜炎，脳炎，脳腫瘍，頭部外傷
肝硬変	呼吸器疾患：肺炎，気管支喘息，細気管支炎
先天性心疾患	川崎病
低アルドステロン症	薬剤：抗悪性腫瘍薬，麻薬，鎮静薬
低血圧	術後
低アルブミン血症	癌

文献10, 11を参考に作成

の式に基づいた低張輸液製剤による輸液では低ナトリウム血症をきたし脳浮腫により時に死亡するなどの弊害が報告され[8, 9]，医原性低ナトリウム血症（hospital acquired hyponatremia）と呼ばれている．

　その原因として考えられていることは，入院中の小児は表4に示すようにさまざまな理由で抗利尿ホルモンであるADH（antidiuretic hormone）が分泌されることでADH不適切分泌症候群（syndrome of inappropriate secretion of ADH：SIADH）もしくはその前段階に陥りやすいことと，そもそもHolliday-Segar法から算出された自由水の量は特に入院中の小児には多いのではないかということなどがある．ただ，その他に維持量を決定するための目安となる式は確立されていないため，われわれはHolliday-Segar法をもとに投与量を算出したうえで病態にあわせて増減した量で維持輸液を開始し，再評価をくり返すことでさらに調整を加えているのが現状である．

3　維持輸液製剤の選択

　輸液製剤もさまざまあり（表5），医師になった直後は誰もがその選択に頭を悩ませるが，残念ながらこれを使用しておけばどんな患者にも安心というありがたい製剤は存在しない．

1) 維持輸液製剤の考え方

　患者ごとに症状・病態・検査値などを参考に輸液を作成することが理想的ではあるが，医療安全やコストの面から既成の輸液製剤をそのまま使用する機会は多いと思われる（全患者に対して必要な水分量や電解質などを計算し輸液を作成するといった行動は素晴らしい反面，看護師の手間が増え，医療ミスの原因にもなるため集中治療室などで重症患者を相手にする場合でなければ，看護師数の少ない一般病棟でむやみに複雑な輸液を作成することは避けたい）．さらに，小児にも

表5 代表的な輸液製剤の組成

		Na (mEq/L)	K (mEq/L)	Cl (mEq/L)	Ca (mEq/L)	ブドウ糖 (%)	アルカリ化剤 (mEq/L)
等張輸液製剤	生理食塩水	154	0	154	0	0	
	乳酸リンゲル（ラクテック®など）	130	4	109	3	0	28（乳酸）
	酢酸リンゲル（ヴィーン®Fなど）	130	4	109	3	0	28（酢酸）
	糖入り酢酸リンゲル（ヴィーン®Dなど）	130	4	109	3	5	28（酢酸）
	重炭酸リンゲル（ビカーボン®など）	135	4	113	3	0	25（重炭酸）
低張輸液製剤	1号液（ソリタ®-T1号など）	90	0	70	0	2.6	20（乳酸）
	2号液（ソリタ®-T2号など）	84	20	66	0	3.2	20（乳酸）
	3号液（ソリタ®-T3号など）	35	20	35		4.3	20（乳酸）

現在はこれら以外にも多くの輸液製剤があるが，まずは基本となるこれらを覚えたうえでその他の製剤がどれに近いかを確認する．
さらに最近では同じ輸液製剤でも商品名もさまざま存在するため，ぜひ自施設で導入されている輸液製剤の組成がどういったものか，添付文書で確認していただきたい．

もちろん成人と同様に恒常性を維持する機能が備わっているため，医師が本来患児が必要としている以上の水分や電解質を投与したとしても，患児の人体が辻褄を合わせて調整してくれることが多い．しかし，**いくら患児の恒常性維持機能が調整してくれるとはいえ，医師のいい加減さがそれを上回った場合は調整しきれなくなるため，特に前述した医原性低ナトリウム血症には十分な注意が必要**である．

2）維持輸液における糖濃度は？

1日のカロリー必要量の20％を投与すれば，内因性の脂肪・タンパク分解の亢進やケトン体の産生を最小限に抑えることができると言われている．前述のHolliday-Segar法より1日カロリー必要量の20％は100 mLあたり5 gのグルコース（グルコースは4 kcal/g）でまかなえるため，**維持輸液には基本的に5％のブドウ糖を含有させる**．ただ，このカロリー量では体重減少は必発のため，長期に維持輸液が必要な症例では中心静脈による高カロリー輸液を検討する必要がある．

3）既成製剤であれば何を選択するか？

前述のように患児自身の恒常性を医師のいい加減さが上回らないようにするために，ここでは表5に示したような既成製剤を使用する際の主な注意点などを述べていきたい．

① 3号液について

3号液は，Holliday-Segar法から算出した水分量で投与すれば電解質の量もHolliday-Segarが提唱する投与量になるため，一般的に維持輸液には3号液を使用している施設は少なくないと思う．しかし，**2.-2**でも述べたように入院中の小児はさまざまな原因から低ナトリウム血症に陥ることが多い．そのため3号液に代表される低張輸液製剤を使用する際は注意が必要である．そういった危険性から，**英国では16歳以下の小児に対して特殊な状況を除いて0.18％ NaCl液製剤（3号液のナトリウム濃度に類似）の使用を禁止しており**[12]，**カナダでもナトリウム濃度0.45％未満の低張輸液製剤はルーチンに使用すべきでない**[13]としていることは，知っておかなければならない．

② 等張輸液製剤について

　低ナトリウム血症を防ぐためにも迷った場合は維持輸液も糖入りの等張輸液製剤（ヴィーン®Dなど）で開始し，以降再評価をくり返しながら輸液製剤を調整していった方が安全と思われる．ただ等張輸液製剤をHolliday-Segar法に基づいた水分量で投与した場合，ナトリウム負荷はかなりの量（1日必要量の4〜5倍 ?!）になり翌日になると全身がむくんでいるといった症例も時に経験する．一方でカリウム量は少ないため，下痢などでカリウムの喪失が持続している症例では補充輸液を加えていたとしても低カリウム血症に対する注意が必要である．また，明らかな自由水欠乏がなければ等張輸液製剤に20 mEq/Lの濃度となるようにKCl（塩化カリウム）を加えた製剤を使用することを推奨するといった報告もある[10]．

③ その他の製剤

　諸々考えた結果2号液が適当という考えに至る場合もあるが，いずれにしてもどんな製剤を選ぼうとも，**輸液開始後にくり返し再評価を行い，評価に基づき治療内容を日々再検討することが最も重要であり，かつそれが唯一の正解である**ことを忘れてはいけない（複雑な計算をして作成した輸液製剤を投与して満足している医師より，わからないことを自覚し不安を抱えながらも日々患児のもとを訪れ，再評価をくり返している医師の方がよっぽど立派だと筆者は考えている）．

●ここがピットフォール

入院中の小児はさまざまな理由でADHが過剰に分泌されることが多いため低ナトリウム血症に注意し，医原性低ナトリウム血症を防ぐためにも安易な低張輸液製剤の使用は避けるべきである！

●ここがポイント

補充輸液と同じで，当初計画した補液の内容や量の確認のためには，頻繁にベッドサイドに足を運び再評価を続けるしかないが，当初の計画を論理的に行うことでその後の修正も可能になる！

3. 経口補水療法について

1 経口補水療法の適応

　軽症から中等症の脱水症もしくは現在脱水がないが今後脱水に陥る可能性のある症例であり，かつ腸管からの水分摂取が可能な症例に対して適応となる．

1）経口補水療法の成功率は？

　まず前提として，成人は自分で自分の体が経口摂取ができないと判断し病院に来ることが多いが，小児の場合は保護者が子どもが飲めないと判断し病院に来ることが多いため，連れてこられた小児には実はまだ飲水できる能力が残っている可能性がある．そのため**適切に経口補水療法を指導すれば経静脈輸液を行わずに脱水の改善を認める症例も珍しくなく**，その失敗率は先進国の6研究に対して行ったメタアナリシスで，経静脈輸液に移行した例を失敗と定義した場合に，3.6％（95％信頼区間1.4-5.8）と低い[14]．われわれが国立成育医療研究センターで行った388例の経口補水療法症例に対しての後方視的調査でも失敗率は6.2％と低かった．

2）経口補水療法のメリット

　経静脈輸液の回避は特に小児に関しては医療者の手間を省くという観点から語られることが多いが，もちろんそれが主な目的ではなく，**生理的な経路から水分を摂取することができることや，そもそも子どもに無駄な侵襲を与える必要がなくなり**，かつ保護者の家庭内での指導にも有効に

表6 ガイドライン記載の経口補水液の組成と主な飲料の組成

		Na (mEq/L)	K (mEq/L)	Cl (mEq/L)	ブドウ糖 (%)	炭水化物 (%)	浸透圧
ガイドライン	WHO（1975）	90	20	80	2.0	2.0	311
	WHO（2002）	75	65	20	1.35	1.35	245
	ESPGHAN	60	20	60	1.3〜2.0	1.3〜2.0	200〜250
医薬品	ソリタ®-T配合顆粒2号	60	20	50	1.8	3.2	249
	ソリタ®-T配合顆粒3号	35	20	30	1.7	3.4	200
本邦のORS	OS-1®	50	20	50	1.8	2.5	260
	アクアライト®ORS	35	20	30	1.8	4.0	200
ジュース類	アクアライト®	30	20	25		5.0	260
	ポカリスエット	21	5	16.5		6.7	326
	果物ジュース					9〜14	600〜700

WHO：World Health Organization（世界保健機関）
ESPGHAN：European Society of Paediatric Gastroenterology（欧州小児栄養消化器肝臓学会）
ORS：oral rehydration solution（経口補水液）
文献3, 17, 18を参考に作成

はたらき，今後同様の症状を認めた際に早期に自宅内で悪化を食い止めることができることなどのメリットもあるため，できるだけ行うべきであると考える．嘔吐がある症例でも少量ずつ摂取させることで成功することもある．

経口補水療法はもともとは発展途上国の急性胃腸炎患者で有効性が確認された治療法であるが，先進国でももちろん有効であり，経静脈輸液と同等の効果が実証されている[14, 15]．

2 飲料の選択

脱水がある場合には経口補水液（oral rehydration solution：ORS）が推奨されている．その理由は，経口補水液は小腸上皮細胞にあるナトリウム・ブドウ糖共役輸送担体1（protein sodium glucose co-transporter 1：SGLT1）によって効率的に吸収されるからであり，この機序は重度の下痢症を罹患した患者でも損なわれないとされている[16]．経口補水液にもさまざまな種類がある（表6）が，近年ではその浸透圧は低い方がよいという報告[19]もある．

1）経口補水液を嫌がる子どもはどうするか？

経口補水液は体が必要な場合は美味しく感じるとはよくいうが，どれだけ体が必要としていても嫌がる子どもがいるのも事実である．成人ではどんなに味覚に合わなくても努力すれば飲めるが，小児の場合は一度飲まないと決断した場合，どんな手を使っても口さえ開けてくれない場合もある．そういった場合は，脱水所見を認めなければ帰宅して塩分を含んだ重湯・おかゆ，野菜スープ，チキンスープ，味噌汁などで代用し，グルコースの代わりにアミノ酸によるSGLT1を介しての吸収を期待するが，脱水所見が目立つ場合は経静脈輸液を導入する判断も必要である．Freedmanらは希釈したリンゴジュースを6〜60カ月の軽症の胃腸炎患児に投与することの有用性に関する論文を発表した[20]が，研究の対象患者やその結果の解釈をよく読み実臨床に適応することが重要である．

2）乳児に対しては？

母乳栄養児は母乳を継続すること，ミルクは脱水が補正され次第早期に開始することが推奨されている[17]．

表7 経口補水療法プロトコール

	世界保健機関（WHO）						
初期補液	4時間で体重（kg）×75 mL もしくは以下の通り						
	年齢	4カ月未満	4〜11カ月	12〜23カ月	2〜4歳	5〜14歳	15歳以上
	体重	5 kg未満	5〜7.9 kg	8〜10.9 kg	11〜15.9 kg	16〜29.9 kg	30 kg以上
	投与量(mL)	200〜400	400〜600	600〜800	800〜1,200	1,200〜2,200	2,200〜4,000
	初期補液中に脱水が改善しなければ，必要に応じ，成人では750 mL/時，小児では20 mL/kg/時まで追加してよい．						
補液療法もしくは脱水予防	排便のたびに，2歳未満：50〜100 mL，2〜10歳：100〜200 mL，年長児および成人：飲みたいだけ．						
投与方法	乳児と幼少児はスプーンやコップで与える．哺乳瓶は使うべきではない．乳児では，スポイトや針なしの注射器は口の中に少量ずつを与えることができる．2歳以下の小児では，1〜2分ごとにティースプーンで与える．年長児ではコップから直接，頻回にすすってもよい．嘔吐をする児では，5〜10分待って，それから再度，経口補水液を与えるが，もっとゆっくりと（例：ティースプーンで2〜3分ごと）．						

	英国国立医療技術評価機構（NICE）		
初期補液	50 mL/kgの経口補水液を，4時間かけて少量頻回に投与する．		
補液療法	体重(kg)	1日あたりの経口補水液投与量	1時間あたりの経口補水液投与量
	0〜10	100 mL/kg	4 mL/kg
	10〜20	1,000 mL + 50 mL×[体重（kg）− 10]	40 mL + 2 mL×[体重（kg）− 10]
	>20	1,500 mL + 50 mL×[体重（kg）− 10]	60 mL + 1 mL×[体重（kg）− 10]

欧州小児栄養消化器肝臓学会（ESPGHAN）
下痢がはじまったら，できるだけすみやかに自宅で経口補水液を与え始める．

	米国疾病管理予防センター（CDC）
初期補液	50〜100 mL×体重（kg）の経口補水液を3〜4時間かけて投与する．
消失分の補充	原則は1 gの下痢もしくは嘔吐で1 mLの経口補水液を与える．もしも，下痢，嘔吐からの消失量の測定が難しい場合には，水様便があるたびに10 mL×[体重（kg）]，嘔吐のたびに2 mL×[体重（kg）]の経口補水液を与える．別の方法としては，嘔吐や下痢のたびに体重10 kg未満：60〜120 mL，体重10 kg以上：120〜240 mLの経口補水液を与える．
投与方法	ティースプーン，注射器，スポイトを用いて，ティースプーン1杯もしくは5 mLなど，少量ずつを最初は投与し，徐々に増やしていく．

	世界消化器病学会（WGO）
初期補液	50〜100 mL×体重（kg）の経口補水液を3〜4時間かけて投与する．
消失分の補充	下痢により持続する消失分を補充するために，さらに経口補水液を投与する．体重10 kg未満：嘔吐や下痢のたびに50〜100 mLの経口補水液を与える．

文献17より引用

3 経口補水療法の実際

5〜10 mLを5〜10分ごとに投与し，徐々に量を増やしていくのが一般的であるが，一回量や投与間隔に関する画一的な決まりはない．いくつかのプロトコールが存在するため表7に示す．

1）飲ませ方のコツ

少量頻回摂取が原則であるが，小児は勢いで大量摂取してしまう可能性もあるため，初期のうちはティースプーンやペットボトルのキャップ（おおむね1杯7.5 mL）を使用し少量摂取を維持するとよい．

2）経口補水療法成否の判断は？

院内で30分～1時間程度経口補水療法を行い，経口摂取が可能であることや脱水所見に改善がみられる場合は，保護者に引き続き家庭での経口補水療法継続の指導をして帰宅させることが多い．指導に際しては口頭だけでは伝わりきらないため，再度受診する目安なども書かれたパンフレットやリーフレットを用いるとわかりやすい．

経口補水療法を開始したが脱水が進行する場合は経静脈輸液に移行する．一方，経静脈輸液を開始した症例でも脱水所見に改善が見られた場合は経口補水療法を開始し，問題なく行えて保護者の理解もよければ帰宅も可能となる．

経口補水療法から経静脈輸液への移行の基準や，経静脈輸液後に経口補水が可能となり帰宅する際の基準には明確なものはなく，現場での判断となる．

Advanced Lecture

■1 低張性脱水と高張性脱水について

1）低張性脱水について

ここでの低張性脱水とは，低ナトリウム血症（一般的には血清ナトリウム値135 or 130 mEq/L以下）を伴う脱水症としてその対応法を述べる．

まずは等張輸液製剤で脱水を補正する．ナトリウムの急速な補正や過剰補正は橋中心髄鞘崩壊症のリスクが増大するとされているため，最初の24時間で12 mEq/L（0.5 mEq/L/時）を超える補正や，補正の結果血清ナトリウム値が135 mEq/Lを超えないようにすべきである．ただし，けいれんなどの神経症状を呈している場合は，3％NaCl液を投与し急速に上昇させる必要がある．一般的には，3％NaCl液1 mL/kg投与により血清ナトリウム値は0.7～1.0 mEq/Lずつ上昇すると言われている．投与量と速度に関しては，1～2 mL/kgを10分～1時間程度と文献によってさまざまであるが，いずれにしても血清ナトリウム値を慎重にフォローしていく必要がある．

2）高張性脱水について

高ナトリウム血症（一般的には血清ナトリウム値145 or 150 mEq/L以上）を伴う脱水症としてその対応法を述べる．高張性脱水でも脱水補正に関しては等張輸液製剤で行うが，脳浮腫を起こさないようにするために血清ナトリウム値を24時間で12 mEq/L（0.5 mEq/L/時）以上低下させないようにしなければならない．輸液内容や投与速度に関しては脱水補正のための等張輸液製剤に加えて，糖入りの1/2生理食塩水や糖入りの1/4生理食塩水を同時に繋いで維持輸液速度の1.25～1.5倍の速度で投与しながら血清ナトリウム値に合わせて調節する方法などがある．脳浮腫が進行すれば脳ヘルニアを起こし死亡する危険性もあるため，低ナトリウム血症の補正以上に注意を払い，血清ナトリウム値を頻回にモニタリングする必要がある．仮に急激な補正によりけいれんなどの脳浮腫による症状が出現した場合には，低ナトリウム血症の場合と同じように3％NaCl溶液を使用し血清ナトリウム値を上昇させることで改善がみられる場合もある．

■2 SIADHとCSWS

この項で述べてきたSIADHとは，必ずしも一般的な診断基準を満たすSIADHではないことに注意していただきたい．つまり，脱水所見を認める症例や血漿ADHが高値を示さない症例も含まれる．ただ，本来なら分泌が抑制されるべき病態であっても抑制されていない状態が不適切な

ADH分泌となっているという意味では広義のSIADHである．

一方，SIADHと鑑別を要する病態にCSWS（cerebral salt wasting syndrome：中枢性塩類消失症候群）がある．どちらも血清ナトリウム低値を示すが，その原因は全く異なっている．SIADHでは抗利尿ホルモンが分泌されることで自由水が体内に保持され血液が薄まることにより血清ナトリウム濃度が低下し，CSWSではナトリウムの排泄が促されることで血清ナトリウム濃度が低下する．原因が異なるため，治療法ももちろん異なる．鑑別には尿中のナトリウム濃度を確認することが重要である．尿中ナトリウムを含めた尿中電解質の測定は，前述の小児急性疾患におけるSIADHの病勢把握と今後の予測のためにも有用であるので，積極的に測定することが望ましい．

おわりに

補充輸液，維持輸液などを行う際の目安として，水分や電解質の喪失量を推定する計算式は数多く存在する．今回はページの都合もありそれらは省略したが，医師としてはそれらの計算式も一通り知っておくべきである．しかし，何度も言うように**輸液療法においてすべての計算は概算にすぎない**[7]ので，計算して補液を開始するだけで満足するような頭でっかちな医師にならず，その後も体を使って患児のもとに足繁く通うような，頭も体も（もちろん心も）"デカい"医師になっていただきたい．

Dr.松井のクリニカルパール
脱水だけでなく低血糖にも注意する

症例

　生来健康な1歳男児．前日までは活気良好で食事もしていたとのことだが，受診当日朝からの嘔吐下痢症状があり持続しているため夕方に救急外来を受診した．来院時は傾眠傾向で頻脈や四肢冷感あり，ショック状態と判断し等張輸液製剤を経静脈的に急速投与するも意識状態の改善なし．末梢静脈路確保の際に採取した血液ガス検査で低血糖を認めたため補正したところ意識状態は回復した．

　脱水症状で来院した小児は低血糖を伴っていることがあり，**小児は基礎疾患がなくても脱水のみならず低血糖にもなりやすいので**，前日まで食事ができていたとしても迅速に血糖値を評価することを忘れてはいけない．

文献・参考文献

1) FRIIS-HANSEN B：Body water compartments in children：changes during growth and related changes in body composition. Pediatrics, 28：169-181, 1961
2) King CK, et al：Managing acute gastroenteritis among children：oral rehydration, maintenance, and nutritional therapy. MMWR Recomm Rep, 52：1-16, 2003
3) Hines EQ：体液と電解質．「ハリエットレーンハンドブック 第2版 ジョンズ・ホプキンス病院小児科レジデントマニュアル」（Tschudy MM, Arcara KM/編，五十嵐 隆/監訳），pp286-310，メディカル・サイエンス・インターナショナル，2013
　↑臨床現場ですぐに役立つように小児科の知識がまとまっており，輸液を計画するにあたって有用な計算式が多く掲載されている．

4) Neilson J, et al：Intravenous fluids in children and young people：summary of NICE guidance. BMJ, 351：h6388, 2015
5) Holliday MA, et al：Acute hospital-induced hyponatremia in children：a physiologic approach. J Pediatr, 145：584-587, 2004
6) HOLLIDAY MA & SEGAR WE：The maintenance need for water in parenteral fluid therapy. Pediatrics, 19：823-832, 1957
7) 「Nelson Textbook of Pediatrics, 19th ed」(Kliegman RM, et al)，Saunders, 2011
8) Hoorn EJ, et al：Acute hyponatremia related to intravenous fluid administration in hospitalized children：an observational study. Pediatrics, 113：1279-1284, 2004
9) McNab S, et al：Isotonic versus hypotonic solutions for maintenance intravenous fluid administration in children. Cochrane Database Syst Rev, (12)：CD009457, 2014
10) Moritz ML & Ayus JC：Prevention of hospital-acquired hyponatremia：a case for using isotonic saline. Pediatrics, 111：227-230, 2003
11) 五十嵐 隆：小児の経静脈輸液療法：最近の問題．小児科臨床, 61：6-12, 2008
12) Medicines & Healthcare products Regulatory Agency：Intravenous 0.18 % saline/4 % glucose solution ('hypotonic saline') in children：reports of fatal hyponatraemia. GOV.UK, 2012
https://www.gov.uk/drug-safety-update/intravenous-0-18-saline-4-glucose-solution-hypotonic-saline-in-children-reports-of-fatal-hyponatraemia（2017.9.18閲覧）
13) Friedman JN：Risk of acute hyponatremia in hospitalized children and youth receiving maintenance intravenous fluids. Paediatr Child Health, 18：102-107, 2013
14) Hartling L, et al：Oral versus intravenous rehydration for treating dehydration due to gastroenteritis in children. Cochrane Database Syst Rev, (3)：CD004390, 2006
15) Spandorfer PR, et al：Oral versus intravenous rehydration of moderately dehydrated children：a randomized, controlled trial. Pediatrics, 115：295-301, 2005
16) Pierce NF, et al：Effect of intragastric glucose-electrolyte infusion upon water and electrolyte balance in Asiatic cholera. Gastroenterology, 55：333-343, 1968
17) 「小児急性胃腸炎診療ガイドライン2017年版」(小児急性胃腸炎診療ガイドラインワーキンググループ/著, 日本小児救急医学会診療ガイドライン作成委員会/編)，2017
18) 金子 成：経口補水療法—わが国における現状と今後の展望—．小児科臨床, 61：13-23, 2008
19) Hahn S, et al：Reduced osmolarity oral rehydration solution for treating dehydration caused by acute diarrhoea in children. Cochrane Database Syst Rev, (1)：CD002847, 2002
20) Freedman SB, et al：Effect of Dilute Apple Juice and Preferred Fluids vs Electrolyte Maintenance Solution on Treatment Failure Among Children With Mild Gastroenteritis：A Randomized Clinical Trial. JAMA, 315：1966-1974, 2016

●もっと学びたい人のために

21)「より理解を深める！体液電解質異常と輸液 改訂第3版」(柴垣有吾/著)，中外医学社, 2007
　↑今回省略した体液生理や計算式などが詳しく書かれている．ぜひ研修医のうちに一読し，その後もくり返し読み込んでいただきたい一冊．

プロフィール

松井　鋭（Satoshi Matsui）
兵庫県立こども病院救急総合診療科 医長
もともと小児科志望であったため地域の小児患者が多く集まる姫路赤十字病院で2007年より初期研修開始．2009年より国立成育医療研究センターのレジデント，チーフレジデントを経て，2012年より同センター救急診療科フェロー，2013年より国立病院機構災害医療センターで成人救急の研修を1年行い，2014年より再び国立成育医療研究センター救急診療科に戻り，2016年より現職．小児救急外来は重症度や緊急度の低い患者の多い外来です．そんななかで重症度や緊急度の高い患者をいかに見つけ出して的確に対応するかがわれわれの重要なミッションですが，一方で重症度や緊急度の低い患者への対応もまた難しくて奥深いものでもあります．それぞれの子どもの悩みや養育者の心配事をいかに聞き出し適切な家族指導を行うことが，ひいては子どもの未来にもつながると考え，そういった診療にも魅力を感じてもらえるような研修医・専攻医指導を心がけています．

第1章　総論：小児救急の基本

9. 救急外来での超音波
明日から使える小児超音波のコツ

竹井寛和

> ● Point ●
> ・救急外来で実施される超音波検査の心得を知る
> ・小児患者へ使えるコツ「いかにリラックスさせるか」を知る
> ・救急外来における腸重積症，急性虫垂炎の超音波検査のポイントを知る

はじめに

　皆さんの多くは，すでに超音波検査に触れたことがあり，興味がある方も多いと思う．超音波検査は従来検査室で行われるものであったが，近年，超音波装置の小型化，価格低下が進み，救急外来やベッドサイドで広く利用できるようになった[1]．小児患者は成人に比べて皮下脂肪や筋肉が少ないこと，超音波検査は被曝がないことから，小児領域での有用性は高いと言われている．2013年に発表された小児救急フェローのための教育ガイドラインにその適応がまとめられている[2]（表1）．本稿では，特に小児救急外来で実施される超音波検査（emergency ultrasound：EUS）の考え方を解説する．

1. EUSの心得3か条

① EUSを行う根拠を大切にする

　救急外来ではまず，目の前の患児を診療しながら鑑別疾患をあげるトレーニングが必要であり，それはEUSが必要か決断することにつながる．EUSを行う際には，「なぜ目の前の患児に超音波検査を行おうと思ったのか」の根拠を説明できることが前提となる．

② EUSの目的によって異なる観察ポイントを周知しておく

　根拠と目的が明らかであれば，超音波で見るべきポイントは自ずと明確になる．病態別のチェック項目を確認しておこう[3]．本稿で解説する疾患のチェック項目については，それぞれ後述している．

③ EUSで異常が指摘できないときのプランを立ててから臨む

　これが一番のピットフォールである．救急外来では，異常が指摘できれば次のステップに進

表1　小児EUSの適応となるもの

蘇生	診断		手技
eFAST	軟部組織	筋骨格系	・中心静脈カテーテル留置
・腹水貯留	・感染症	・骨折	・末梢静脈路確保
・心嚢液貯留	・液体貯留	・関節液貯留	・膿瘍ドレナージ
・血胸	・異物	腎臓	・膀胱穿刺
・気胸	胸部	・水腎症	・腰椎穿刺
心血管	・胸水貯留	胆道系	・気管挿管後
・心嚢液貯留	・気胸	・胆嚢炎	・神経ブロック
・心停止	・肺炎	・胆管炎	・関節穿刺
・心機能評価	膀胱	深部静脈	・胸腔穿刺
・下大静脈径	・膀胱容量	・深部静脈血栓症	・腹腔穿刺
妊娠早期	腹部	眼球	
・正常妊娠	・急性虫垂炎	・網膜剥離	
・子宮外妊娠	・肥厚性幽門狭窄症	・硝子体出血	
	・腸重積症	・視神経鞘径	
	・腹水貯留		

文献2より引用

やすいが，異常が指摘できないときのプランを立てていなければ検査中に路頭に迷う．一方で，EUSで異常が指摘できないときにその後のプランが変わらない場合，忙しい救急外来でEUSを行う必要がないかもしれない（例：急性陰嚢症を強く疑っている患児に対してEUSで異常が指摘できなかったとしても，専門医に相談する）．

● **ここがポイント！**
目の前の患児に超音波検査を行う前に，「なぜ行うか」根拠を説明できるようにしよう！
「異常が指摘できないときに何をするか」のプランまで立ててから行おう！

2. 基本の走査方法

1 プローブの種類
プローブ別に用途が異なるため使い分ける必要がある（図1）．

2 走査方法のコツ
プローブの走査方法は，4パターンに分けられる[4]（図2）．描出に慣れるまでは，自らがどの走査を実施しているのかを意識し，図2のうち1つの走査だけを調整するように心がける．求めている超音波画像が見えると，焦ってすべての走査を一度に行いがちになるので注意する．なお，精査の標的を画面の中央に置くことも重要である．

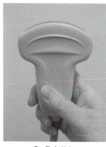 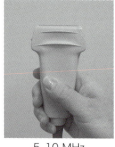 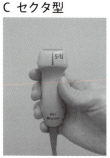

図1 プローブの種類
A）周波数が低く，浅部から深部までの観察に適している
B）周波数が高く，さらに高周波になればなるほど近距離の観察に優れ，胸膜，腹腔の浅部，表在などの観察に適している
C）肋間などから体腔内を観察するのに適している

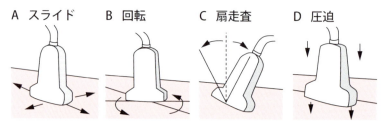

図2 プローブの基本走査法
A）スライド：走査面は一定のままでプローブだけを体表面上を滑らせる
B）回転　　：走査面を回転させる
C）扇走査　：プローブ自体を立てたり傾けたりして扇状に動かす
D）圧迫　　：圧迫により，標的の描出を助ける（特に腹部EUSで有効）
文献4より引用

3. 小児患者へのコツ

ただでさえ子どもにとって救急外来は非日常的環境である．保護者から引き離されてベッドに寝かされ，硬いプローブでグリグリされ，ゼリーでベタベタになる検査は，子どもの立場からするとストレスフルである．小児患者へのEUSの質を上げるための極論は，「いかにリラックスさせるか」である．

1 保護者と引き離さない

乳幼児に対する腹部のEUSでは，保護者の膝の上で臥位姿勢をとるのも1つである[5]．

2 リラックスさせる

身体診察にも通じるテクニックである．会話をさせることが特に有用で，幼児より上の年齢で使える．筆者は，保育園や小学校のこと，年間行事（夏休み，クリスマス），テレビ番組など，どんな小児でも使える普遍的な話題で会話をしながら検査している．会話が苦手な方は，他に気を紛らわせる手段を使ってもよい（玩具で遊ばせる，DVD鑑賞，保護者と会話してもらうなど）．

3 ゼリーを温めておく[5]

事前準備で誰でもできるので，ぜひ試してみてほしい．

●ここがポイント！

リラックスさせるテクニックは年齢によって異なる！
超音波検査時だけでなく身体診察時やあらゆる処置時にも通じるスキルである．

4. 超音波検査の実際①

小児EUSガイドラインで示された適応のうち，救急外来で遭遇することの多い小児の腹部救急疾患へのアプローチを考えていこう．

> **症例①**
> 生来健康な1歳2カ月の男児．半日前から嘔吐をくり返し，すでに10回以上嘔吐がみられた．嘔吐は非血性・非胆汁性．数時間前から，泣き叫ぶことが多くなったため受診．20〜30分ごとに啼泣をくり返していた．第一印象は悪くなかったが，診察途中に激しく啼泣しはじめた．大泉門は平坦，呼吸音清，腹部は平坦・軟だが右側腹部に腫瘤が触れた．

1 EUSを行うための根拠

想起する疾患の第一候補は**腸重積症**である．腸重積症は，2歳未満に多く，3兆候と言われる間欠的腹痛（啼泣），嘔吐，血便がすべて揃うのは15〜20％と言われている．またEUSの特異度・感度ともに高いと言われる疾患の代表である[3, 5〜7]．

2 EUSの方法

使用するプローブは主にリニア型プローブであるが，全体像を把握するためにコンベックス型プローブも併用する．乳幼児であれば，先に述べた，保護者の膝の上で行うなどの工夫が必要である[5]．腸重積症の90％以上が回腸結腸型であり，多くは右側腹部から右上腹部にかけて重積した腸管を認める[7]．まれに結腸結腸型や，先進部がS状結腸まで達することがあるため，腹部全体をくまなく丁寧に検索していく．走査方法として，**上行結腸，横行結腸，下行結腸に沿ってプローブをスライドさせる方法**[6]（図3A）や，**芝刈り機のように上下にプローブをスライドさせる方法**[6]（図3B）がある．筆者は前者を使用している．

3 腸重積症のEUS所見

短軸像としてtarget sign，doughnut signを描出することが診断の基本（図4A）である．
腸間膜の嵌入がcrescent in doughnut signとして描出されることもある．短軸像だけでは，腸炎などで肥厚した腸管像を腸重積症と誤診する可能性も示唆されている．必ず回転走査で，pseudokidney sign（図4B）と呼ばれる長軸像を同時に確認しよう．内筒・外筒の層構造や嵌入部の絞扼像を観察できることもある．

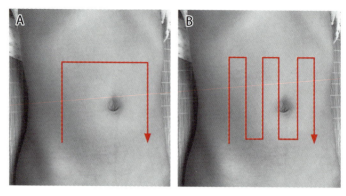

図3 腸重積症に対するEUSでの評価法
文献6, 8を参考に作成,写真は筆者撮影

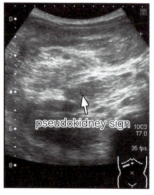

図4 腸重積症のEUS所見
target sign:重積した腸管の短軸方向の断面がダーツの的のように描出される
pseudokidney sign:重積した腸管の長軸方向の断面が長円形に描出される

●ここがピットフォール!
短軸像が描出できたらそのまま長軸像を確認しよう!
target signを画面中央に描出させて,90°右に回転すると長軸像が描出できる.

4 Advanced Study

余裕があれば,腹水がないか,層構造が明瞭か,重積腸管の血流が保たれているか,重積部の液体貯留(trapped fluid collection)がないか,病的先進部がないかを評価しよう[7].それぞれの項目(表2)が腸重積症の重症度と相関するという報告が散見されるが,確定的ではない.小児科医や外科医と共有して重症度を判断すべきである.

表2 チェック項目

結腸の描出				
上行結腸	□完全に描出	□不十分な描出	□描出できず	
横行結腸	□完全に描出	□不十分な描出	□描出できず	
下行結腸	□完全に描出	□不十分な描出	□描出できず	
超音波所見				
target sign	□あり	□なし	□評価できない	
pseudokidney sign	□あり	□なし	□評価できない	
trapped free fluid	□あり	□なし	□評価できない	
正常な回盲弁	□あり	□なし	□評価できない	
血流	□正常	□亢進	□減弱	□評価できない

文献3を参考に作成

5. 超音波検査の実際②

> **症例②**
> 生来健康な12歳男児．半日前から腹痛を自覚した．最初は臍周囲痛であったが，徐々に右下腹部痛へと変化してきた．3回嘔吐がみられ，腹痛が徐々に強くなったため，救急外来を受診．嘔吐は非血性・非胆汁性．苦悶様の表情，前傾姿勢で入室．呼吸音清，腹部は平坦・軟，腫瘤は触れない．右下腹部に限局した圧痛を認め，ジャンプしてもらうと腹痛で強く顔をしかめた．

1 EUSを行うための根拠

想起する疾患の第一候補は**急性虫垂炎**である．右下腹部へ移動する腹痛，踵落とし試験陽性は急性虫垂炎を疑う所見になる[9]．虫垂の位置は，文献によってばらつきはあるものの[10, 11]，**骨盤内と盲腸背側に多い**ことは知っておこう．消化管超音波経験のない小児救急医でも短期間のトレーニングを受ければ，急性虫垂炎の診断は可能である[12]とも言われているが，虫垂炎の所見が得られない場合，EUSのみで除外には十分でない．最新のシステマティックレビューでは，小児においてEUSでの虫垂炎の診断精度は感度86％，特異度91％と感度には限界があり，**虫垂炎を否定するには正常な虫垂の完全描出が必須**と結論づけられている[9]．一方，成人におけるEUSでの診断精度は感度91％，特異度97％であり[13]，成人領域でもEUSでの虫垂炎の診断精度は高いと言われている．

2 EUSの方法

1）走査方法

使用するプローブは主にリニア型プローブであるが，腸腰筋の同定までは全体像を把握するためにコンベックス型プローブも併用する．一般的に，腫大した虫垂を描出するために，**図5**のように走査する．筆者は，EUSでは**図5-3）**から開始し，腸腰筋と腸骨動静脈を指標にその周囲を精査する．虫垂を描出できなかった場合に盲腸末端描出に戻り虫垂根部を精査する．

2）虫垂と回腸の見分け方

特に盲腸末端・回盲部付近では**虫垂と回腸の見分け方が重要**である．**表3**を参考に虫垂を同定

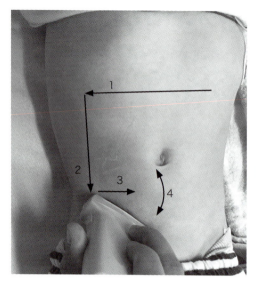

図5 急性虫垂炎に対するEUSでの評価法
1) 上行結腸外側を同定する
2) 盲腸末端までスライド
3) 腸腰筋と腸骨動静脈を同定
4) 上下に振る（回転）
5) 腸腰筋を超えて移動させ，周囲に炎症所見を伴った虫垂を同定する

文献12を参考に作成．写真は筆者撮影

表3　虫垂と回腸の見分け方

虫垂	回腸
蠕動運動がない	蠕動運動がある
圧迫でつぶれない	圧迫するとつぶれる
盲端で終わる	盲端で終わらない

する．プローブでの圧迫方法であるが，筆者は腹部の深部触診に準じて行っている．患児に深呼吸してもらい，呼気相の終わりに合わせてプローブをゆっくりと皮膚に垂直に入れていく．患児が数回呼吸をくり返す間により深くプローブを潜らせていき，その深さを保つように周囲を精査する．急性虫垂炎は疫学的に年長児に多く，患児の呼吸を調節することは比較的容易である．また，徐々に圧迫することで腸管がつぶれ，ガスを避けることができるため虫垂が明瞭に描出されやすくなる（graded compression technique）．

●ここがポイント！

患児に深呼吸させ，その呼気相に合わせてプローブを潜らせていく．
プローブはその深さのままで周囲を精査すると患児は痛みを感じにくい！

3 急性虫垂炎のEUS所見

　骨盤腔内に落ち込むように走る虫垂は図6のように描出される．これが腫大した虫垂を描出する基本像になる．短軸と長軸像を描出し，虫垂に一致した圧痛（sonographic McBurney's sign）を確認する．虫垂の最大径を計測し，6 mm以上で異常とするのが一般的である[8]．

4 Advanced Study

　層構造や血流を評価し間接的所見として周囲の液体貯留，糞石，周囲脂肪組織の炎症所見の有無を確認しよう[3, 9, 12]（図7, 表4）．急性虫垂炎が強く疑われれば，可及的すみやかに外科医に

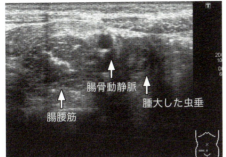
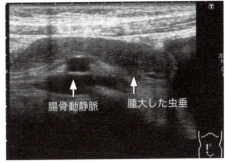

図6　急性虫垂炎のEUS所見

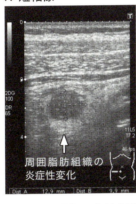
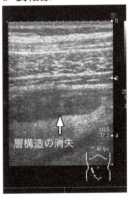

図7　急性虫垂炎の間接的所見

表4　チェック項目

虫垂の描出				
短軸	□完全に描出	□不十分な描出	□描出できず	
長軸	□完全に描出	□不十分な描出	□描出できず	
盲端	□完全に描出	□不十分な描出	□描出できず	
根部	□完全に描出	□不十分な描出	□描出できず	
超音波所見				
虫垂径　6 mm以上	□あり	□なし	□評価できない	
圧迫で潰れるか	□あり	□なし	□評価できない	
蠕動運動	□あり	□なし	□評価できない	
sonographic McBurney's sign	□あり	□なし	□評価できない	
糞石	□あり	□なし	□評価できない	
虫垂周囲の脂肪織炎症	□あり	□なし	□評価できない	
虫垂周囲の腹水貯留	□あり	□なし	□評価できない	
膿瘍形成	□あり	□なし	□評価できない	
血流	□正常	□亢進	□減弱	□評価できない
層構造	□整	□不整	□評価できない	

文献3を参考に作成

相談するのが原則となる．その際にEUSでの所見が共通言語になれば，プレゼンテーションもスムーズである．

おわりに

　EUSの性質を理解し，ABCDEアプローチや身体診察を補完するツールとして，用途を選んで使用できるようになれば，EUSは最高の武器になるに違いない．超音波検査では，平面像を立体的に捉える能力が必要である．上達の基本は，解剖学と超音波像の正常を知ることである．冒頭でも述べたように，超音波機器は皆様の身近にあるはずなので，明日とは言わず，今日から数人で練習してみてほしい．

Dr.竹井のクリニカルパール

①女児の会陰部診察には紳士的であるべきだ．タオルをかけて，母親もしくは女性スタッフが患児の手を握りながら行うのがよい．コツは陰唇部分を広げるだけでなく，大陰唇の外側を愛護的に手前に引くこと．
②朝方の意識障害は低血糖かもしれない．すぐに簡易血糖測定を行う．
③説明できない啼泣が続く乳幼児は，不機嫌，意識障害としてアプローチする．

症例
　2カ月女児．3時間前の入浴後から啼泣が続き，哺乳したりあやしたりしたが，全く泣きやまないとのことである．こんなに泣きやまないのは初めてであり心配で医療機関を受診した．診察時にも啼泣しており，保護者が抱っこすると少し落ち着くが，すぐにまた啼泣する．啼泣のため，聴診や触診などは思うようにできない．このように説明できない啼泣が続く場合には，泣きやまない乳幼児として介入が必要である．救急外来で観察し時間をあけて再診察も考慮するが，すでに異常な経過なので頭からつま先まで丁寧に診察する．この患児は，髪の毛が足の指に絡まって循環障害をきたすヘアターニケットであった．すみやかに解除し，血流が悪くないことを確認して帰宅できた．泣きやまない乳幼児に対するアプローチとして，"IT CRIES"というmnemonicsがある[14]．

文献・参考文献

1) Durston W, et al：Patient satisfaction and diagnostic accuracy with ultrasound by emergency physicians. Am J Emerg Med, 17：642-646, 1999
2) Vieira RL, et al：Pediatric emergency medicine fellow training in ultrasound：consensus educational guidelines. Acad Emerg Med, 20：300-306, 2013
3) Marin JR, et al：Pediatric emergency medicine point-of-care ultrasound：summary of the evidence. Crit Ultrasound J, 8：16, 2016
4) Ihnatsenka B & Boezaart AP：Ultrasound：Basic understanding and learning the language. Int J Shoulder Surg, 4：55-62, 2010
5) 「Pediatric Emergency Critial Care and Ultrasound, 1st ed」(Doniger SJ, ed), Cambridge University Press, 2013
6) Riera A, et al：Diagnosis of intussusception by physician novice sonographers in the emergency department. Ann Emerg Med, 60：264-268, 2012
7) 「エビデンスに基づいた 小児腸重積症の診療ガイドライン」(日本小児救急医学会/監, 日本小児救急医学会ガイドラ

イン作成委員会/編），へるす出版，2012

8) Doniger SJ, et al：Point-of-Care Ultrasonography for the Rapid Diagnosis of Intussusception：A Case Series. Pediatr Emerg Care, 32：340-342, 2016
9) Benabbas R, et al：Diagnostic Accuracy of History, Physical Examination, Laboratory Tests, and Point-of-care Ultrasound for Pediatric Acute Appendicitis in the Emergency Department：A Systematic Review and Meta-analysis. Acad Emerg Med, 24：523-551, 2017
10) Wakeley CP：The Position of the Vermiform Appendix as Ascertained by an Analysis of 10,000 Cases. J Anat, 67：277-283, 1933
11) Ahmed I, et al：The position of the vermiform appendix at laparoscopy. Surg Radiol Anat, 29：165-168, 2007
12) Sivitz AB, et al：Evaluation of acute appendicitis by pediatric emergency physician sonography. Ann Emerg Med, 64：358-364.e4, 2014
13) Matthew Fields J, et al：Accuracy of Point-of-care Ultrasonography for Diagnosing Acute Appendicitis：A Systematic Review and Meta-analysis. Acad Emerg Med, 24：1124-1136, 2017
14)「改訂ER的小児救急」（井上信明/編），pp32-38，シービーアール，2015

●もっと学びたい人のために（体系的な小児救急超音波コースの紹介）

15) The World Interactive Network Focused On Critical Ultrasound ホームページ　http://winfocus.org（最終アクセス：2017/09/04）
　↑WINFOCUS（The World Interactive Network Focused On Critical Ultrasound）が年1回程度の国際会議を開催している．その中で小児救急超音波トレーニングコースが開かれる．
16) Children's Hospital of Philadelphia®：Pediatric Emergency Medicine, Neonatal and Critical Care Medicine：Bedside Ultrasound Course.
https://chop.cloud-cme.com/assets/chop/data/17CME0130%20PEM%20 Ultrasound%202017%20webonly.pdf（最終アクセス：2017/09/04）
　↑フィラデルフィア小児病院が主催する小児救急・集中治療超音波コース．2017年度は終了しているが，毎年5月から7月頃に病院内で開催される．その他，北米中心に小児病院が主催する超音波トレーニングコースがあるので参考にしてほしい．

プロフィール

竹井寛和（Hirokazu Takei）
東京都立小児総合医療センター 救命・集中治療部救命救急科
小児の救急超音波と傷害予防を2本柱に，小児ER部門で日々研鑽を積んでいます．子どもの今を救うため，子どもの未来を守るためにぜひ小児救急を志しませんか？

第1章 総論:小児救急の基本

10. 鎮痛・鎮静

朱田博聖

● Point ●

- ・鎮痛を十分に行うようにする
- ・鎮痛・鎮静を行うにあたり処置に伴うリスクを考える必要がある
- ・鎮痛・鎮静を安全に行うために人員,モニタリング装置など準備をする

はじめに

　救急外来で小児患者の診察・処置をするとき,しばしば鎮痛および鎮静が必要になる.患児に侵襲的な処置を行うとき,患児が痛みを抱えているとき,検査時に不動化が必要なときなどさまざまであり,procedural sedation(処置時の鎮静)として認識されている.

　しかしながら,私たちは小児患者に救急外来で痛みを伴う処置を行う際に「痛くないよー」と事実とは異なる声かけをし,押さえつけて泣き叫ぶ子どもに処置を実施していないだろうか?そもそも子どもは泣き叫ぶからしょうがないと決めつけていないだろうか?1990年代には「子どもが感じる痛みを適切に評価し,それに対して治療を行うこと」は小児医療の重要な要素であり,痛みに対する適切な治療がなされないことは倫理的に問題があると指摘されている[1].そして現在では,処置の際に適切な鎮痛や鎮静を行うことはERにおける通常業務の1つであると考えられるようになってきている[2].本稿では,救急外来における小児患者の鎮痛・鎮静,特にprocedural sedationについて概説をする.

1. 鎮痛

　2歳の患児が四肢の骨折で搬送されてきたとき,皆さんはまずどのような点に注意をするだろうか? もちろん診断は大事だが,鎮痛に関しても注意を払っていけるとよいだろう.X線撮影のときに激しく泣いているときも,「痛いのはしょうがない」,「投与量もよくわからない」などの観点から投薬を控える場合も多いのではないだろうか.これは日本に限った話ではなく,**小児患者が適切な鎮痛を受けていない**という指摘はしばしば諸外国でもみられる[3].

　薬物的な鎮痛に関しては現在多数出ている成書に譲るとして,ここでは主に非薬物的介入について述べたい.

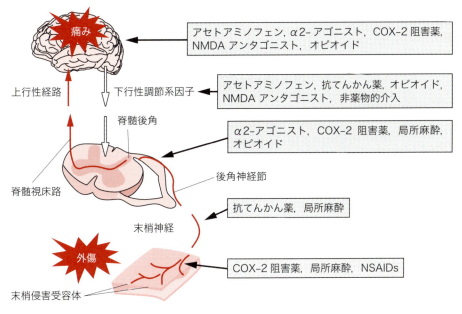

図1 多角的鎮痛
NMDA（N-methyl-D-aspartic acid：N メチル D アスパラギン酸）
文献 4，5 より引用

1 鎮痛方法

multimodal analgesia（多角的鎮痛）という概念がある．患者の疼痛に対して，薬物的介入だけでなく非薬物的介入も含めたアプローチを示したものである．疼痛を訴える患者に対するアプローチの概念で，周術期の患者の疼痛管理に用いられることが多いが，同様のアプローチを小児の鎮痛に対しても用いると考えやすい（図1）．

2 非薬物的介入

薬物的介入を積極的に行うことで疼痛コントロールは可能になる．しかし，それだけで十分でない場合も多い．そもそも暴れてしまったり，局所麻酔をしても「痛い」と動いてしまったりするのは，日常診療でよく見かける光景である．そのときには非薬物的に介入が必要となる．

小児科外来，救急外来それぞれで診察や処置のときに工夫されていることがある．**おもちゃで遊んでもらう，DVDを見てもらう，母親にだっこしてもらいながら診察を行う**．いずれも体位や気を紛らわせる工夫だが，有効性を感じることが多く，すべてではないが作用機序も明らかになりつつある[6]．年齢別に考えると，乳幼児の場合には保護者と離れるときに強い恐怖を感じるため，処置のときにも保護者と一緒に（だっこのままなど）できないか考慮をする．また，学童以降であれば，侵襲度が強い場合にはDVD（アンパンマンなどは幼児に対しても有効である）などで注意をそらしながら必要な処置を行うとよい．少なくとも，処置を行う＝保護者と離す，という画一的な考えはもたない方がよい．

●ここがポイント

痛がっている子どもに対して何ができるか考えよう！　薬物的もしくは非薬物的介入のいずれか（もしくは両方）を考慮しよう！

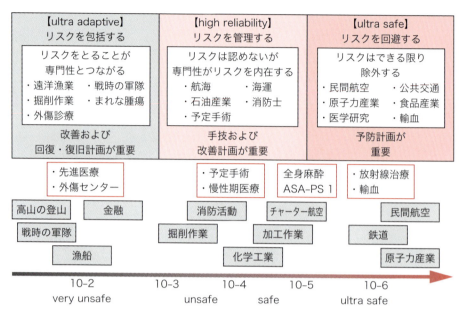

図2　求められる安全基準
文献5, 7より引用

表1　ASA-PS分類

Class1	全身状態が良好な患者
Class2	軽度の全身状態を有する患者
Class3	日常生活が制限されるような全身疾患をもつ患者
Class4	常に生命を脅かされるような重度の全身疾患をもつ患者
Class5	手術をしないと生存できないような瀕死の患者
Class6	臓器移植のドナーとなる脳死患者

2. 安全な鎮痛・鎮静のための準備

　そもそも鎮静という医療行為はどの程度の安全を求められるのだろうか？
　医療行為に求められる安全性と医療行為を対比させた内容を紹介する（図2）．鎮静に一番近いと思われるASA Class1（表1）の全身麻酔に関しては「リスクを避ける」「リスクをコントロール」することが求められている．この場合のリスクとは合併症として考えるとわかりやすい．鎮静という行為はもちろん必要なときには行うべきだが，治療に直結する行為ではない．そのため，合併症を起こさない，もしくは合併症が起きたときにいち早く対応できることをまず考えなければいけない．
　リスクを避けるために，私たちはどのような点に注意をしなければいけないのか？薬剤の処方，そして鎮静中および鎮静後の管理について考えてみる．

1 薬剤について

 鎮静に用いる薬剤について，適応や用量（特に小児では重要である），合併症について習熟することが鎮静にかかわる医療スタッフに求められる．皆さんの働く施設においても，使用する薬剤に関しての知識の確認を医療スタッフ同士で行うことが望ましい．

2 管理体制の整備

1）人・モニタリング

 鎮静中のモニタリングの重要性は大きい．鎮静中のリスクを考えた環境を整えるためには，どのようなことに気をつければよいのだろうか？ 重要なことは，**鎮静中の患者を監視する専任の医師もしくは医療スタッフが存在する環境を設定する**ことである．そして鎮静中には患者のバイタルサイン（血圧，脈拍数，呼吸数，酸素飽和度）を記録しなければいけない．後述するように，小児患者の鎮静において呼吸の合併症は頻度が多く，そのモニタリングは欠かせない．呼吸モニタリングとして真っ先に浮かぶのはパルスオキシメーターであろう．昨今SpO_2の測定なく鎮静を行うことはあまりないと思われるが，それだけでは十分とは言えない．SpO_2値のみでは換気の評価ができず，小児患者において換気の低下が低酸素につながる速度は成人と比して速い．**換気のモニタリングが必要**になるが，その代表が**呼気二酸化炭素モニター**である．Lightdaleらは小児の鎮静において$EtCO_2$測定を追加することで，鎮静中の低酸素の頻度を減らせると報告しており，AAP（American Academy of Pediatrics：米国小児科学会）のガイドラインでも鎮静時，特に呼吸状態の観察が容易でないときの鎮静に際して$EtCO_2$測定を推奨している[8]．

2）場所

 基本的には救急外来においてはASA Class 3以上の患者の鎮静，特に深い鎮静は積極的には推奨されない．患者の有するリスクとその程度，現在いるスタッフのみで有事の際に対処できるのかを考える．救急外来で鎮静を行うリスクが，患者が受けるメリットを上回るときには麻酔科へのコンサルトをしたうえで手術室での処置をためらってはいけない．

3）物品

 蘇生の事態に対応できるように小児のサイズに合わせた**蘇生物品を用意**し，故障の有無の**点検と物品の扱いに習熟**しておくことが必要である．**表2**に準備しておく物品の一例をあげる．各物品の頭文字で"SOAPME"と覚える．気管挿管前の準備として有名な語呂である．

> ●ここがポイント
>
> 鎮静は大事！ だけど安全に行うことが大前提．準備をしよう！！

3. 鎮静前患者評価

 鎮痛・鎮静前に患者の系統的な評価を行うことで鎮静による合併症が低下するといわれている[9]．小児患者にも同様であり，鎮静前評価は欠かせない．

1 小児患者の評価

 詳細は成書に譲るが，鎮静前に必要な身体所見と情報を取得する．患児の年齢と体重，バイタルサインを得て，そして使用予定の薬剤の禁忌事項，アレルギー歴，内服薬，既往歴，最終飲食

表2 気管挿管前の準備物 "SOAPME"

S：suction
適切なサイズの吸引チューブ/吸引源
O：oxygen
適切なサイズの酸素マスク・蘇生バッグとマスク/酸素源
A：airway
適切なサイズの経鼻/経口エアウェイ 喉頭鏡と適切なサイズのブレード 適切なサイズの挿管チューブ 適切なサイズのラリンジアルマスク
P：pharmacy
蘇生薬　あるなら拮抗薬
M：monitors
心電図モニター 酸素飽和度モニター 適切なサイズの血圧計カフ 呼気終末二酸化炭素モニター
E：(special) equipment and drugs
救急カート/除細動器

文献12を参考に作成

時間など病歴を確認し，身体所見をとる．病歴・身体所見をとるときには小児患者鎮静時の合併症を意識するとよい．

2 小児患者鎮静時の合併症

成人患者と比しての，小児患者鎮静時の合併症の頻度を事前に把握しておくことは重要である．Agwaralらは小児患者1,014人に対して鎮静を行った際に，77の合併症が発生し，気道・呼吸関連が65％程度認められたと報告している[10]．**頻度が高く致死的な合併症である気道・呼吸関連の合併症には注意が必要である**．また年齢が低いほど呼吸に関する合併症の頻度が増加することも報告されており，より低年齢になるほど注意が必要である[11]．

4. 鎮静

鎮静の適応をするにあたってまずわれわれが考えることは，「この処置が必要なのか？」「鎮静が必要なのか？」である．特に，前述の通り救急外来では小児の鎮痛に対しておろそかになりがちである．鎮痛薬を使用する，気をそらすための努力をするなど，鎮静が本当に必要なのか考えながらアプローチを試みることが非常に重要である．

5. 鎮静の深さ

事前にどの程度の鎮静を行うのか計画する必要がある．それは処置や検査の内容や患者状態から考えるが，鎮静のレベルに関しては米国麻酔科学会や米国小児科学会で考えられた基準をもと

表3　鎮静の深度

	軽度鎮静	中等度鎮静	深い鎮静	全身麻酔
刺激への反応	呼びかけに適切な応答	呼びかけや軽い刺激に合目的な反応	刺激の繰り返しや痛み刺激で合目的な反応	痛み刺激に反応がない
気道の開通	影響なし	介入を要しない	介入を要することがある	介入をしばしば要する
自発呼吸	影響なし	十分に認められる	不十分であることがある	不十分である
循環動態	影響なし	通常保たれる	通常保たれる	保てないことがある

文献13より引用

表4　鎮静後の回復室を退出する基準および帰宅基準

1. 気道が開通しており，循環動態が安定している
2. 容易に覚醒し，また咳嗽などの反射が保たれている
3. 会話が可能である（発達レベルに応じる）
4. 自力座位が可能である（発達レベルに応じる）
5. （意識レベルおよび会話，座位などの評価が難しいとき）鎮静前と同じレベルに近づいている
6. 飲水を行える
7. 自宅で観察を行う保護者がおり，帰宅に納得している

文献12より引用

に計画されることが多い．

　鎮静レベルは刺激に対する反応から4つに分類され，それぞれの鎮静レベルにおいて，呼吸・循環動態への影響も異なる（表3）．

　しかし鎮静薬に対する反応は常に予想通りになるとは限らず，合併症の頻度も鎮静レベルが深くなるほど増加していく．鎮静中は鎮静のレベルを評価して，計画より深いレベルの鎮静へと達したときには介入が必要である．もちろん，その介入に備えてモニタリングおよび物品の準備を怠ってはいけないことは前述したとおりである．

6. 鎮静後患者評価

　鎮静後は一定期間の経過観察は欠かせない．
　鎮静後には，嘔気・嘔吐，喉頭けいれん，覚醒時興奮などが生じる可能性があり，経過観察が必要である．鎮静後の回復室を退室する基準および帰宅基準を表4に示す．

おわりに

　小児の鎮痛・鎮静に関して概説した．薬剤の詳細な話などは成書を参照していただきたいが，今回特に強調したいことは，「**鎮痛を十分行うこと**」そのうえで「**鎮静の適応を考えること**」である．自らが鎮静を行う状況に，今安全に鎮静ができるのか，考えることが重要である．

Dr. 朱田のクリニカルパール
子どもの観察をする

　小児救急診療は，救急医療になる一方で診療の対象は小児となる．本稿では鎮痛・鎮静について概説しているが，普段から興奮している小児を診療する際には，「なぜ泣いているのか」「何かすることで改善できないか」を考えるとよいと思っている．体位を変えてみる，親から離さないで診療・処置を行うなど，経験ある小児科医は普段から行っているが，意識して行うことで子どもの不安・痛みを解消することを考えるとよい．診察する患児にとって有益であることはもちろんのこと，医療者としてもバイタルサインの評価や身体所見の取得が容易になる場合が多い．小児に対してやさしい医療を心掛けることで，医療の質自体も向上が見込めるため，忙しい臨床の現場ではあるが，子ども達の観察をすること，できることはないか考えながら診療をすることを心掛けていきたい．

文献・参考文献

1) Walco GA, et al：Pain, hurt, and harm. The ethics of pain control in infants and children. N Engl J Med, 331：541-544, 1994
2) Core Content Task Force Ⅱ：The model of the clinical practice of emergency medicine. Acad Emerg Med, 8：660-681, 2001
3) Ellis JA, et al：Pain in hospitalized pediatric patients：how are we doing? Clin J Pain, 18：262-269, 2002
4) Sullivan D, et al：Exploring Opioid-Sparing Multimodal Analgesia Options in Trauma：A Nursing Perspective. J Trauma Nurs, 23：361-375, 2016
5) 朱田博聖：小児救急外来における鎮痛・鎮静．救急医学，41，2017
6) Valet M, et al：Distraction modulates connectivity of the cingulo-frontal cortex and the midbrain during pain--an fMRI analysis. Pain, 109：399-408, 2004
7) 「Safer Healthcare：Strategies for the Real World」(Vincent C & Amalberti R)，p29, Springer, 2016
8) Lightdale JR, et al：Microstream capnography improves patient monitoring during moderate sedation：a randomized, controlled trial. Pediatrics, 117：e1170-e1178, 2006
9) Hoffman GM, et al：Risk reduction in pediatric procedural sedation by application of an American Academy of Pediatrics/American Society of Anesthesiologists process model. Pediatrics, 109：236-243, 2002
10) Agrawal D, et al：Preprocedural fasting state and adverse events in children undergoing procedural sedation and analgesia in a pediatric emergency department. Ann Emerg Med, 42：636-646, 2003
11) Malviya S, et al：Adverse events and risk factors associated with the sedation of children by nonanesthesiologists. Anesth Analg, 85：1207-1213, 1997
12) Guideline for Monitoring and Management of Pediatric Patients Before, During, and After Sedation for Diagnostic and Therapeutic Procedures：Update 2016. Pediatr Dent, 38：77-106, 2016
13) American Society of Anesthesiologists Task Force on Sedation and Analgesia by Non-Anesthesiologist：Practice guidelines for sedation and analgesia by non-anesthesiologists. Anesthesiology, 96：1004-1017, 2002

プロフィール

朱田博聖（Hiromasa Akada）
東京都立小児総合医療センター救命・集中治療部門救命救急科
救急科専門医，麻酔科標榜医
専門：小児救急
ER診療において，子どもたちに安全で低侵襲な医療を提供するにはどうすればいいのか，日々考えながら仕事をしています．

第1章 総論：小児救急の基本

11. 虐待

小橋孝介

● Point

・チャイルド・ファースト！子ども虐待は「子どもの安心・安全が阻害されていないか」を基準に判断する

・「ちょっと気になる」を放置しない．必ずアクションを起こす

・虐待を疑ったら，親子は分離して病歴聴取する

はじめに

　子ども虐待（以下虐待とする）は突然やってくる．そして意識して診療にあたっていないと気がつくことができないものも多い．平成27年度に児童相談所における相談対応件数が10万件を超え，児童相談所とともに通告窓口となっている市町村でも約9万件が対応されている．このなかで医療機関から通告されているのはわずか3％程度である．虐待は見逃しによって，5％は死亡，25％は再受傷して重篤化する[1]とされており，日頃から虐待を鑑別疾患の1つとして考え，常に意識して診療にあたることが重要である．今回は救急外来で虐待を疑った際どのようにアクションを起こすのかを概説する．

1. 虐待の定義

　虐待は児童虐待の防止等に関する法律（虐待防止法）で，保護者が，18歳未満の児童に対して行う行為として**身体的虐待・性的虐待・ネグレクト・心理的虐待**の4類型が定義されている．しかしながら，本来虐待は子どもの視点から定義されるべきである．厚生労働省が作成した「子ども虐待対応の手引き」[2]のなかでは，「保護者の意図の如何によらず，子どもの立場から，子どもの安全と健全な育成が図られているかどうかに着目して判断すべきである」とされている．どれだけ親が一生懸命で，愛情をもっていたとしても，子どもにとってその行為が子どもの安全や安心を阻害しているのであれば，虐待ととらえて対応する．これが，子どもを第一に考える，「チャイルド・ファースト」という考え方である．

表1　子ども虐待を疑う4つのポイント

①第三者の目撃のない（家庭内など）けがや異物誤飲	事故であったとしても，少なくとも子どもにとって安全な環境ではないことは明らかであり，最低でも事故予防についての介入は必要
②原因不明のけが	説明のできないけががより重度の虐待が隠れている可能性がある
③原因不明の消耗状態	意図せずに子どもにとって不適切な養育が行われている場合もある
④「気になる」子ども	かかわったスタッフを含め誰かが「気になる」と感じたならば放置しない

2. どんなとき虐待を疑うのか？

　虐待を疑うポイントとして，表1に示す4点をあげる．わかりやすいけがなどの外因だけではなく，嘔吐，腹痛や頭痛といった内因系の症状を呈する場合も少なくないため，どのような主訴でも虐待を常に意識し，鑑別にあげて考える．

　ここで注意しなければならないことは，「医療者が虐待を診断するのではない」ということである．虐待の診断は医学的診断のみで行われるものではなく，児童福祉司などによる社会診断，心理診断，行動診断などを総合して診断されるものである．そのため，虐待の疑いが生じた際には，それを否定する情報（「とても優しそうな親」「きょうだいがやったと言っている」など）を集めて「虐待ではない」とするのではなく，院内の虐待対応チーム（child protection team：CPT）があればそこに報告したり，ない場合には適切な機関（児童相談所や市町村の窓口）に，**3.** で述べる医療の現場で得られる客観的な情報を通告や情報提供という形で伝え，正確な診断に導く必要がある．

●ここがポイント
「虐待かも」と思ったら，その感覚を大切に！自分1人で判断せず，必ず誰かに相談する！

3. 客観的な情報収集

　虐待の疑いを感じた場合，できる限り保護者と子どもを分離して病歴聴取，診察を行う．これは，虐待を受けている子どもにとって保護者の前で真実（叩かれたなど）を話すことや保護者が話す説明を聞いた後にその説明を否定することは困難だからである（多くの場合，子どもは保護者の説明したとおりに話すようになってしまう）．

　保護者との分離は「身長と体重を測るので，お預かりしますね」や「傷の処置をするので，お母さんはお外でお待ちください」のように理由を説明することで比較的容易にできることが多い．

1 身体症状

　虐待を示唆する身体症状として，あざ，熱傷，骨折，頭部外傷，齲歯，体臭，体重増加不良などがある[3]．それぞれ，その症状の不自然さに気がつくことが重要である．例えば，あざや熱傷などの皮膚所見では以下の点に注意する．

- **分布**：転倒などに伴う外傷は膝，肘，前頭部などの露出部かつ突出部に多い．逆に非露出部，非突出部の柔らかい大腿内側，腹部，耳介などは虐待をより疑う（図）
- **形状**：同じ形状をしたあざを複数認めるパターン痕は虐待をより強く疑う

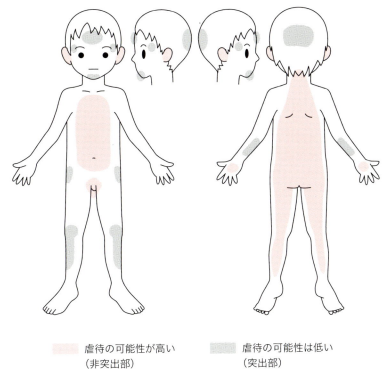

　　　　■ 虐待の可能性が高い　　　■ 虐待の可能性は低い
　　　　　　（非突出部）　　　　　　　（突出部）

図　虐待を疑う皮膚所見の場所
文献4より引用

・**発達段階とけがの整合性**：ハイハイできない乳児の顔面のあざは受傷機転として発達段階との整合性がつかない

　皮膚所見を認めた場合，可能な限り，客観的な記録として，これらをカメラで撮影する．カメラで撮影する際には，子どもの顔を含めた全身写真を必ずはじめに撮影し，その後局所の所見をスケール（定規や色，大きさの決まっている物，例えば硬貨など）とともに多方向から撮影する．

2 周辺状況

　病歴聴取は，表2に示したようなポイントを念頭において行う[4]．保護者への病歴聴取では，「顔のあざはどうしたのですか」のように開いた質問を行い，保護者の語ったままの言葉を診療録に記録する．医療者は診療録記載の際に患者の語った話を要約や省略をして記載することが多いが，虐待を疑った場合，時間経過のなかで保護者の説明が変化し，説明に矛盾が生じることも1つの所見であることから，逐語的な記録が重要になる．また，病歴聴取のなかで「ベッドから落ちたのでしょうか」のように言い訳のヒントを与えるような聞き方もしてはならない．

　子どもへの病歴聴取にあたっては，定型発達の子どもであれば，3歳になれば「誰が（who）」「何を（what）」という問いに答えることは可能であり，年齢を重ねるとより抽象的な問いにも答えることができる[5]．幼い子どもでも，重要な病歴を自分の言葉で語れるのである．

●ここがポイント

虐待を疑う場合，保護者から聴取した病歴は逐語的（話したまま）に記載する！

表2 周辺状況から子ども虐待を疑う（CHILD ABUSE）

Care delay （受療行動の遅れ）	けがが生じてから受診までの時間軸に不自然なところがないか？
History （病歴聴取での矛盾）	語る人により受傷機序などの病歴が異なっていないか？ 一貫性はあるか？ 現症と合致しているか？
Injury of past （けがの既往）	短時間でくり返してけがで受診している．診療録が各科別の医療機関は特に要注意
Lack of nursing （ネグレクトによる事故・発育障害）	何が・いつ・どこで・どのように起きたか，を語れるか？ 誰が一緒にいたか？ 定期受診は？ 検診は？ 予防接種は？
Development （発達段階との矛盾）	ハイハイをしない子どもにあざや骨折を認めるなど，発達に矛盾する損傷ではないか？
Attitude （養育者・子どもの態度）	養育者の子どもや医療スタッフへの反応や，子どもの養育者に対する反応に気になる点はないか？
Behavior （子どもの行動特性）	緊張度がきわめて高い，攻撃的な言動が多い，過度になれなれしい，落ち着きが全くない，性化行動など
Unexplainable （けがの説明がない・できない）	けがの説明がない・できない場合，虐待・ネグレクトの両面を考慮．話のできる年齢の子どもが「わからない」という場合は要注意
Siblings （きょうだいが加害したと説明）	重度・複数箇所のケガを，幼少児が加えることはきわめてまれ．幼いきょうだいがいる場合，言い訳として最も汎用される
Environment （環境上のリスクの存在）	家族リスク：社会的孤立，経済的要因，複雑家庭など 子どものリスク：望まぬ出生，育てにくい子どもなど

文献4より引用

表3 子ども虐待の鑑別疾患

症状・徴候	虐待と鑑別すべき疾患として説明する事項
多発性のあざ	出血傾向など血液疾患の精査，頭蓋内出血合併の防止
くり返す骨折	くる病や骨形成不全症など病的骨折の精査
頭部外傷	頭蓋内出血の有無の精査，中枢神経障害合併の精査
腹部外傷	内臓損傷合併の精査
やせ，体重増加不良	脱水症の治療，成長ホルモン分泌検査
発達の遅れ	神経筋疾患や代謝疾患などの精査
無気力，異食	代謝性疾患の精査
家出，放浪，乱暴	注意欠如・多動症などの精査

文献6より引用

4. どのように対応するのか？

　虐待を疑った場合，その軽重にかかわらず **2.** で述べたCPTへ連絡したり，児童相談所・市町村へ通告や情報提供を行う．その大前提として，子どもの安全が確保されていることが重要である．

1 安全の確保

　医療機関では，子どもの安全確保のため入院させることが多い．入院には親の同意が必要であり，**表3**に示したような医学的な鑑別の必要性を強調して入院を勧める．例えば多発性のあざを認める子どもの場合「血が出やすくなるような重大な病気が隠れているかもしれないので，入院して検査が必要です」などと説明する．このような説明をしても入院に同意せず子どもを連れて

帰ろうとするような場合，すみやかに児童相談所へ通告し一時保護などの措置を求める必要がある．

2 通告・情報提供

院内にCPTが組織されている施設では，子どもの安全確保を行うとともにCPTへ連絡する．通告などの社会的対応はCPTが行うことになる．

CPTが組織されていない施設では，児童相談所もしくは市町村に設けられた窓口（市町村によってその名称は異なるため，あらかじめ自院の関係する市町村の通告窓口を確認しておく）へ通告を行う．通告を行うことは，加害者の告発や保護者への裏切りととらえられていることも少なくないが，これは家族機能不全という「疾病」に罹患した家族を「治療」につなげるための診療行為ととらえるべきである．

●ここがピットフォール

虐待が疑われた際，医師の意見はケース管理上大きな影響力をもつ．時として，何気なく発した「いいご両親で，虐待なんかしないと思う」といった一言がその子どもの命を奪うことになる．主観に振り回されず，専門職として客観的事実に基づく判断を的確に伝えることが重要！

おわりに

子ども虐待に気づくためには，常に虐待を鑑別にあげ，意識して親子を診なければならない．また，より早期に困っている親子に気がつき，地域の支援につなげていくことも虐待の予防として大切である．系統的な虐待対応についてさらに学びたい方は，日本子ども虐待医学会の主催する「医療機関向け虐待対応啓発プログラムBEAMS」（http://beams.childfirst.or.jp）の受講をお勧めする．

Dr.小橋のクリニカルパール
6カ月未満の顔のあざは絶対家に帰すな！

さまざまな主訴で来院する乳児を診察する際，顔面に複数のあざがあった場合，最重度の虐待として対応が必要である．6カ月未満の小児の顔面にあざを認めるのは1％未満と報告されている[7]．また，行為として人の目に触れる顔面にあざをつくるのは，事態が切迫していることを示唆している．何のアクションも起こさずに，家に帰してしまった場合，5％は死亡，25％は再受傷して重篤化する[1]のである．

文献・参考文献

1) Johnson CF : Abuse and neglect of children.「Nelson textbook of pediatrics, 18th ed」（Kingman RM, et al, eds), pp171-183, Saunders, 2007
2) 厚生労働省：子ども虐待対応の手引き（平成25年8月改正版）
http://www.mhlw.go.jp/seisakunitsuite/bunya/kodomo/kodomo_kosodate/dv/130823-01.html（2017年9月1日）

3) 奥山眞紀子, 他：子ども虐待対応医師のための子ども虐待対応・医学診断ガイド Pocket Manual. 厚生労働科学研究 虐待対応連携における医療機関の役割（予防, 医学的アセスメントなど）に関する研究
http://beams.childfirst.or.jp/shared/pdf/BEAMS_Stage2.pdf（2017年9月1日）
4) 奥山眞紀子, 他：一般医療機関における子ども虐待初期対応ガイド. 厚生労働科学研究 虐待対応連携における医療機関の役割（予防, 医学的アセスメントなど）に関する研究
http://beams.childfirst.or.jp/shared/pdf/BEAMS_Stage1.pdf（2017年9月1日）
5) Kellogg ND：Interviewing children and adolescents about suspected abuse.「Child abuse and Neglect」(Jenny C, ed), pp41-50, Saunders, 2010
6) 松田博雄, 中村由紀子：虐待を疑ったとき, 直面したときの医療機関での対応. 小児科診療, 68：337-344, 2005
7) Jenny C, 他：身体的虐待.「子ども虐待医学―診断と連携対応のために」(Reece RM & Christian CW/編著, 日本子ども虐待医学研究会/監訳, 溝口史剛/訳), pp36-247, 明石書店, 2013

●もっと学びたい人のために

8)「子ども虐待医学―診断と連携対応のために」(ロバート・M・リース, シンディー・W・クリスチャン/編著, 日本子ども虐待医学研究会/監訳, 溝口史剛/訳), 明石書店, 2013
↑子ども虐待医学全般にわたる成書.

9)「子ども虐待の画像診断―エビデンスに基づく医学診断と調査・捜査のために」(ポール・K・クラインマン/編, 小熊栄二/監修, 溝口史剛/監訳), 明石書店, 2016
↑子ども虐待画像診断の成書.

10)「子ども虐待の身体所見」(クリストファー・J・ホッブス, ジェーン・M・ウィニー/著, 溝口史剛/訳), 明石書店, 2013
↑子ども虐待の身体所見についてのアトラス.

11)「プラクティカルガイド 子どもの性虐待に関する医学的評価」(マーティン・A・フィンケル, アンジェロ・P・ジャルディーノ/編, 柳川敏彦, 他/監訳), 診断と治療社, 2013
↑子どもの性虐待に関する米国小児科学のガイドの訳本. 性虐待の臨床とエビデンスをまとめた成書.

プロフィール

小橋孝介（Kosuke Kohashi）
松戸市立総合医療センター小児科
専門：小児神経
現在障害を抱える子どもの在宅医療や小児科のトランジッションの問題に興味があります. その他, 虐待の対応や予防について医療を越えた多職種で虐待予防啓発活動などを行っています.

第1章 総論：小児救急の基本

12. 薬剤の使い方
抗菌薬を中心に

手塚宜行

● Point ●

- 救急外来で小児に使う内服抗菌薬は多くないので，心配無用！
- テトラサイクリン，フルオロキノロンは原則小児に使わない！
- 救急外来で小児に使う静注抗菌薬はセフトリアキソンを理解しておけば大丈夫！

はじめに

　感染症診療で最も重要なのは，患者背景を考えたうえで病歴と身体所見から感染臓器とその感染臓器で問題になる原因微生物を考え，適切な抗菌薬を選択することである．それは小児救急の場でも同様である．ただし成人と小児では疾患・原因微生物の頻度が異なり，また使用可能な抗菌薬が限られていることから，小児を診る場合は少し思考回路を変えた対応が必要になる．抗菌薬自体の効果と，処方される小児側の条件をそれぞれ検討することが求められる．

1. 小児に「使える」内服抗菌薬

　内服薬を処方する場合，嘔吐とひどい下痢がないことや吸収不全をきたす病態がないこと，嚥下障害がないこと，意識レベルの低下がないことなどが前提条件であり，これは内服抗菌薬を処方する際も同様である．それをふまえたうえで，小児救急で使える抗菌薬を表1にまとめる．

1 生物学的利用能が高い（表1）

　内服抗菌薬は腸管からの吸収率に大きく影響を受ける．そのため**生物学的利用能**（bioavailability）**が高く**，その感染症での治療実績のある抗菌薬を使用するのが望ましい．

2 目標臓器への移行性がよい

　中枢神経系や前立腺，眼球の感染症は，移行性がよくない抗菌薬もあるため，それらの臓器への移行性も加味した薬剤選択が必要である．それ以外の臓器であれば，膿瘍を除いて一般的に目標臓器への移行性が問題になることは少ない．

表1　救急外来で小児に使える内服抗菌薬

	薬剤名	生物学的利用能（％）	日本での剤型
ペニシリン系	アモキシシリン	80	細粒，錠剤，カプセル
	アモキシシリン／クラブラン酸	80/30〜98	ドライシロップ，錠剤
セフェム系	セファレキシン	90	顆粒，錠剤，カプセル
マクロライド系	クラリスロマイシン	50	ドライシロップ，錠剤
	アジスロマイシン	37	細粒，ドライシロップ，錠剤，カプセル
リンコマイシン系	クリンダマイシン	90	カプセル
葉酸代謝拮抗薬	スルファメトキサゾール／トリメトプリム（ST合剤）	85	顆粒，錠剤

文献1，2を参考に作成

③ 想定する起炎菌と抗菌薬のスペクトラムが一致する

　小児救急において想定する頻度の高い起炎菌は，肺炎球菌とインフルエンザ菌である．それに加えA群β溶連菌や肺炎マイコプラズマ，黄色ブドウ球菌をカバーできる抗菌薬をあげられるようにしておきたい．

2. 「小児」に使える内服抗菌薬

　小児は発達に応じて，いろいろな臓器とその機能が大きく変化していく．そのため嚥下機能や成長に障害をきたすような副作用に注意して抗菌薬を選択する必要がある．

① 内服可能な月齢である

　例えばHIV母子感染予防策の一環としてレトロビル®シロップ（一般名ジドブジン，シロップ剤は国内未承認）を生後すぐから内服することが推奨されているような場合もあるが，生後いつになれば薬剤が十分に吸収できる消化管機能になるかはいまだに議論があるところである．小児救急に絞れば，初期治療で消化管の吸収能に不安がある新生児期・乳児期において内服抗菌薬を使用することは一般的でない．新生児・乳児期以降であれば問題なく使用可能である．

② 内服可能な剤型がある（表1）

　内服抗菌薬の剤型には細粒・顆粒やシロップ（ドライシロップも含む），錠剤，カプセルがある．小児では年齢に応じて内服可能な剤型が異なるため，使いたい抗菌薬に，使える剤型があるかを知っておく必要がある．例えばクリンダマイシンはカプセルしかないため，乳幼児での内服は困難である（脱カプセルして処方しようとしても，カプセル内の液体は恐ろしく苦い）．

③ 小児特有の副作用がない

　テトラサイクリン系（特にミノサイクリン）は8歳未満での使用による不可逆的な歯牙黄染が知られているため原則禁忌である．またフルオロキノロン系は発育過程での軟骨障害がみられる．そのためこれらの薬剤は一般的には小児に使用されない．

表2 原因微生物と内服抗菌薬の処方例

感染症	頻度が高い起因微生物	抗菌薬	投与量	投与回数
溶連菌性咽頭炎	A群β溶連菌	アモキシシリン	50 mg/kg/日	1日1〜3回
中耳炎,副鼻腔炎	肺炎球菌,インフルエンザ菌	アモキシシリン	90 mg/kg/日	1日3回
		アモキシシリン/クラブラン酸	90 mg/kg/日（アモキシシリン量）	1日2回
細菌性肺炎	肺炎球菌,インフルエンザ菌 肺炎マイコプラズマ	アモキシシリン	90 mg/kg/日	1日3回
		クラリスロマイシン	15 mg/kg/日	1日2回
		アジスロマイシン	10 mg/kg/日	1日1回
皮膚軟部組織感染症（丹毒・蜂窩織炎）	黄色ブドウ球菌・A群β溶連菌 メチシリン耐性黄色ブドウ球菌	セファレキシン	100 mg/kg/日	1日3〜4回
		ST合剤	8〜12 mg/kg/日（トリメトプリム量）	1日2回
		クリンダマイシン	30〜40 mg/kg/日	1日2回

3. 救急外来での内服抗菌薬処方の実際（表2）

1 溶連菌性咽頭炎

症例①

8歳女児．昨日から咽頭痛があり，今朝から39℃の発熱を認めたため母親とともに外来を受診した．診察では口蓋垂の発赤と軟口蓋の点状発赤・出血，前頸部リンパ節腫脹を認め，A群β溶連菌の迅速検査を実施したところ陽性結果であった．

溶連菌性咽頭炎は高熱をきたすことが多いため，救急外来でよく遭遇する疾患の1つである．治療反応性がよく，治療開始翌日には解熱し咽頭痛など症状の改善を得ることが多い．治療薬はアモキシシリンが第1選択薬である[3, 4]．

治療の目的は，解熱を含む症状の改善とリウマチ熱の予防である．**リウマチ熱の予防のため治療期間を遵守するよう指導する**ことが最も重要である．3歳未満での保菌はあるが罹患は稀で，発症してもリウマチ熱をきたすのはさらに稀と言われている[5〜9]ので，3歳未満での診断と治療には慎重な姿勢が必要である．

治療によりリウマチ熱は予防できるが，急性腎炎は予防できないため，血尿，浮腫などの急性腎炎を疑う症状を認めた場合は再診を指導する．

A群β溶連菌の保菌者は治療する必要がない．溶連菌性咽頭炎を疑う咽頭所見のない患者で不要な検査を行ってはならない．

2 中耳炎，副鼻腔炎

症例②

1歳男児．1週間前から鼻汁，咳嗽があり，RSウイルス感染症と診断されていた．本日になり38℃の発熱と耳痛を認めたため母親とともに外来を受診した．診察では両側鼓膜の発赤と腫脹，膨隆が認められた．

中耳炎，副鼻腔炎ともしっかりとした「診断」が重要な疾患群で，重症度など状況によりマネージメントが異なる．詳細は成書やガイドライン[10〜15]を参照してほしい．

新生児や早期乳児ではこれらの疾患をきたすことは稀なので，小児科医に必ずコンサルトする．

乳児期以降で中耳炎の治療が必要な場合は，肺炎球菌，インフルエンザ菌を想定し，アモキシシリンやアモキシシリン/クラブラン酸が第1選択薬となる[16, 17]．

3 細菌性肺炎

> **症例③**
>
> 3歳女児．1週間前から鼻汁，咳嗽があり，2日前から38℃の発熱と咳嗽の悪化を認めていた．発熱が続き，夜間眠れなかったため，母親とともに外来を受診した．診察では右肺野にcoarse crackleを聴取した．胸部X線検査で，右中肺野の濃度上昇を認めた．

細菌性肺炎の起炎菌は肺炎球菌，インフルエンザ菌が中心で，アモキシシリンが第1選択薬である．学童期に近づくにつれて肺炎マイコプラズマの頻度が高くなるため，その場合はアジスロマイシンが第1選択薬となる[18]．

4 皮膚軟部組織感染症

> **症例④**
>
> 6歳男児．3日前に右前腕を蚊に刺された．発赤の範囲が拡大し，本日になり38℃の発熱を認めたため，母親とともに外来を受診した．診察では右上肢の可動制限はないが，虫刺痕を中心に8×4 cmの発赤と熱感，腫脹，圧痛を認めた．

原因微生物としてA群β溶連菌，黄色ブドウ球菌が多く，治療としてはメチシリン耐性黄色ブドウ球菌（Methicillin resistant *Staphylococcus aureus*：MRSA）の関与をどの程度考えるかが重要となってくる．全身状態がよく外来治療が可能な状況であれば，セファレキシンを選択する[19]．濃厚な医療曝露などMRSA保菌リスクが高い場合はST合剤やクリンダマイシンが選択肢になる[19]．

4. 救急外来で「使える」静注抗菌薬と処方の実際

救急外来で静注抗菌薬を使う状況は，①入院を必要とする症例で初期抗菌薬投与が外来で早急に必要な場合と，②入院は必要ないが上記の内服抗菌薬が使用できず外来で静注抗菌薬が必要な場合に分けられる．今回は小児救急の外来に重きを置いて後者（②）について述べる．後者には細菌性肺炎や中耳炎で内服困難な場合もしくは潜在性菌血症の治療としてセフトリアキソンを使用する場合がある．また日本ではまだ一般的ではないが外来静注抗菌薬療法（outpatient parenteral antimicrobial therapy：OPAT）があるので簡単に紹介する．

1 セフトリアキソン（表3）

肺炎球菌やインフルエンザ菌から腸内細菌科細菌まで広いスペクトラムをもつ抗菌薬で，タンパク結合率が高いため半減期が長く1日1回の投与でよく，外来で使用しやすい条件の整った静注抗菌薬である．

βラクタム系抗菌薬であり，薬物動態と薬力学的に30分〜1時間かけて点滴静注が望ましい．その際の溶媒は生理食塩水もしくは5％ブドウ糖液を用いる（注射用水は溶液が等張にならないため用いない）．

表3 原因微生物と静注抗菌薬の処方例

感染症	頻度が高い起因微生物	抗菌薬	投与量	投与回数
潜在性菌血症	肺炎球菌，インフルエンザ菌	セフトリアキソン	50 mg/kg/日	24時間ごと

肝代謝で腎機能障害での投与量調整が必要ないが，腎障害の報告があり注意が必要である．

● ここがポイント
・30分～1時間かけて点滴静注！
・溶媒は生理食塩水もしくは5％ブドウ糖液を用いる！
・肝代謝で腎機能障害での投与量調整は必要ない！

注意点として覚えておいてほしいポイントは，①核黄疸の危険性があるため高ビリルビン血症の未熟児，新生児には使用しない，②胆石ができることがある，③カルシウムを含有する注射剤または輸液との配合で混濁などの変化が認められたとの報告があるため，カルシウムを含む輸液などと混合を避けるという3点である．

● ここがピットフォール
・高ビリルビン血症の未熟児，新生児には使用しない！
・胆石ができることがある！
・カルシウムを含有する注射剤または輸液と混合しない！

2 外来静脈抗菌薬療法（OPAT）

OPATは米国感染症学会から2004年にガイドラインが出ており[20]，諸外国では日常診療の一部として治療されている．外来で行う静注抗菌薬の総称であるが，対象患者の選定や治療開始のための患者教育，治療中のモニタリング，治療後の経過観察を含めた包括的な概念である．日本ではセフトリアキソンによる外来治療報告がある程度であったが，馳らが実際にインフュージョンポンプを用いたOPATの報告をしている[21]．今後OPATの概念が日本でも浸透し，小児・成人を問わず外来治療の幅が広がることが期待される．

おわりに

これだけおさえておけば，小児救急での抗菌薬の使い方に困ることは少ないはず．困った場合は，小児科医にコンサルトが必要なタイミングだ！

第1章　総論：小児救急の基本

13. 小児救急医学の勉強のしかた

萩原佑亮

> ● Point ●
> ・小児救急医学に特化した勉強法はないので，まずは一般的な勉強法を身につけよう
> ・小児救急医学に関する重要な知見はNEJMのようなトップジャーナルに掲載される
> ・忙しいからこそ，情報が勝手に流れてくる環境を整備しよう

はじめに

　結論から言うと，小児救急医学を学ぶための特別な勉強法はない．医学の知識を得るために必要な勉強法はどの分野においても原則は同じである．つまり，身につけるべきは日進月歩で増え続ける医学知識をどのように取捨選択し，どうやって絶えず吸収していくかという医師としての基本的な勉強法である．そうは言っても，本稿のテーマは「小児救急医学の勉強のしかた」であるため，なるべく小児救急医学のことを中心に述べていく．

1. 今すぐ欲しい知識

1 UpToDate® や○○マニュアル

　ゆっくりと調べる時間的余裕がない場合，つまり，救急外来で目の前の患者さんに対しての答えが今すぐ欲しいときには，やはりUpToDate®（http://www.uptodate.com/）が便利だろう．検索窓にキーワードを入力すれば，瞬く間に欲しい情報にアクセスできる．しかも，キーワードを日本語で入力しても勝手に英語の候補を探して検索をしてくれるという優しいサービスまでついている．内容自体は英語であるが，よくまとめられているため非常に読みやすい．

　また，小児救急に関しても「○○マニュアル」といったような日本語のマニュアル系の書籍がいくつか出版されている．非常にまとまって書かれており，当然ながらこれらは日本語で書かれているため，UpToDate®よりもさらに楽に情報を得ることができる．しかし，UpToDate®と決定的に違う点は引用文献の質と数である．こういったマニュアル本は，すぐにぱっと参照することや知識の整理が目的として書かれており，かつ，ページ数の都合上，どうしても記載内容は箇条書きで簡潔になりやすい．つまり，よい意味でも悪い意味でもエッセンスしか書かれていないことが特徴である．よって，そのエッセンスを抽出するまでに必要であった膨大な背景知識を知ることができないのである．

例えば，料理をつくったとする．料理本（マニュアル）に従ってつくれば，誰でも美味しい料理が完成する．しかし，レストランのシェフが料理本を見ながら料理をつくって提供したらどうだろうか？　料理本を見ていなくても，単に料理本の内容をなぞっただけでつくっているとしたらどうだろうか？　お客さんに提供する最低限の味にはなっているかもしれないが，プロフェッショナルとしては残念な仕事である．つまり，われわれの医学においてもマニュアルをなぞった診療ではなく，プロとして多くの医学的知識に裏付けされた理論と解釈の結果としての診療をすべきである．前述したUpToDate®の内容をただなぞるだけでは日本語のマニュアル本をなぞったこととそれほど変わりはない．それらの知識は単なるメッキであり，擦ればすぐに地金が現れてしまう．その裏にある膨大な背景知識こそが重要で，それらを理解していなければ，臨床現場で普段と少し違った変化球がやってきたときに対応できなくなる可能性が高い．医学的知識は，勉強し，理解し，解釈して，臨床に応用する必要がある．どうしてもエッセンスだけが抽出された記載だけでは，それらを実践することは困難である．

　時間がないときにマニュアルを参考にすることはしかたがない．ただ，それで「知った」（または「できた」）気にならず，時間のあるときにその背景知識へアクセスした方がよい．引用文献が充実しているUpToDate®は，その点で非常に優れたマニュアルである．

2. 小児救急医学の文献

　どの分野でもその領域の最新知識は論文として発表されている．小児救急医学も多くの雑誌に論文が掲載されているが，実際にどの雑誌に目を通せばよいのだろうか？　小児救急医学の雑誌が最もよいだろうか？　答えは「No」である．小児救急医学について誰もが知っておくべき重要な知見を述べた論文は，「NEJM」，「The Lancet」，「BMJ」，「JAMA」といった世界のトップジャーナルに掲載される．次に，小児科学のトップジャーナル「Pediatrics」，救急医学のトップジャーナル「Annals of Emergency Medicine」などがあがる．つまり，必ず知っておくべき重要な知見は，そういった有名雑誌に掲載されるため，あえて小さな規模の小児救急医学に特化した雑誌を選ぶ必要はない．もし，小児救急医学を専門とするようになれば，小児救急医学に特化した雑誌（「Pediatric Emergency Care」など）も読むようにすればよい．そうでなければ，気になる論文以外に無理に目を通す必要はない．オープンジャーナルを含めた雑誌は星の数ほどあり，すべての雑誌に掲載される論文を読むことは不可能である．読むべき論文を取捨選択するスキルが必要である（このスキルは3.-2，3参照）．

3. 具体的な日々の勉強のしかた

1 非常に優れた小児救急医学ウェブサイト

1）PEM database online（http://www.pemdatabase.org）[1]

　小児救急医学を学ぶうえで絶対に外すことのできないウェブサイトである．小児救急医学に関連した論文を毎週ピックアップして一覧にまとめてくれている．10年以上前からの過去掲載分もすべてアーカイブされている．小児救急医学領域の論文を探したいのであれば，このサイトに掲載される論文のタイトルに目を通し，気になった論文の抄録を読み，そのなかから精読する論文

を決めていけばよい．つまり，このサイトを利用すれば小児救急医学に関する論文はほぼ網羅できるのである．

2）Pediatric EM Morsels（http://pedemmorsels.com/）[2]

ブログ形式で小児救急医学に関するトピックをとり上げ，簡潔にまとめてくれるウェブサイトである．さらっとした読みものとして勉強するきっかけを与えてくれる．2週に1回程度の更新頻度であるため，空いた時間に読めばよいので負担にならないだろう．

3）その他

米国救急医学会（American College of Emergency Physicians：ACEP）には，米国小児科学会（American Academy of Pediatrics：AAP）と協働して小児救急セクション（https://www.acep.org/pediatricsection/）[3]が存在する．小児救急に特化した教育セミナー「Advanced Pediatric Emergency Medicine Assembly」が年1回開催されている．フロリダのディズニーワールドで開催されることが多く，家族を連れていつかは参加してみたいセミナーである．

2 情報が勝手に自分の手元にやってくる環境整備

日常業務は忙しい．忙しいからこそ，効率的な情報収集が必要である．情報をとりに行く手間を省くため，情報が勝手に自分の手元にやってくるようにしておくのがよい．PubMedなどにはキーワードを登録して該当する論文の情報をメールで配信してくれるサービスがあるが，メール配信の場合には普段の他のメールの渦の中に飲み込まれてしまう可能性が高い．そのためにRSSリーダーアプリの導入をお勧めする．

1）RSSリーダーを導入しよう

RSSリーダーとは，ウェブサイトのURLを登録することで，そのウェブサイトが更新されたら勝手に更新内容が送られてくるアプリである．いちいちウェブサイトが更新されたか見に行く必要がなくなり，RSSリーダーに一括して情報が集約されるのである．空いた時間にアプリを開けば，新しい論文やブログ記事などを短時間で読むことができる．ちなみに，私は「feedly」というアプリを使用している．無料であり，操作も直感的で簡単である．パソコン，タブレット，スマートフォンなどあらゆるデバイスで情報を共有できる．他にも同様のアプリは多く存在しており，自分に合ったRSSリーダーを1つ導入すればよい．

3 自学自習のための小児救急医学に関する書籍

インターネットばかりではなく，やはりアナログ的に自分で本を開いて勉強する方法も大切である．ただ，せっかく勉強するのであれば，単なる暗記ではなく，応用が効くような知識を身につけたい．単に「覚える」のではなく，思考過程を「学ぶ」ことや「考える」ことを目的とした書籍はいつかきっと役に立つ知識を与えてくれる．初学者が小児救急を学ぶうえで役立つ書籍をいくつか紹介する．

1）「Fleisher & Ludwig's Textbook of Pediatric Emergency Medicine」[4]

内科学と言えばHarrison，小児科学と言えばNelson，救急医学と言えばRosenかTinTinalli，といったように各領域には代表的な成書が存在する．小児救急医学においてはFleisherである．症候学を含めて非常によくまとめられており，グローバルスタンダードな成書を参照したいのであれば，この本の一択である．また，小児救急医学を専門として志すのであれば手元に置いておくべき1冊と言える．

2)「ケースシナリオに学ぶ小児救急のストラテジー」[5]

　小児救急をめざす研修医や若手小児科医などを対象に日本小児救急医学会が中心となってまとめた，入門書として最適な1冊である．ケースシナリオを提示し，それに対するQ＆A，診療のアルゴリズム，その背景知識などを解説している．この本で各症候や疾患の大まかなフレームワークを構築し，現場で実践を重ねれば基礎的な臨床能力は身につくはずである．

3)「帰してはいけない小児外来患者」[6]

　外来で出会う患者のなかには，安易に帰宅させてはいけない患者が一定の確率で存在する．小児や成人を問わず，軽症患者に紛れる重症患者を見逃さないことは救急医療に求められるスキルの1つである．本書は，初期の鑑別診断から確定診断までの思考プロセスを擬似体験することで実践的な知識を得ることができるように構成されている．ひと通りの小児科診療を経験してから読むと，今までの自分の診療経験と重なって非常に勉強になると考えられる（その一方で，あのとき帰宅させた患者が本当に大丈夫であったか心配になるかもしれない）．

おわりに

　小児救急医学は，小児科学と救急医学が基礎となり，サブスペシャリティとして成り立っている学問領域である．もし，将来的に小児救急医学を専門としようと志す先生がいるのであれば，まずは小児科学や救急医学を徹底的に学ぶことをお勧めする．急がば回れ．何事も基本こそが最も大事であり，基本さえ身につけば応用は経験とともにできるようになる．

> **Dr. 萩原のクリニカルパール**
> **小さな子どもに向かって丁寧に説明することで，保護者の理解が進み，医師への信頼感も増す**
>
> 　外来において，ついつい保護者へ説明することが多くなってしまいがちであるが，実際の患者は子ども自身である．そのため，子どもに説明することを忘れてはいけない．子どもに説明しようとすると，わかりやすい言葉を選んで優しく説明することになるだろう．実は，それを聞いている保護者の方が，それによって理解を進め，さらには，丁寧に子どもを診てくれていると信頼感を得ることができる．短時間で信頼感を得る必要のある救急だからこそ，大切にしたい方法である．

文献・参考文献

1) PEM database online
   http://www.pemdatabase.org
2) Pediatric EM Morsels
   http://pedemmorsels.com/
3) ACEP Pediatric Emergency Medicine Section
   https://www.acep.org/pediatricsection/
4) 「Fleisher & Ludwig's Textbook of Pediatric Emergency Medicine」(Shaw KN & Bachur RG, eds), LWW, 2015
5) 「ケースシナリオに学ぶ 小児救急のストラテジー」(日本小児救急医学会，日本小児外科学会/監，日本小児救急医学会 教育研修委員会/編)，へるす出版，2009
6) 「帰してはいけない小児外来患者」(崎山 弘，本田雅敬/編，長谷川行洋，他/編集協力)，医学書院，2015

プロフィール

萩原佑亮（Yusuke Hagiwara）
東京都立小児総合医療センター救命救急科

国立国際医療センターで初期研修．同センター救急部で後期研修．その後，東京大学大学院医学系研究科公共健康医学専攻，川口市立医療センター救命救急センターを経て現職に至る．救急科専門医，小児科専門医，公衆衛生学修士（専門職）．

メッセージ：最近，医学書よりも育児書をよく読んでいる2児の父です．3才の娘のツンデレ具合に翻弄されていますが，日々の子育てはそのまま小児救急医としての基礎知識につながっています．

第2章 緊急度の評価

1. PALSの概念，そして，PALSの先へ

鉄原健一

Point

- PALSは小児医療の基礎である，が成人にも同様に使える
- 第一印象と一次評価（ABCDE）で緊急度の評価を行う
- 二次評価で重症度の評価，診断を行う
- "すべての"小児患者で緊急度の評価（ABCDE）を行うことが重要である

はじめに

　小児救急を学ぶ，といえば，PALS（pediatric advanced life support：小児二次救命処置）を思い浮かべる方がいるかもしれない．PALSは，BLS（basic life support：一次救命処置），ACLS（advanced cardiovascular life support：二次救命処置）と同様に米国心臓協会（American Heart Association）が開発したコースで，5年に1回ガイドラインが改訂（最新の改訂は2015年）される．本稿では改訂にかかわらずPALSの根底に流れる概念と，PALSを実臨床で生かすにはどうすればよいかについて述べたい．

> **症例①**
> 　生後1カ月の男児．ぐったりしているとのことで来院した．初期研修医Aが診察室に患者さんを呼ぶと，患児は脱力しているようであまり手足を動かさない．が，小児の救急に慣れていない自分も何をしていいかわからず動けない．母が「大丈夫なんでしょうか？ 先生で」と不審な目で見ている．

1. PALSの流れ：緊急度と重症度

　PALSでの診療の流れを図に示す．第一印象，一次評価，二次評価に分かれ，それぞれで，評価，判定，介入を行う．何か介入をしたら，評価に戻る（再評価）．
　第一印象と一次評価は生理学的評価により「緊急度」を，一方で二次評価は解剖学的評価により「重症度」を評価するものである．救急外来では，多くの患者を診る必要があり，トリアージが重要だが，それを判断するのは「緊急度」による．人は酸素を"気道（A）"から取り入れ，肺でガス交換〔呼吸（B）〕を行い，心臓から酸素を十分に含んだ血液を全身に送り〔"循環（C）"〕，

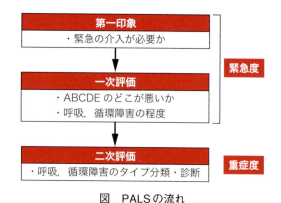

図　PALSの流れ

組織の酸素化を行う．"中枢神経（D）"に酸素が届くことで気道，呼吸，循環を調整している．また，体温（Eの項目の1つ）は酸素消費量などにかかわる．その，生命に直結するABCDEが障害されていないかを評価するのが「緊急度」の評価である．「緊急度」の評価では「診断（＝病名をつける）」よりも先に介入しなければならないものを見つけ，すみやかに介入する．逆に，診断に至らなくとも患者にできる介入があり，「診断」より優先されるものがあるのだ．「重症度」は解剖学的にどこに異常があるか，つまり「診断」に至る．例えば，"肺"炎，"尿路"感染症である．

　生命にかかわる状態がないか「緊急度」で評価し，「重症度」の評価で診断をつける．「緊急度」「重症度」の両輪があってこそ小児医療は成り立つと考える．そのため，「緊急度」「重症度」をともに体系的に評価している"**PALSは小児医療の基礎である**"とも言える．

1 第一印象：意識化と言語化が上達の第一歩

　小児は「最初の見た目」が一番大事だとよく言われる．ということはたくさんの症例を診なければわからない，つまり今の経験が少ない自分にはわからないからしょうがない，と諦めていないだろうか．「諦めたらそこで試合終了」（「SLAM DUNK」集英社より）である．諦めるのではなく，どうすればできるか，今何ができるかを考えることが進化の一歩である．

　第一印象はベテランの「最初の見た目」を言語化したもので，診察室に入る前や入った後に，小児に出会った数秒で評価するものである．最初は時間がかかっても，項目の1つひとつを意識化，言語化することを続ければ，やがて意識化，言語化せずとも第一印象の総体として飛び込んでくる．

1）評価

　第一印象はPAT（「ぱっと」と読む，pediatric assessment triangle）と言われ，ABCの3つに分かれる．AはここではAirwayではなく**Appearance（外観）**で，主に意識を評価する．表1のように"TICLS"，もしくは"PALS"という覚え方のような項目がある．Bは**呼吸**で努力呼吸，姿勢，聴診器なしで聴こえる呼吸音を評価する．努力呼吸は服の上からでも確認できる，頻呼吸，鼻翼呼吸，陥没呼吸（胸骨上窩が陥没する．場合によってシーソー呼吸も見える），肩呼吸などの有無を見る．姿勢は上気道閉塞を示唆するようなsniffing positionなどをとっていないか確認する．呼吸音は，吸気性の喘鳴，呼気性の喘鳴，呻吟（呼気時に「うっ」とうなるような音）を聞く．Cは**循環**で，皮膚の色，紫斑，外出血を評価する．皮膚の色の異常として，蒼白，網状チアノーゼ，紅潮，紫斑があるか見る．

表1　外観の評価項目

	TICLS		PALS
tone（筋緊張）	・動いているか？ ・ぐったりしていないか？	play	・遊んでいるか？ ・周囲に興味を示すか？
interactiveness（周囲への反応）	・周囲に気を配っているか？ ・おもちゃで遊ぶか？	activity	・手足の動きは？ ・ぐったりしていないか？
consolability（精神的安定）	・あやすことで落ち着きを取り戻すか？	look	・目線は合うか？ ・こちらへ視線を向けるか？
look/gaze（視線/追視）	・視線が合うか？ ・ぼんやりしていないか？	speech/smile	・声は変じゃないか？ ・笑顔はあるか？ ・あやすと笑うか？
speech/cry（会話/啼泣）	・こもった，かすれた声をしていないか？ ・強く泣いているか？		

文献1より引用

2）判定

判定は「良好」「不良」「蘇生」に分かれる．

前記のABCのいずれにも異常がなければ「良好」と判定する．異常があれば「不良」と判定する．Aで意識がない場合は「蘇生」とする．

3）介入

「良好」であれば，普段通りの病歴聴取→身体診察の流れに進む．

「不良」であれば「人，酸素，モニター」を要請する．人を集め，リザーバーマスクで酸素を10 L/分以上で投与し，心電図・パルスオキシメーターの装着をする．

「蘇生」であればBLSの手順に従う．

2 一次評価：ABCDEの所見をきっちりとる

ABCDEの順に評価を行う．表2にABCDEそれぞれの評価項目を示す．ABCDEのなかにバイタルサインが含まれているが，バイタルサインと同様にそれ以外の項目が重要であるということである．以下に評価時の注意点を記載する．

1）評価

A．気道

「見て，聞いて，感じて」で評価し，特に吸気時の喘鳴に注目する．「見て」は胸郭の広がり・胸の上がりや陥没呼吸を見る．「聞いて」は呼吸の音を聞く．「感じて」は自分の手や頬などで呼気を感じる．とはいえ，「見て，聞いて，感じて」をせずとも，泣いたりしゃべったりしていれば気道は開通していることが多い．ただし，部分的に気道が閉塞していることがあるため，安静時に吸気性喘鳴がなくても，啼泣時などで大きく息を吸ったときに喘鳴が聞こえないか注意深く観察する必要がある．

B．呼吸

視診で呼吸数を見るのと同時に，不規則かどうか見る．小児，特に乳児では生理的に呼吸が不規則なことがあるが，それとは別に，中枢神経疾患，RSウイルス感染などで病的に不規則な呼吸となり無呼吸につながることがあるので注意する．**不規則かどうかは成人ではあまり観察しないため，特に意識する必要がある．**呼吸数については**第2章-2**を参照いただきたい．

陥没呼吸は陥没の強さと部位を診る．一般的に軽症から重症になるにつれ，尾側から頭側に陥

表2　一次評価の評価項目

気道（Airway）				
気道が確保されている		開通を維持できる		開通を維持できない

呼吸（Breathing）				
呼吸数と呼吸パターン	呼吸努力	胸郭拡張と気流	肺音と気道音の異常	パルスオキシメーターによる酸素飽和度
正常 不規則 速い 遅い 無呼吸	正常 増加 ・鼻翼呼吸 ・陥没呼吸 ・頭部の上下首振り ・シーソー呼吸 不十分 ・無呼吸 ・弱い啼泣または咳	正常 減少 左右非対称 呼気の延長	吸気性喘鳴 いびき 犬吠様咳嗽 嗄声 呻吟 ゴロゴロ音 呼気性喘鳴 ラ音 左右非対称	正常な酸素飽和度（94％以上） 低酸素血症（94％未満）

循環（Circulation）					
心拍数と心リズム	脈拍		毛細血管再充満時間	皮膚色および皮膚温	血圧
	〈中枢〉	〈末梢〉			
正常 速い（頻脈） 遅い（徐脈）	正常 弱い なし	正常 弱い なし	正常：2秒以下 延長：2秒を超える	蒼白 まだら模様 チアノーゼ 温かい皮膚 冷たい皮膚	正常 低血圧

障害（Disability）							
AVPU小児反応スケール				瞳孔径 対光反射		血糖	
意識清明（Alert）	声に反応（Voice）	痛みに反応（Pain）	意識なし（Unresponsive）	正常	異常	正常	低い

全身観察（Exposure）				
体温			皮膚	
正常	高い	低い	発疹（紫斑など）	外傷（損傷，出血など）

文献2より引用

没の部位は上昇する（軽症〜中等症：肋骨下，肋骨間．重度：鎖骨上，胸骨上，胸骨）と言われる．シーソー呼吸や頭部の上下首振りは重症である呼吸不全の徴候である．シーソー呼吸は軽度の場合，正面からの診察では認知しにくい．患児の横から見るとわかりやすい．

　胸郭拡張（胸の上がり）の左右差は頭側か尾側から姿勢を低くして見るとわかりやすい．

　喘鳴が吸気性であれば上気道閉塞，呼気性であれば下気道閉塞とシンプルに考えればよいが，時に吸気時，呼気時ともに喘鳴があることがある．その場合には頸部も聴診し，吸気性喘鳴が頸部の方が胸部よりも強く聴取されるなら上気道閉塞，胸部の方が頸部より強ければ下気道閉塞の所見であると判断できる．呼吸音の減弱については，小児は対側の胸部の呼吸音の影響を受けやすいため，腋窩で聴取する．

　SpO_2は93％以下が低酸素血症である．**注意点はSpO_2が低値でなければ呼吸障害がない，酸素供給量が保たれている，とは必ずしも言えない点である**．また，血液の酸素化は「よい」と評価できても，換気については同じように評価できない．つまり$PaCO_2$が高値で換気不全になっていてもわからない（第2章-4参照）．よって，Bの項目を総合的に判断する必要がある．

C．循環

　まず視診で皮膚の色（蒼白，網状チアノーゼ）を見る．蒼白は手掌・足底や粘膜（口唇，舌，

口腔粘膜，眼瞼結膜）が重要である．わかりにくければ保護者に普段と比べて青白いかどうか聞いてみるのがよい．次に手に触れてみる．皮膚温は手"背"で触ると感じやすい．冷感があれば中枢に向けて触っていき境界がどこかも評価する．これは皮膚色も同様である．**中枢に行けば循環障害の程度が強い**．この境界の場所で治療効果をモニタリングすることもできる．橈骨動脈と中枢の脈（頸動脈，上腕動脈，大腿動脈）の触れの強さの違いで障害の程度を評価することができる．実際は橈骨動脈の触れがよければ中枢の脈は触れていないことがある．

毛細血管再充満時間は，心臓よりやや高い位置で四肢の皮膚（爪床など）を5秒圧迫して離し，色が戻る時間を計測する．ただし，環境温に左右されやすく評価者間の不一致が多いことも報告されている[3]．血液分布異常性ショック（敗血症，アナフィラキシーなど）では，毛細血管再充満時間が延長していなかったり，反跳脈のため末梢の動脈触知が良好であったりすることがある．脈がよく触れるからショックではない，とは言えない．

心拍数と血圧については**第2章-2**を参照いただきたい．

D．神経

AVPUスケールのAは，年齢や置かれた状況に対して予想される「適切に反応する」ことであり，ただ開眼しているものは含まない．そうでない場合は意識障害と考える必要がある．血糖は検査であるにもかかわらず，ABCDEに含まれている．それ程，**小児にとって血糖が重要**である．成人以上に血糖測定を意識して行う必要がある．

E．全身観察

必要に応じて脱衣し皮膚を観察するが，特に新生児を含む乳児では低体温にならないように注意する．紅潮は敗血症やアナフィラキシーを示唆する．紫斑はDICが鑑別にあがる．体温については**第2章-2**を参照いただきたい．

2）判定

①ABCDEのどこが悪いか，②呼吸と循環については，障害の程度（重症度）を判定する．**表3**に呼吸，循環の判定を示す．

〈呼吸障害〉

重症度について，呼吸窮迫と呼吸不全にはっきりした境界はない．**著明な頻呼吸，無呼吸，著明な努力呼吸，呼吸努力の消失，著明な頻拍，徐拍，高流量酸素投与にもかかわらず低酸素血症，意識障害，チアノーゼ**などは呼吸不全を示唆する．

タイプ分類はシンプルに考えると，吸気性喘鳴があれば上気道閉塞，呼気性喘鳴や呼気延長があれば下気道閉塞，ラ音（crackle）があれば肺組織病変，徐呼吸や不規則な呼吸であれば呼吸調節障害である．

〈循環障害〉

ショックの定義は，「代謝需要と組織の酸素化のための組織還流が不十分な状態」であり，ショックの判定そのものに血圧は必須ではない．**血圧が下がってないからショックはない，とは言えない**．ここまでは成人と同様である．**小児では血圧が下がっていたら心停止はすぐそこである**．呼吸障害と異なり，ショックの重症度は血圧で明確に分かれる．低血圧性ショックの基準を**表4**に示す．

タイプ分類は一次評価の時点では難しいことが多い．二次評価や診断的検査で情報を集めて判定する．

3）介入

第2章「A（気道）の評価と管理」「B（呼吸）の評価と管理」「C（循環）の評価と管理」「D

表3 呼吸障害，循環障害の判定

	重症度	タイプ
呼吸障害	・呼吸窮迫 ・呼吸不全	・上気道閉塞 ・下気道閉塞 ・肺組織病変 ・呼吸調節障害
循環障害	・代償性ショック ・低血圧性ショック	・循環血液量減少ショック ・閉塞性ショック ・血液分布異常性ショック ・心原性ショック

表4 低血圧の基準

年齢	収縮期血圧（mmHg）
新生児（生後＜1カ月）	＜60
乳児（生後1〜12カ月）	＜70
小児1〜10歳	＜70＋（年齢（歳）×2）
小児＞10歳	＜90

文献4を参考に作成

（神経）の評価と管理」を参照していただきたい．

症例①のつづき

指導医Bが診察室の不穏な空気を感じとり，颯爽と登場した．指導医Bは第一印象で，視線が合わないこと，四肢の緊張が弱く，脱力していること，頻呼吸，網状チアノーゼがあることから「不良」と判断し，他の医師，看護師を集め，リザーバーマスク10 L/分で酸素投与開始，心電図，パルスオキシメーターを装着した．一次評価では，Bは呼吸数60回/分，Cは体幹・四肢の網状チアノーゼ，冷感あり，橈骨動脈触知弱い，毛細血管再充満時間4秒，心拍数190回/分，収縮期血圧80 mmHg，DはAVPUでV，Eは体温40.2℃であった．BCDEの異常があり，呼吸は呼吸窮迫，循環は代償性ショックと判定した．指導医Bはルート確保と細胞外液のボーラス投与を指示した．

3 二次評価：どこまで評価するかは緊急度による

二次評価は，焦点を絞った病歴聴取，焦点を絞った身体診察，継続的な再評価の3点で構成される．「焦点を絞った」というのは，患児の緊急度により範囲が変わる．緊急度が高ければABCDEの異常の原因検索に最短で近づける情報収集を心がける．

焦点を絞った病歴聴取は"SAMPLE"というゴロで覚えることができる（表5）．一方，焦点を絞った身体診察は決まった項目はないが，例えばショックの場合は表6のような身体所見を意識してとる．「見ようとしない所見は見えない」ので，鑑別疾患をあげて意識して身体所見を積極的にとりに行く．そして，呼吸，循環について一次評価と同様に「判定」を行い，それに従い「介入」を行う．

4 診断的検査：アセスメントなくして検査なし

二次評価の病歴と身体診察で原因がわからなければ検査を行うが，そこまでにアセスメントを明確にし鑑別をリストアップしておく．「**アセスメントなくして検査なし**」，「**鑑別なくして検査なし**」である．

表5 SAMPLE

Signs and symptoms	自他覚症状
Allergies	アレルギー
Medications	薬物
Past medical history	既往歴
Last meal	最後の食事の時間
Event	現病歴

表6 ショックの身体所見

ショックのタイプ分類	身体所見
循環血液減少性	大泉門の陥没 眼球の陥凹 口腔内乾燥 腋窩の乾燥 turgor低下 外出血
閉塞性	頸静脈怒張 気管偏位 呼吸音左右差 胸郭の動き左右差 鼓音
血液分布異常性	皮膚の紅潮 反跳脈 発熱
心原性	頸静脈怒張 浮腫（乳児なら顔面，仙骨部） 心雑音，gallop

> **症例①のつづき**
>
> SAMPLEでは来院前日から発熱，当日から不機嫌，意識障害があることがわかった．診察で大泉門膨隆があった．以上から敗血症による血液分布異常性ショックを考え，ABCDEを再評価しながら細胞外液20 mL/kgを反復投与し，血液培養，尿培養採取後に抗菌薬を投与した．呼吸，循環状態が安定したことを確認し，腰椎穿刺を行い，最終的に細菌性髄膜炎と診断した．

2. PALSの問題点？：PALSは実臨床では使えない？

　ここまでPALSの流れ，実際の所見のとり方を見てきた．「PALS，いいじゃん」と思っていただけたであろうか．ところが，「PALS使えねーっ！」という意見を聞くことがしばしばある．なぜそう思うのだろうか．①そもそも小児は重症が少ないからPALSのアプローチを使用する機会が少ないこと，②一次評価，二次評価と診察を2回する手間がかかること，③一次評価は患者さんとの信頼関係が構築される前に診察からはじまるので不自然なこと，④慣れない手順なので自分の診療にとり入れがたい，⑤PALSアプローチによる成功体験がない，などが考えられる．まずは，①について，例えば国立成育医療研究センターの救急外来ではJTAS（Japan Triage and Acuity Scale）という5段階のトリアージを用いているが，その最重症のトリアージ区分に属するのは全体の1％程度である．PALSのテキストにも「重症もしくは重傷の小児の治療の際，体系的アプローチ（筆者注：第一印象→一次評価→二次評価）を使用すべき」と書いてあり，また，前記の通り，第一印象で「良好」であれば一次評価，二次評価の流れに行くことにはなっていない．ゆえにPALSに特徴的な一次評価，二次評価をする機会はかなり少ない．しかし，本当に第一印象だけで，重症ではないと判断することができるのだろうか．

症例②

1歳11カ月女児．咳嗽，鼻汁，発熱で来院した．第一印象は良好と判断した．胸部の聴診で呼気性喘鳴があり，胸部X線写真で左下肺野に濃度上昇があった．肺炎を契機とした気管支喘息発作としてβ刺激薬の吸入，ステロイドの内服をして，抗菌薬を処方し帰宅とした．後日，肺炎を契機とした心不全と診断された．初診時のトリアージ表を振り返ると，陥没呼吸と頻拍の記載があった．

このように，一見軽症に見える患児のなかにいる重症患児を見逃す可能性がある．症例②ではBとCの所見をしっかりとれば，診断の手がかりになったかもしれない．

生理学的徴候について，第一印象をより詳細にしたのが一次評価である．第一印象の所見をきっちりとれていたとしても生理学的徴候に異常がある可能性は残る．しかし，重症が少なく上記②，③の理由もあり，第一印象の直後に一次評価を行うのは効率が悪く，信頼関係も得にくい．さて，どうしたらいいだろうか．

そこで，第一印象が「良好」で，通常の病歴聴取，身体診察と進めていきつつ，**身体診察のなかに表2のABCDEの項目を織り交ぜ，ルーチン化することを勧める**．血圧，血糖，瞳孔所見は必要があればでよい．他の所見，例えば，陥没呼吸や網状チアノーゼは目に入ってくるから，あれば気づくだろうと思っていても，「見ようとしない所見は見えない」ので意識しなければ見落とすものである．PALSは「使える」か「使えない」か，ではなく，どの場面では使えるか，どうすれば使えるかを考えることが重要と考える．

くり返すが，ABCDEの所見を"すべての"患児で評価することが重要である．

おわりに

PALSの評価は成人にも使える．一次評価でABCDEを用い緊急度を評価し，続く二次評価で解剖学的に評価し診断に迫ることは成人救急でも同様に行われている．実際に，成人の内因系のトレーニングコースであるAMLS（advanced medical life support）や外傷のコースであるJATECも同様のフレームを用いている．

Dr.鉄原のクリニカルパール
呼吸，循環の安定した意識障害では低血糖の次に腸重積を疑え

症例
4カ月男児．来院当日の数時間前から不機嫌と傾眠傾向があり来院した．来院時ABCEは安定していたが，Dの異常として意識障害があり，Glasgow coma scale E2V3M4であった．低血糖はなかった．腸重積を疑い腹部エコーを行うとtarget signがあり腸重積と診断した．

腸重積の症状では間欠的啼泣，嘔吐，血便が有名だが，意識障害も起こしうる．意識障害の鑑別に"AIUEOTIPS"*が有名だが，小児ではAにabuse（虐待），Iにintussusception（腸重積）を入れよう．腸重積については第3章-6参照．

＊A：alcohol，I：insulin，U：uremia，E：encephalopathy・endcrinopathy・electrolytes，O：opiate・overdose・O_2/CO_2，T：trauma・tumor・temperature，I：infection，P：psychogenic，S：seizure・siroke・senile・shock・syncope

文献・参考文献

1) 茂木恒俊:トリアージ.「HAPPY！こどものみかた 第2版」(笠井正志,他/編著),日本医事新報社,2016
2) 「PALSプロバイダーマニュアル AHAガイドライン2010準拠」(American Heart Association/著),p258,シナジー,2012
3) Gorelick MH, et al：Effect of ambient temperature on capillary refill in healthy children. Pediatrics, 92：699-702, 1993

● もっと学びたい人のために

4) 「Pediatric Advanced Life Support Provider Manual」(American Heart Association), American Heart Association, 2016

プロフィール

鉄原健一（Kenichi Tetsuhara）
国立成育医療研究センター総合診療部救急診療科/教育研修部
困っていたらどんな人でもまずは診る医者で,趣味が小児科と救急です.と,いつか自信をもって言えるように精進しています.

第2章 緊急度の評価

2. バイタルサイン

鉄原健一

Point

- "vital is vital."（バイタルサインは最重要である）
- 泣かさずにバイタルサインを測定するために，なるべく触らない
- 頻拍を安易に発熱，啼泣のせいにしない

はじめに

"vital is vital."である．それは成人も小児も変わりはない．大きく異なるのは，年齢によって正常値が異なることである．また，バイタルサインの測定のしかたに少しだけ工夫がいることがある．その2点について主に述べる．

症例

10カ月男児．発熱，咳嗽，鼻汁で来院．見た目には活気があって，急性上気道炎と思ったが，「バイタルサインが大事」だと習った初期研修医Aはがんばってバイタルサインを測定しようとした．しかし，心拍数を測定しようと手をにぎると暴れて脈が触れないし，心音を聞いて測定しようとしたが，泣きすぎてすさまじい頻拍になった．呼吸数は泣いてひくひくして，本当の呼吸数なのかわからなくなってしまった…．

1. 呼吸数：5-breaths 10-beats 法で簡単に測定

30秒間，胸の上がりを数えて2倍することで呼吸数を測定することがPALS（pediatric advanced life support）では推奨される．成人の正常値は14〜18回/分[1]，16〜25回/分（平均20回/分）[2]など報告がある．表1に小児の正常呼吸数を示す．小児は，触れると呼吸数が早くなったり啼泣したりするので，聴診器を当てて呼吸音で測定するよりも胸の上がりを見て測定することを勧める．乳児では異常がなくても周期性呼吸という不規則な呼吸があり，短時間で計測すると呼吸数が不正確となる．とはいえ，介入後の再評価のために毎回30秒かけて呼吸数を測定することは，時間とマンパワーの限られた救急外来では難しいこともある．

5-breaths 10-beats法[4]を用いると簡便に呼吸数，心拍数の概算が得られる．ストップウォッチ，もしくは「b5b10」というスマホのアプリを用いる．ストップウォッチの場合，胸の上がり，

表1　小児の正常呼吸数（PALS）

年齢	呼吸数（回/分）
乳児	30～53
幼児	22～37
就学前小児	20～28
学童	18～25
思春期	12～20

文献3より引用

表2　小児の正常心拍数（PALS）

年齢	覚醒時（回/分）	睡眠時（回/分）
新生児	100～205	90～160
乳児	100～180	90～160
幼児	98～140	80～120
就学前小児	80～120	65～100
学童	75～118	58～90
思春期	60～100	50～90

文献3より引用

もしくは聴診器で吸気の音を数える．1回目の吸気を「0」としてストップウォッチを押す．呼吸を「1」「2」「3」「4」とカウントし，「5」でストップウォッチを止める．「300/得られた秒数」が呼吸数となる．心拍数では「10」までカウントし，「600/得られた秒数」が心拍数となる．5-breaths 10-beatsのメリットは計測時間が短いこと，ストップウォッチをずっと見ていなくてもできることである．ただし，前記のように呼吸が不規則であるときは，呼吸数が正確ではなくなるためあくまで参考とする．

2. 心拍数：頻拍を安易に発熱，啼泣のせいにしない

1 パルスオキシメーターによる測定

橈骨動脈の触知で心拍数を測定することは小児でも同様だが，特に新生児，乳児では橈骨動脈の触知に慣れていないと難しいこともあり，心音の聴診によって行ってもよい．しかし，触診でも聴診でも患児に触れることになり，嫌がったり啼泣したりし心拍数が増加することがある．触れることで安静が保てず，頻脈など懸念される心拍数が測定されている場合，他の策として，患児にパルスオキシメーターのプローブを巻いておき，落ち着いたところでパルスオキシメーターを使用して心拍数を測定するのもよい．小児では不整脈が少ないこともあり，心電図モニターを装着することが少ないかもしれないが，緊急度が高いと判断されたら装着をためらわない．

2 小児の心拍数の基準

成人の正常心拍数は50～95回/分[2]，60～100回/分[5]などの記載がある．小児では年齢，活動状況によって心拍数が大きく異なることが特徴である．PALSで提唱されている小児の心拍数の基準値を表2に示す．心拍数は啼泣，発熱，疼痛などで容易に上昇する．実際，小児の頻拍の原因は発熱や啼泣が多いが，そのなかに呼吸障害，ショック，敗血症などが原因として隠れていることがある．安易に発熱や啼泣が頻拍の原因と考えず，解熱，あやすなどした後，心拍数を再評価する必要がある．

呼吸数，心拍数の正常値についてはいくつか報告があり，PALSの正常値以外に，2011年のLancetのシステマティックレビュー[6]やJTAS（Japan triage and acuity scale，CTASというカナダのトリアージの日本版）が有名である．表3，4は2011年のLancetのシステマティックレビューで提唱されている正常値であり妥当性が高い．しかし，細かいので見にくい．「正常値がいくつもあったらどれを使っていいかわかんない！」となるかもしれない．重要なのは，バイタルサインはスクリーニングであり，偽陽性は許されるが，偽陰性は許容されないということである．よって，最も正常値の幅が狭いものを参照できるようにしておくとよい．

表3 小児の正常呼吸数

年齢	1パーセンタイル	10パーセンタイル	25パーセンタイル	中央値	75パーセンタイル	90パーセンタイル	99パーセンタイル
0〜3カ月	25	34	40	43	52	57	66
3〜6カ月	24	33	38	41	49	55	64
6〜9カ月	23	31	36	39	47	52	61
9〜12カ月	22	30	35	37	45	50	58
12〜18カ月	21	28	32	35	42	46	53
18〜24カ月	19	25	29	31	36	40	46
2〜3歳	18	22	25	28	31	34	38
3〜4歳	17	21	23	25	27	29	33
4〜6歳	17	20	21	23	25	27	29
6〜8歳	16	18	20	21	23	24	27
8〜12歳	14	16	18	19	21	22	25
12〜15歳	12	15	16	18	19	21	23
15〜18歳	11	13	15	16	18	19	22

文献6より引用

表4 小児の正常心拍数

年齢	1パーセンタイル	10パーセンタイル	25パーセンタイル	中央値	75パーセンタイル	90パーセンタイル	99パーセンタイル
出生時	90	107	116	127	138	148	164
0〜3カ月	107	123	133	143	154	164	181
3〜6カ月	104	120	129	140	150	159	175
6〜9カ月	98	114	123	134	143	152	168
9〜12カ月	93	109	118	128	137	145	161
12〜18カ月	88	103	112	123	132	140	156
18〜24カ月	82	98	106	116	126	135	149
2〜3歳	76	92	100	110	119	128	142
3〜4歳	70	86	94	104	113	123	136
4〜6歳	65	81	89	98	108	117	131
6〜8歳	59	74	82	91	101	111	123
8〜12歳	52	67	75	84	93	103	115
12〜15歳	47	62	69	78	87	96	108
15〜18歳	43	58	65	73	83	92	104

文献6より引用

　呼吸数ではPALSは乳児の上限が低めに設定されているので，アンダートリアージになる可能性は低い．一方で，心拍数ではPALSは新生児，早期乳児の上限が高めに設定されているので，PALSの表でやや頻拍でも，かなりの頻拍かもしれないと考える．

表5　小児の正常血圧

年齢	収縮期血圧（mmHg）	拡張期血圧（mmHg）	平均動脈圧（mmHg）
出生直後（12時間，＜1,000 g）	39〜59	16〜36	28〜42*
出生直後（12時間，3 kg）	60〜76	31〜45	48〜57
新生児（96時間）	67〜84	35〜53	45〜60
乳児（1〜12カ月）	72〜104	37〜56	50〜62
幼児（1〜2歳）	86〜106	42〜63	49〜62
就学前小児（3〜5歳）	89〜112	46〜72	58〜69
学童（6〜7歳）	97〜115	57〜76	66〜72
思春期前（10〜12歳）	102〜120	61〜80	71〜79
思春期（12〜15歳）	110〜131	64〜83	73〜84

文献3より引用

表6　低血圧の基準

年齢	収縮期血圧（mmHg）
新生児（生後＜1カ月）	＜60
乳児（生後1〜12カ月）	＜70
小児1〜10歳	＜70＋〔年齢（歳）×2〕
小児＞10歳	＜90

文献7を参考に作成

3. 血圧：測定が大変だけど，いつ測定する？

　血圧はバイタルサインであるにもかかわらず，小児ではしばしば測定が省略される．その理由としては，そもそもデバイスがないこと，泣いたりして測定が難しいこと，血圧の異常が小児では少ないこと，などが考えられる．しかし，それをもって血圧の測定をしなくていいわけではない．"vital is vital."である．とはいえ，たくさん来院する救急外来で全小児患者に血圧を測定することは実際困難である．どんなときに血圧測定をすればよいか．明確な基準はないが，最低限，第一印象が「不良」のとき，一次評価のABCDのどれかに異常があるときは血圧測定を推奨する．第2章-1にも記載しているが，「低血圧＝ショック」ではないので血圧が低くないからショックではないと判断しないよう注意する．

　正常血圧を表5，低血圧の基準を表6に示す．正常血圧は大まかに「90＋〔年齢（歳）〕×2 mmHg」で覚えておくとよい．

4. 体温：発熱は呼吸数，心拍数に関係するが，発熱のせいか考える

　測定法は成人と同じである．体温が1℃上昇すると呼吸数が2.2回/分[8]，心拍数が9.9〜14.1回/分[9]上昇すると言われている．しかし，くり返しになるが，安易に頻呼吸，頻拍を発熱のせいにしないで他の原因を考えることが重要である．

おわりに

　小児のバイタルサインについて述べたが，PALSの一次評価でABCDEの評価項目の中にバイタルサインが埋め込まれていることからわかるように，ABCDEの評価項目はすべて重要である．バイタルサインは測定が困難なこともあり，測定に時間をかけすぎず他のABCDEの所見も合わせて評価する必要がある．

Dr.鉄原のクリニカルパール
ゴミ箱診断をつけるときはいったん立ちどまる，小児だからこそ

症例

　12歳男児．右下腹部痛で来院した．腹部X線写真で便塊多量を認め，浣腸したが排便が少量で腹痛は改善しなかったので，もう一回浣腸した．やはり排便は少量であり，腹痛は改善しなかった．帰宅にしたいが腹痛が改善せず気まずいので，検査をして納得してもらおうと腹部超音波を行ったところ，立派な虫垂炎の所見であった．虫垂炎なのに浣腸を2回もされた本人と家族の視線が冷たかった．

　喘鳴に「気管支喘息発作」，咳嗽・鼻汁のない発熱に「急性上気道炎」，嘔吐に「便秘」，下痢のない嘔吐に「急性胃腸炎」，嘔吐＋尿ケトン陽性に「アセトン血性嘔吐症」とつけていないだろうか．実際，上記の疾患は頻度が高い．しかし，上記疾患の診断で見逃し，診断遅延に至っている症例は少なからず存在する．気管支喘息発作と診断され続けていた心不全や気道異物．咳嗽，鼻汁のない発熱で尿路感染症．便秘で浣腸して改善しないと思っていたら急性虫垂炎．下痢のない嘔吐で糖尿病性ケトアシドーシス．嘔吐＋尿ケトン陽性で脳腫瘍．などなど．「」の疾患は"ゴミ箱診断"と考え，実際に頻度は高いが，この病名をつけようと思ったら，いったん立ち止まって，鑑別疾患，特にmust rule out疾患を考える必要がある．

文献・参考文献

1) Braithwaite SA & Perina D：Dyspnea.「Rosen's Emergency Medicine：Concepts and Clinical Practice, 9th ed」（Walls R, et al, eds），p195, Elsevier, 2017
2) 「Evidence-Based Physical Diagnosis, 4th ed」（McGee S），p96, p146, Elsevier, 2017
3) 「ECC（救急心血管治療）ハンドブック2015」（American Heart Association/著），シナジー，2016
4) 神薗淳司：小児の心拍数・呼吸数の迅速測定法．Emergency Care, 26：1060-1066, メディカ出版，2013
5) 脈拍．「サパイラ 身体診察のアートとサイエンス 原書第4版」（Orient JM/著，須藤 博，他/監訳），p152, 医学書院，2013
6) Fleming S, et al：Normal ranges of heart rate and respiratory rate in children from birth to 18 years of age：a systematic review of observational studies. Lancet, 377：1011-1018, 2011
7) 「Pediatric Advanced Life Support Provider Manual」，p54, American Heart Association, 2016
8) Nijman RG, et al：Derivation and validation of age and temperature specific reference values and centile charts to predict lower respiratory tract infection in children with fever：prospective observational study. BMJ, 345：e4224, 2012
9) Thompson M, et al：Deriving temperature and age appropriate heart rate centiles for children with acute infections. Arch Dis Child, 94：361-365, 2009

●もっと学びたい人のために

10) 「Pediatric Advanced Life Support Provider Manual」，American Heart Association, 2016

プロフィール

鉄原健一（Kenichi Tetsuhara）
国立成育医療研究センター総合診療部救急診療科 / 教育研修部
子どもは自分を写す鏡でもあると思います．こちらがイラっとしていると不機嫌に泣き叫びます．
患者さんによくなってもらうためにも，自分を大切にすることが大切です．

第2章 緊急度の評価

3. A（気道）の評価と管理

大杉浩一

> **Point**
> ・呼吸不全に進行しうる徴候を早期に察知し，直ちに介入する
> ・小児特有の解剖学的・生理学的な特徴をとらえる
> ・マスク換気や気道確保に関しては，まず麻酔科研修などを通して成人症例で場数を踏む

はじめに

　小児の心停止の原因のトップは成人と違い呼吸不全である．低酸素に対する代償機転として，呼吸窮迫となり代償されないと呼吸不全に移行する．さらに低酸素血症が進行すると心停止をきたす．いったん心停止した症例の予後は悪いといわれている．小児患者は成人と比較して病態の進行が早く，これらを見つけたときは早期に対応しなければならない．

1. 実際の流れ

　小児の初期評価，一次評価で呼吸に問題がある場合は，何より酸素投与から開始する．酸素投与しつつ気道を評価し，開通していない場合は気道確保を試みる．気道確保に際しては，肩枕を入れたり体位を変換したりすることから始め，場合により経鼻エアウェイ（意識がなければ経口エアウェイ）を使用し，気道が開通しているにもかかわらず換気が不十分であればバッグマスク換気を施行する．バッグマスク換気で気道が確保されず換気できなければ，挿管準備しながら二人法による換気に変更しさらに高圧をかけバッグマスク換気を試み，迅速に気管挿管を施行する．ここまでの経過で酸素化が維持されていなければ，酸素飽和度は非常に低値を示し，場合によっては徐脈を認めているかもしれない．

2. 小児の呼吸障害を認識する

1 まずは気道が開通しているかどうかを評価しよう

・声が出るか啼泣している状態であれば気道が開通していると評価できる
・聴診器を当てる前に五感で呼吸を見て（胸の動きなど），聞いて（吐息，鼻息など），感じること

　気道が開通していなければ，気道確保！

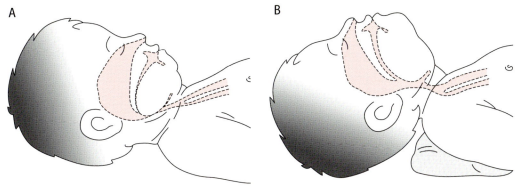

図1　適切な肩枕による気道開通

●小児の気道に関する解剖学的ポイント
大きな頭であり，短い首および狭い鼻腔，口腔内における舌の割合が大きいため，アデノイドの増殖や扁桃肥大のため容易に上気道は閉塞しやすい．

1）適度な肩枕や回復位を試みる（図1）
2歳以下の乳幼児を仰臥位で寝かせると後頭部が大きいため，気道が屈曲し，閉塞傾向になる（図1A）．体位として，側臥位や肩枕の使用により上気道閉塞を解除に有効であり，頭部屈顎先挙上法や下顎挙上法も効果的である（図1B）．

2）エアウェイを使用する
口咽頭エアウェイや鼻咽頭エアウェイがある．

2 呼吸状態を迅速に初期評価しよう
呼吸状態の評価のしかたと，重症度の判断は第2章-4を参照．

3 迅速に治療へ移行しよう
1）呼吸障害に対する初期治療
① 呼吸窮迫では，まず酸素投与
酸素投与を開始し，呼吸状態の改善の有無でさらに高濃度酸素が必要かどうか判断する

② 呼吸不全では，高濃度酸素投与
・酸素化が改善されない
　低酸素血症の原因の病態（①肺胞低換気，②換気/血流比不均等，③拡散障害，④シャント）のうち④シャント（無気肺）が考えられ，陽圧換気（PEEP）が必要な状態と判断する
　　→バッグマスク換気へ移行（PEEPをしっかりかける）
・酸素化は改善されたが低換気状態のまま
　　→バッグマスク換気などでしっかりと換気補助を行う
・さらに，短時間の呼吸補助でよいか，気管挿管が必要かを判断する

●**小児の酸素投与に関するポイント**

小児は成人と比較して
・体重あたりの酸素消費量が多い
・機能的残気量が少なく，短時間で低酸素血症となる
・低酸素血症から，徐脈→心停止に陥りやすい

Dr. 大杉のクリニカルパール
時には保護者の協力も得る

- 成人症例でも同様にみられることであるが，呼吸困難感のある患者は不穏状態となっていることが多い
- 特に小児の場合酸素マスクを顔に近づけるだけでも大抵抗され状況はさらに悪化する
- ご家族の協力を得て抱っこしながらとか，あやしてもらいながら酸素投与するなどの工夫が必要である

2）マスクとマスクフィットに関して

・マスクフィットは，有効な換気をさせるうえで非常に大事な要素である．マスクは口と鼻を覆いつつも眼球を圧迫しないサイズを選ぶ．
・マスクフィットがうまくいかないと力ばかり入ってしまい，気づくとマスクで眼球を圧迫しかねないので常に注意が必要．
・マスクフィットに関しては，一人法では成人と同じくECクランプ法を用いるが，換気が難しい場合は成人と同じく二人法が有効なこともある．

Dr. 大杉のクリニカルパール
分泌物をこまめに拭きとる

成人症例以上に小児症例（特に乳児期）では分泌物が多く皮膚とマスクとの間が滑りやすいため，適宜分泌物の吸引および皮膚の拭きとりを忘れずにしたい．

3）バッグマスク換気に関して

バッグマスク換気に用いる器材は2種類ある．自己膨張式バッグ（アンビューバッグ，図2A）と流量膨張式バッグ（ジャクソンリース，図2B）である．前者は酸素源がなくともバッグが自動で膨らみ換気が可能なものであり，後者は酸素源がなければバッグが膨らまないものである．

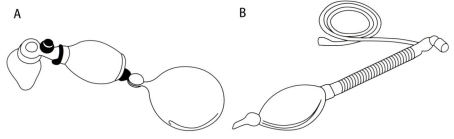

図2　自己膨張式バッグと流量膨張式バッグ
A）アンビューバッグ：酸素源がなくともバッグが膨張する
B）ジャクソンリース：酸素源がないとバッグが膨張しない

> **Dr. 大杉のクリニカルパール**
> **流量膨張式バッグ（ジャクソンリース）を優先して選択する**
> 　プレホスピタルでの対応など一部を除けば，バッグマスク換気を必要とする場面とは，通常は病院内など酸素配管がある状況になる．そのような状況において重症小児患者で使用するバッグは流量膨張式バッグ（ジャクソンリース）一択となる．
> 　理由としては，①100％酸素を使用できること，②自発呼吸数の多い小児に対して十分な流速で酸素投与できること，③呼気終末陽圧（PEEP）をかけながらの呼吸補助ができること，④より高い吸気圧で加圧できること，⑤換気しながら肺のコンプライアンスが推測できること，があげられる．

　流量膨張式バッグの欠点として，使用するためには一定の経験が必要なことであるが，呼吸不全の小児患者を診察する機会があるのであれば，必須の手技である．

　使用する際にはあらかじめ回路やバッグに破損がないかを確認して準備しておく必要がある．

4）気管挿管に関して

　小児・乳児の気管挿管は習熟を要し，専用の器具と年齢・体格に応じたチューブサイズの選択が求められる．一方，バッグマスク換気に十分に習熟していれば気管挿管を急ぐ必要はない．
　気管挿管の詳細について以下に記す．

① 喉頭鏡のブレード

- 解剖学的特徴として，成人と比し口が小さく，舌が大きい
- 小児，乳児の喉頭は成人と比べ頭側に位置している
- 適切な肩枕の使用により，「口─咽頭─喉頭」が一直線上に存在するようになるため，直型喉頭鏡（Miller型喉頭鏡）を用いて直接喉頭蓋をもち上げることにより喉頭展開が可能になる（図3）．

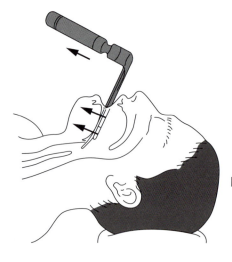

図3　Miller型喉頭鏡による気管挿管
成人よりも喉頭が頭側にあるため，Miller型喉頭鏡にて舌をよけると視野正面に喉頭蓋が見え，喉頭蓋を直接押し上げることにより挿管する

> ### Dr.大杉のクリニカルパール
> **小児の気管挿管のコツ**
>
> 　気管挿管に際し，小児は成人と比し喉頭蓋が小さいため食道と声門の識別が難しく，刺激で嘔吐の可能性がない状況ならばあらかじめ胃管を留置しておくと食道と声門の区別に役立つかもしれない．
>
> 　実際にMiller型喉頭鏡を使用してみればわかるが，しっかりと舌をよける必要があり，これには一定のテクニックが必要である．
>
> 　小児患者の挿管経験は小児病院の麻酔科で研修しないかぎりは医師1人あたりほとんどないのが現実であり，教科書的には小児患者はMiller型喉頭鏡ということになるがより安全に挿管を完了することをエンドポイントとすると，より慣れた喉頭鏡つまり曲型喉頭鏡を使用しても問題はないと考える．
>
> **Miller型喉頭鏡を使用する際のコツ**
> ①舌の右脇から喉頭鏡を挿入し舌をしっかりとよける
> ②次に奥まで進めて，喉頭鏡をもち上げる（このとき手をこねないこと「手首は固定」）
> ③そのままゆっくりと引いてくると最初に見える穴は食道（胃管が入っていればよりわかりやすい）であり，そのまま引いてきて2番目に見える穴が声門である（そのまま引いてくると喉頭蓋がペロンと落ちるのがわかる）

> ### Dr.大杉のクリニカルパール
> **気道確保，挿管トレーニングも麻酔科研修中に**
>
> 　小児科医の場合，挿管手技は新生児症例で研鑽を積むことが多いが，乳児期以降の小児症例ではほとんど経験を積む機会がない．乳児期以降の挿管操作の難しさは新生児での難しさとは違うため，麻酔科研修時などに積極的に成人症例も含め多く経験する必要がある．

② 気管チューブ
- 年齢や体格により用いるチューブサイズは異なる
- 加圧時（20 cmH$_2$Oほど）で気管チューブと声門の間からの空気漏れ（リーク）がある程度認めるサイズが適切である

●挿管チューブの選択のポイント
- サイズに関しては簡易式（内径mm＝4＋年齢/4）などを参考にしたい．
- カフ付き，カフなしの選択については，それだけで1つの大きなトピックとなるため今回は割愛する．
- リークが確認できなければチューブが太すぎる可能性があり，声門下狭窄・喉頭浮腫・気管浮腫のリスクがあるため1つ下のサイズのチューブを入れ替える必要があるか評価しなければならない．
- リークが多すぎて換気ができない場合は，1つ上のサイズのチューブへの入れ替えを検討する．

③ 気管挿管後の確認
挿管操作完了後，すみやかに挿管チューブが気管内に留置されているか下記3点を確認する．
- 視診にて，挿管チューブ内が呼気で曇りが生じていること，送気時に胸がしっかりと上がり左右差がないことを確認
- 聴診器で呼吸音を5点（心窩部，左右下肺野，左右上肺野）で確認
- そしてなにより呼気終末二酸化炭素の検出をカプノメータなどで確認

Dr.大杉のクリニカルパール
挿管時には食道挿管を常に疑うこと

実際の現場ではバタバタのなかで挿管手技を行うことが多く，食道挿管も多い．
食道挿管は熟練者でもしてしまうものであり，そのことを咎められることはないが，その後食道挿管であることに気づかないことは十分に咎められる理由となる．

④ 固定
気管チューブの先端位置と固定方法は小児・乳児の気管挿管をめぐる各種トラブルの原因になりやすい．
- 先端から口角までの長さ（緊急時は身長は不明）
 一般的によく使用されているのは以下のものになる．

- 3×内径（mm）
- 身長（cm）／10＋5（cm）

- 挿管後の聴診や胸部X線をもとに先端位置の微調整が必要（第2-3胸椎）
- 通常は肩枕を使用し常に首の位置を一定に保つ

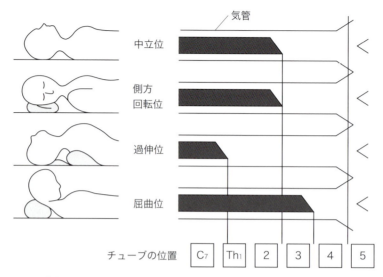

図4 体位による挿管チューブ先端の移動
体位により挿管チューブの先端は移動するため,事故抜管および片肺挿管のリスクが高い
文献1より引用

> **Dr. 大杉のクリニカルパール**
> **挿管チューブの留置長に関するポイント**
>
> 首の位置により容易にチューブ先端の位置がかわるため,成人症例以上に注意が必要である(図4).挿管後の呼吸管理をする体位(例えば肩枕の位置)と同じ状況で胸部X線検査を行い,先端を確認する.先端位置は第2-4胸椎を目安とし気管分岐部からの距離も認識しておく.

⑤ 挿管操作の鎮静・鎮痛・不動化について

詳細は成書を参考にされたい.ただし小児の医療現場ではいまだに無鎮静・無鎮痛・無不動化などの倫理的に許容されない挿管操作が散見されるようである.

Advanced Lecture

1 気管チューブに関するトラブルシュート ～「DOPE」で確認～[1]

気管チューブに関するトラブルを疑えば,迅速な対応が必要である(表).

表 DOPE

	原因・状況	確認方法
Displaced	事故(自己)抜管,食道挿管,片肺挿管など	チューブ留置長確認,気管支鏡,喉頭鏡による直視
Obstruction	チューブ閉塞,乾燥分泌物,出血,屈曲	吸引チューブ挿入の可否
Pneumothorax	(緊張性)気胸	呼吸音確認,胸上がり確認
Equipment	使用する機器の問題	電源や酸素源のチェック

2 気管切開チューブの扱いのポイント[1]

　気管切開のトラブルも"A"の問題であり，危機的状況に陥りやすい．この場を借りて，まとめておきたい．
・気管切開チューブは，気管チューブと同じく内径（mm）で表示されている
・首が短く患者自身の顎で気管切開口の閉塞をきたす可能性あり
・容易に気管粘膜へ吸引チューブがあたり粘膜損傷（肉芽の形成）が起こるため吸引カテーテル挿入中に注意
・①，②の重大な合併症が起こらないよう注意する
　①気管カニューレ抜去（逸脱）と閉塞による低酸素
　②気管切開チューブ先端部による無名動脈損傷→大量出血
　リスクファクター：多動，けいれん患者，頸部CTにて先端と無名動脈の位置関係
　→死因：出血と出血による窒息，まずはカフ付きチューブで圧迫→緊急手術

おわりに

　小児の"A"をテーマにまとめてきた．呼吸不全が小児の死因の第1位であることを考えると小児救急におけるキモ中のキモといえるところである．

　特に，小児救急外来における気管挿管は成人症例と比較し頻度は低く，できれば避けたいと皆が考えているものの1つである．その低頻度ゆえ，症例経験を積むことができずさらに小児の気管挿管は相対的に難しくなっている．実際に小児救急外来を対象とした緊急挿管に関する報告では，初回の挿管企図にて完了した症例は全体では52％にとどまっている[1]．またPICUに限定した報告では，初回企図にて挿管完了はレジデント37％，フェロー70％，スタッフ72％との報告[2]もあり，挿管手技は経験を積むことが必要であることが示唆される．

　挿管に伴う有害事象に関しては，61％の症例で片肺挿管，低酸素血症など認めたと報告され[1]，さらに2歳未満の患児に対する挿管手技の際の有害事象が多いとの報告もある[3]．

　小児の挿管困難症例に関しては，PICU患児を対象とした研究では9％に挿管困難症例を認め，さらに若年者に多く低酸素血症の有害事象を生じると報告された[4]．しかし，私見ではあるが成人症例と比べ不測の事態での挿管困難症例の頻度は低い印象があり（成人症例では挿管困難の予測も十分にされるが予期せぬ困難症例遭遇も非常に多い），これまでに指摘されている基礎疾患で挿管困難をきたす疾患を把握することが大事である．

　挿管操作は経験が大事である．挿管操作に関しても，有害事象発生時の対応に関しても，挿管困難に関しても経験することが何より大事である．まずはシミュレータでその手順を習得し，シナリオをこなしていくことがまず第1歩であるが，その後は実臨床で経験を積んでいく．そのためには，まず多く経験を積める場所，つまり日々マスクバッグ換気や挿管操作をしている"麻酔科"への研修を提案したい．もちろん，"麻酔科"研修で学べるものは気道確保だけではない．気道確保以外にも急性期医療に必要な多くのことをたくさん学べる場でもあるのだ．

Column

シミュレーション教育がさかんに行われ,「手習い・見習い」という言葉そのものが死語になりつつあるが,実臨床においてこれほど大事なものはないと思っている.例えば気道確保,挿管手技はやはり経験のあるうまい上級医の手元や,視線の動きなどに言葉にできないコツが隠れていることがある（こういうことは上級医は口には出さないものだ）.また急変時などの対応に関しても生体シミュレータでのシナリオでは一定レベルまでは学べても,その先にある実際に状態の悪い"生身の人間"である"目の前の患者"で起こりうる状況の変化への対応に関しては,やはり経験値の高い上級医の対応を"生"で"間近"で見て感じてきたものこそが,自分にとっての唯一の何ものにも代え難い財産であるといっても過言ではない.

文献・参考文献

1) 「日本版PALSスタディガイド—小児二次救命処置の基礎と実践 改訂版」（宮坂勝之/著）, エルゼビアジャパン, 2013
2) Kerrey BT, et al：Rapid sequence intubation for pediatric emergency patients：higher frequency of failed attempts and adverse effects found by video review. Ann Emerg Med, 60：251-259, 2012
3) Sanders RC Jr, et al：Level of trainee and tracheal intubation outcomes. Pediatrics, 131：e821-e828, 2013
4) Rinderknecht AS, et al：Factors associated with oxyhemoglobin desaturation during rapid sequence intubation in a pediatric emergency department：findings from multivariable analyses of video review data. Acad Emerg Med, 22：431-440, 2015
5) Graciano AL, et al：Incidence and associated factors of difficult tracheal intubations in pediatric ICUs：a report from National Emergency Airway Registry for Children：NEAR4KIDS. Intensive Care Med, 40：1659-1669, 2014

●参考文献・もっと学びたい人のために

6) 「日本版PALSスタディガイド—小児二次救命処置の基礎と実践 改訂版」（宮坂勝之/著）, エルゼビアジャパン, 2013
7) 「徹底ガイド 小児の呼吸管理Q&A 第3版」（植田育也/編）, 総合医学社, 2016

プロフィール

大杉浩一（Koichi Ohsugi）
聖隷浜松病院救命救急センター・救急科
小児科専門医・麻酔科専門医をもった数少ない集中治療医です．私自身，これまで医局人事を離れたからこそできる，本当の意味で患者（患児）に目を向けた医療を実践するために転々と研修をしてきました．「教わる研修」ではなく「身につける研修・現場で活かせる研修」を一緒にしませんか．

4. B（呼吸）の評価と管理

野澤正寛

> ● Point ●
> ・呼吸障害はまず生理学的に重症度を判定する
> ・呼吸窮迫は身体所見でしか発見できないことに留意する
> ・酸素だけでなく二酸化炭素も意識する
> ・$PaCO_2$（血中二酸化炭素分圧）は身体所見で感じる

はじめに

　小児の心停止の最大の原因は呼吸障害である．特に小児は代謝率が高く（乳児の体重1 kgあたりの酸素需用量は6〜8 mL/分と，成人の3〜4 mL/分よりも多い），呼吸障害が生じると急速に低酸素血症を生じ心停止に至る可能性がある．したがって，患児の呼吸障害をできるだけ早期に認識することが重要となる．ここでは呼吸障害をいかに見つけるかにスポットを当てて解説する．

1. 呼吸障害の評価の順番

　まず「生理学的評価」による「重症度の判定」を行い，**呼吸というシステム**が正常なのか，異常ならどのくらいの重症なのかを判定する．呼吸障害があると判断すれば，「解剖学的評価」を行い，何が原因で呼吸障害が生じているかの「タイプの判定」を行う．

2. 生理学的評価と重症度

1 重症度の分類

　重症度は「呼吸窮迫」と「呼吸不全」に分類する．

■呼吸窮迫
　呼吸仕事量の増加を認めるが，酸素化と換気が維持されている状態
■呼吸不全
　酸素化または換気が維持されなくなった状態

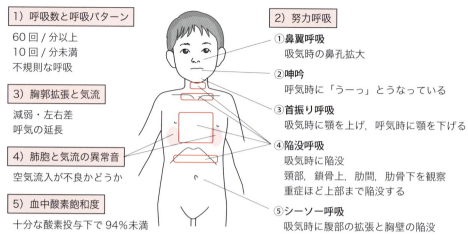

図1 呼吸障害の評価項目

2 呼吸障害の評価項目

呼吸障害は以下の5つの項目で認識する（図1）．

1）呼吸数と呼吸パターン

年齢別基準値については**第2章-2**を参照とする．少なくとも呼吸数が60回/分を超えているとき，呼吸数が10回/分未満のとき，呼吸が不規則なときは呼吸数の異常があると認識した方がよい．

2）努力呼吸

以下の5点で努力呼吸を認識するとよい（図1）．

　①鼻翼呼吸
　②呻吟
　③首振り呼吸
　④陥没呼吸
　⑤シーソー呼吸（胸壁陥没と腹部拡張が同時に生じる）

3）胸郭拡張と気流

呼吸による胸郭の運動が正常か，減弱しているか，左右差がないかを注意深く観察する．また，呼気に時間を要しているかを観察することは気道の開通性を確認するうえで有用である．

4）肺音と気道音の異常

この時点で狭窄音や湿性ラ音が聞こえてきて「喘息だ！ 吸入っ吸入！」「肺炎だ！ 採血！ 抗菌薬！」となりがちであるが，ここで重要なことは診断することではなく**肺胞空気流入音を注意深く聴診し，「換気ができているのか」**を認識することである．

5）血中酸素飽和度（SpO_2）

十分な酸素投与を行っていても94％を維持できないときには「呼吸不全」と判定する．またSpO_2では二酸化炭素の評価ができていないことは肝に銘じておく．

> ●ここがポイント：呼吸窮迫は身体所見のみで判断する！
>
> 「呼吸窮迫」と「呼吸不全」の違いは酸素化または換気が維持できているかどうかにある．言い換えれば，呼吸不全に至る直前の「呼吸窮迫」の状態はSpO_2値では判断できないことになる．呼吸数，肺胞空気流入音，努力呼吸の有無といった「身体診察」で判断することになる．

● **ここがピットフォール：二酸化炭素を忘れるな！**

PaO_2（動脈血酸素分圧）はSpO_2モニターを用いて予測が可能であるが、$PaCO_2$（動脈血二酸化炭素分圧）を診療の早い段階で視覚化することは困難である．少なくとも採血が行われるまで$PaCO_2$の数値化はできず（実際には静脈血液ガスを使用することが多い），連続的な評価も困難である．したがって，理学所見で予測することが重要である．

$$PaCO_2 = 0.863 \times (CO_2産生量/換気量)^{1)}$$

で表されるように$PaCO_2$は換気量に依存しており

換気量＝呼吸数×1回換気量

であることを考えれば$PaCO_2$は呼吸数と肺胞空気流入音で予測できる．
$PaCO_2$の上昇はPaO_2やSpO_2の低下も引き起こし，急を要す．呼吸障害を考えるときには二酸化炭素の存在を忘れてはならない．

3. 呼吸窮迫・不全の管理

1 酸素編

低酸素血症を治療するには

- 吸入酸素濃度
- 呼吸に参加している肺胞の数
- 換気

を改善させる必要がある．まず，患児の自然吸気量を上回る高流量かつ高濃度での酸素投与を行う．酸素投与は適宜漸減する．

呼吸に参加している肺胞の数を増やすには肺炎や肺水腫など原疾患を見極め，特異的治療を開始することも必要である．しかし，この時点ではまだ原疾患が何か判定できていない．酸素投与によっても低血症が継続する場合はジャクソンリースを使用し，呼気終末に陽圧（PEEP：positive end expiratory pressure）をかけることにより肺胞の虚脱を防ぎ呼吸に参加する肺胞数を増やす．

また，換気が不十分な場合は換気の補助も必要となる．

● **ここがピットフォール**

忘れがちだが，酸素マスクの当て方に気を配ることは重要である．子どもにとって，大きなマスクを鷲掴みにした大人の手が目の前に迫ってくるのは恐怖である．恐怖は酸素需要を増やす．意識があり，不安そうな子どもにはできるだけ視界に入らないところからマスクを持って行き，保護者に保持させるなどの工夫が必要である．

2 二酸化炭素編

高二酸化炭素血症を治療するには

- 1回換気量
- 呼吸回数

を改善させる必要がある．したがって，バックバルブマスクを用いた補助換気が有効となる．この場合のバックバルブマスクは自己膨張式のバックバルブマスクでも構わない．

これらの介入の先には気管挿管を行った人工呼吸管理や，非侵襲的陽圧換気が必要になることを想定し，準備を進める．

表1 解剖学的な評価項目と判定のポイント

部位	評価項目	判定のポイント			
		上気道閉塞	下気道閉塞	肺組織病変	呼吸調節の障害
顔面	鼻閉・鼻汁	鼻呼吸の障害	ウイルス感染による影響を示唆		
	口腔内	異物・血液・嘔吐物 上気道の腫脹をきたす感染			
頸部	頸静脈怒張の有無			有→気胸・肺水腫（心不全）	
	気管偏位の有無			有→気胸	
	皮下気腫の有無			有→気胸	
胸部	呼吸が速いか遅いか	速い			遅い
	呼吸が不規則か				不規則
	胸壁の動きの左右差		有→気管支異物	有→気胸	
	呼吸音の性状	吸気性喘鳴→上気道狭窄 無→上気道閉塞	呼気性喘鳴→下気道狭窄 左右差→気管支異物	湿性ラ音→肺炎・肺水腫 左右差→気胸・血胸	
	鼓音・濁音			鼓音→気胸 濁音→肺炎・肺水腫・血胸	

4. タイプの判定と介入

　生理学的評価による判定と介入を行ったあと，解剖学的な評価を行う．表1に解剖学的な評価部位を示す．これらの部位を評価することにより呼吸障害の原因が「**上気道閉塞**」，「**下気道閉塞**」，「**肺組織病変**」，「**呼吸調節の障害**」のいずれかを**判定**し，それぞれに特異的な治療を開始する．特に吸気性喘鳴，呼気性喘鳴，湿性ラ音，正常肺音など聴診で得られる呼吸音の違いは判定の大きな助けになる．生理学的評価では肺胞の空気流入が十分かどうかに着目していたが，ここでは呼吸音の性状に注目していることに注意が必要である．

5. 小児の呼吸評価のコツ

　定型通りに患児を仰臥位にしたり，A-B-C-Dを評価したりすることで，患児を泣かせてしまいより評価を難しくさせることがある．啼泣は小児の細い気道に乱流を生み出し呼吸障害をより悪化させるばかりではなく，酸素必要量も増加させる．A～Dの評価では患児が泣いてしまう評価項目がいくつか存在する．それらを認識し，評価の順番を自分なりに整理しておくことは有効である．Bについては，まず患児から距離をおき，保護者の腕の中にいる場合はその位置を変えずに，**呼吸数や服に隠れていない鎖骨から首，肩，顔の努力呼吸の有無**（特に陥没呼吸は上位ほど重症度が高い），**聴診器を使わなくても聞こえる異常呼吸音**を確認する．離れた状態で気づける呼吸障害は重症度が高いことが多く，要注意である．

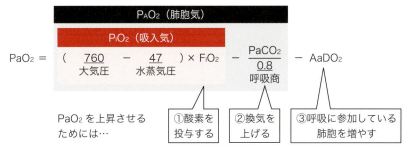

図2 動脈血酸素分圧を上げるための戦略
PaO_2：動脈血酸素分圧，$PaCO_2$：動脈血二酸化炭素分圧，P_AO_2：肺胞気酸素分圧，P_IO_2：吸入気酸素分圧，F_IO_2：吸入中酸素濃度，$AaDO_2$：肺胞気動脈血酸素分圧較差
文献1を参考に作成

おわりに

　私たちは，見たい景色しか見えないものである．写真家のポートレートを見ていると同じものを見ているのにそんなふうに見えるのかと感じる．芸人の話を聞いていると，同じような体験をしているのに，よくそこにスポットライトを当てるなと感じる．そして自分が見たい景色をしっかり言語化して自分や他者に表現できることが大切である．実際に呼吸数は発熱，疼痛，興奮，運動によって生理的に増加するが，見たい景色が「大丈夫」に傾き，安易にこれらの影響と考えることは厳に慎まなければならない．重症度は「呼吸窮迫」と「呼吸不全」に分類されるが，これらは経時的に進行しているものであり，突然急変したわけではない．呼吸不全に至る前の呼吸窮迫状態でいかに手を打てるかが臨床力というものである．呼吸が悪いという景色をしっかりと見て，言語化して自分の頭の中で整理し，仲間に伝え，一刻も早く病状の進行を防ごう！

Advanced Lecture

1 酸素化のための戦略

　図2に血中酸素分圧を表す式を示す．この式からPaO_2を上昇させるためには，F_IO_2（吸入気酸素濃度）を上昇させ，$PaCO_2$を低下させる（換気を増やす）必要があることがわかる．また，$AaDO_2$（肺胞気動脈血酸素分圧較差）をできるだけ低下させる必要がある（つまり呼吸に参加している肺胞の数を増やす）．さらに換気の低下は$PaCO_2$の上昇を招くが，これはPaO_2の低下だけでなく，pHを低下させることによりヘモグロビンの酸素解離曲線を右方偏移させるため（ボーア効果），同じPaO_2でもよりSpO_2の低下を招く．換気できているかどうかは呼吸評価・管理のうえで大変重要なのである．

2 酸素投与・換気のデバイス選択

　表2に酸素投与・換気のためのデバイスの特徴を示す．それぞれの特徴を理解し，病態や子どもにあったデバイスを選択する必要がある．

表2 酸素投与・換気のデバイス選択

	酸素濃度上限（%）	必要酸素流量（L/分）	長所	短所
経鼻カニューレ	40	1〜3	・比較的快適	・口呼吸で使いにくい ・投与酸素濃度に限界がある
酸素マスク	60	6〜10	・容易に装着できる	・嫌がることが多い ・投与酸素濃度に限界がある
リザーバー付きマスク	100	10〜15	・容易に装着できる ・高濃度酸素投与が可能	・密着できないと不安定 ・密着は不快感を増大させる
ヘッドボックス	100	10〜15	・吸入酸素濃度が一定 ・高濃度酸素投与が可能	・頭を出せず動けない
自己膨張式バッグ（アンビューバッグ）	100	0〜15	・酸素供給がなくても換気補助が可能	・弁があるため自発呼吸がある場合調整しにくい
流量膨張式バッグ（ジャクソンリース）	100	10〜15	・陽圧をかけることができる ・患児の呼吸に合わせやすい ・肺の状態がわかりやすい	・酸素供給が必要 ・医療者の技術に依存

Dr. 野澤のクリニカルパール
二酸化炭素を感じろ！

症例

10カ月男児．30分前から続くけいれん重積発作で救急搬入された．すぐさまリザーバー付きマスクによる高流量酸素投与を行い，静脈路確保を行い抗けいれん薬が投与された．すみやかに鎮痙し，モニター上はSpO$_2$：100％，心拍数：120回/分，血圧：96/47 mmHg，体温：39.7℃を示していた．この時点で上級医に「けいれん重積であるが，抗けいれん薬ですみやかに鎮痙できました！現在はバイタルも安定しています」と連絡したが….

20分後，採血と同時に行った静脈血液ガス分析ではpH 7.270, PaCO$_2$ 92 mmHgと高二酸化炭素血症を認めた．

気道狭窄音は聴取していなかったが，改めて呼吸を確認すると呼吸数は8回/分，呼吸は浅く肺空気流入は良好とは言えなかった．慌てて補助換気を行い，気管挿管の準備と上級医を呼び出すことになった．

この症例はSpO$_2$モニターの値で安心してしまった典型的な換気不良型の呼吸不全である．呼吸を評価するとき，つい数値化されていない二酸化炭素の存在を忘れるものである．しかし二酸化炭素におけるモニターは診療医自身である．血中の二酸化炭素分圧を確認するまで，そして確認した後も，聴診器で定期的に呼吸数や肺胞の換気量をモニタリングし，**二酸化炭素を「感じ続ける」**ことが重要である．

文献・参考文献

1) 「Rogers' Textbook of Pediatric Intensive Care, 5th ed」（Nichols DG, et al, eds), pp641-669,
2) 「PALSプロバイダーマニュアル AHAガイドライン2010準拠」（American Heart Association/著），シナジー，2013
3) 「やさしイイ血ガス・呼吸管理―ベストティーチャーに教わる人工呼吸管理の基本と病態別アプローチ」（長尾大志/

著),日本医事新報社,2016
4)「ウエスト呼吸生理学入門:正常肺編」(West JB/著,桑平一郎/訳),メディカル・サイエンス・インターナショナル,2009
5)「徹底ガイド 小児の呼吸管理Q&A 第3版」(植田育也/編),総合医学社,2016
6)「小児の呼吸管理―その常識は正しいか?―」(植田育也/特集編集),救急・集中治療,Vol 28 No 9・10,2016

プロフィール

野澤正寛(Masahiro Nozawa)
済生会滋賀県病院救命救急センター救急集中治療科小児救急部門
「誰が子どもを救命するのか」この答えは地域によって異なります.われわれは県内で防ぎ得た子どもの死をゼロにするために,小児救急医がドクターヘリやドクターカーで現場に向かうだけでなく,県内の病院にも向かい,現地のスタッフとともに救命にあたっています.興味のある方は一度見にいらしてください.

第2章 緊急度の評価

5. C（循環）の評価と管理

後藤　保

Point

- 「C（循環）の評価」=「ショックの有無」の評価である
- 「ショック」=「血圧低下」ではない
- ショックは急速に進行して心停止に陥る可能性がある
- 早期の認識と迅速な介入が，ショックの小児の予後を改善する

はじめに

　救急診療の場面で循環を評価するということは，すなわち**ショックの有無を評価する**ことである．ショックとは，組織の代謝需要と比較して酸素と栄養の供給が不十分なことから生じる危機的な状態であり，ショックそのものの定義は，血圧測定値とは無関係である．ショックによる末梢循環不全が進行すると細胞や臓器に不可逆的な障害が生じ，急速に心肺機能不全へと進行し心停止となる．加えていったん乳児や小児が心停止に陥った場合の転帰は不良である[1]．そのため，早期の段階で的確にショックの兆候を評価し，その評価に基づき適切な介入が必要となる．重症小児の予後改善のためには，ショックは決して見逃してはならない病態である．

1. ショックの病態

　ショックとは，組織における酸素や栄養物質の需要と供給のバランスが破綻した状態である．ショックに陥ると，生体はまず重要臓器（脳や心臓など）への供給を維持するための代償機序を活発化させる．ここで，酸素供給に影響する因子を図1に示す．酸素供給量は心拍出量と酸素含有量の積で規定されており，心拍出量は1回拍出量と心拍数の積で規定されている．そのため，生体はショックに陥ると代償機序として，まず心拍数を増加させることで心拍出量を増加させ，酸素供給量を維持しようとする．これがショックで頻脈が生じる機序である．なお，成人と比較して小児では心腔内容積が小さく，心拍出量の増加の大部分はこの心拍数増加に寄与している．続いて末梢血管抵抗を増加させ，重要臓器以外の組織（皮膚，腎臓，腸管や骨格筋など）の血流を低下させることで，重要臓器の血流を優先的に維持しようとする．これが，臨床所見として末梢冷感やチアノーゼ，毛細血管再充満時間（capillary refilling time：CRT）の延長を生じ，尿量減少や乳酸値上昇をきたす機序である．図2にショックの血行動態を示す．生体はまず前記の代

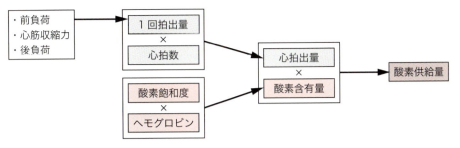

図1 酸素供給に影響を与える因子
文献1を参考に作成

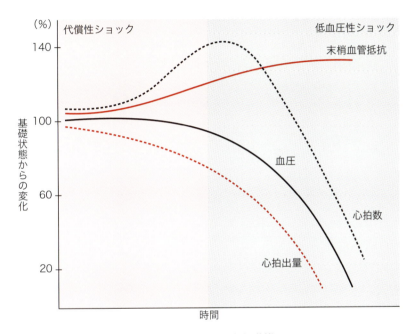

図2 ショックの血行動態

償機序を駆使して心拍出量や血圧を維持するが,代償が追いつかなくなると心拍出量や血圧が低下し,急速に心停止に陥る.この代償機序が働いている状態を代償性ショックといい,代償機序が追いつかなくなり血圧が低下した状態を低血圧性ショックという.小児は,前記のように心拍出量増加が心拍数に依存しているため,心拍数が低下しはじめたら血圧低下は急激に進行する.低血圧性ショックは**心停止が切迫している状態**であることに留意する.

2. ショックの分類

　ショックの分類には① **重症度別分類**と② **タイプ別分類**とがある.**3.**に後述する一次評価におけるC(循環)の評価により,重症度別分類が可能である.タイプ別分類は,二次評価における全身評価に基づき行う.

表1 ショックの兆候とその要因

【第一印象】

	ショックの兆候	要因（代償機序）
意識	ぐったり	脳灌流低下
呼吸	頻呼吸	代謝性アシドーシスに対する呼吸性代償
皮膚色	蒼白，まだら模様	末梢血管抵抗の上昇

【一次評価】

		ショックの兆候	要因（代償機序）
A（気道）/ B（呼吸）	気道	開通が維持できない	脳灌流低下
	呼吸数	頻呼吸	代謝性アシドーシスに対する呼吸性代償
	呼吸パターン/胸壁の運動	呼吸努力（鼻翼呼吸・陥没呼吸）	心原性・閉塞性に伴う肺水腫
	呼吸音	湿性ラ音	心原性・閉塞性に伴う肺水腫
C（循環）	脈拍数	頻拍	心拍出量低下に対する心拍数増加による代償
	末梢の脈拍の触知	脈拍微弱（脈圧の狭小化）	末梢血管抵抗の上昇
	皮膚色	蒼白，まだら模様	末梢血管抵抗の上昇
	末梢冷感/冷汗/CRT	冷たく湿った皮膚，CRT延長	末梢血管抵抗の上昇
	血圧測定	血圧低下はショックの末期状態	—
D（神経学的所見）	意識レベル/瞳孔径/対光反射	意識レベル低下	脳灌流低下
E（外表所見）	外表所見/体温測定	—	—

文献2より引用

1 重症度別分類

前記の**代償性ショックと低血圧性ショックに分類される**．ショックの兆候とその要因を表1に示す．これらの兆候が出現しているが，血圧が正常範囲内であるものを代償性ショック，血圧が正常範囲外まで低下しているものを低血圧性ショックという．

●ここがポイント

低血圧性ショックは心停止が切迫する状態であり，代償性ショックの段階での早期認識と迅速な介入が必要である！

2 タイプ別分類

ショックのタイプには，**循環血液量減少性ショック，閉塞性ショック，血液分布異常性ショック，心原性ショックがある**．それぞれの病因に基づき疾患特異的な管理を要する場合があり，注意が必要である．詳細は成書を参照されたい．

3. ショックの評価と管理

1 ショックの評価

　PALS（Pediatric Advanced Life Support）のSystematic Approach Algorithmに基づき，ABCDEの順で身体所見と症状，バイタルサインの評価を中心に行う（一次評価，表1）．詳細は第2章-1，2に譲るが，A（気道），B（呼吸）の評価に引き続き，C（循環）の評価を行う．

1) 評価項目

　C（循環）の評価項目は，①心拍数とリズム，②脈拍の触知，③毛細血管再充満時間（CRT），④皮膚色，皮膚温，⑤血圧の測定，である．

2) 評価の手順

> **症例**
> 　発熱，ぐったりを主訴に救急外来を受診した10カ月男児．トリアージでSpO$_2$：100％（室内気），脈拍数：198回/分，呼吸数：48回/分であり，トリアージナースが救急初療室に運び込んできた．A（気道），B（呼吸）の評価に引き続き，C（循環）の評価を開始した．

① 上腕動脈（1歳以上の小児は橈骨動脈で可）を触れて脈拍が触知可能かを評価する．上腕動脈の触知は弱い．

② そのまま触れた動脈でリズム不整の有無および大まかな心拍数を計測する．リズム不整はなく，脈拍は1秒に3〜4回くらい拍動しているため，210回/分程度の脈拍と推測した．

③ 次に患者の四肢を心臓よりやや高く上げ，持ち上げた四肢の皮膚や爪床を数秒圧迫した後にすばやく離し，押した部分の皮膚の色がもとに戻るまでの時間（CRT）を測定する．患者の母指の爪床で測定したところ，CRTは3秒であった．

④ 触った皮膚の冷感（冷汗）の有無を確認し，そのまま全身を見渡し，手足の末梢にチアノーゼが出ていないかを観察する．患者の皮膚は冷たく湿潤しており，手足の末梢は青みがかったチアノーゼが出現している．

⑤ 血圧計を用いて血圧を測定する．ナースに血圧測定を依頼したところ，血圧：55/28 mmHgとの報告を受けた．

3) 評価に基づいた判断

　これらの所見から，ショックの有無を判断する．①動脈の触れが弱い，もしくは触れない，②頻脈がある，③CRTが2秒以上に遷延している，④皮膚の冷感，湿潤がある，末梢の皮膚にチアノーゼがある，⑤血圧が正常範囲内から逸脱している，などの所見が1つ以上ある場合はショックを疑い躊躇なく迅速に介入を開始する必要がある．また，ここで目の前の患者のショックが代償性か低血圧性かの重症度分類が可能となる．なお，小児の脈拍と血圧の正常値に関しては，表2，第2章-2をご参照いただきたい．本患者は①〜⑤すべてに異常所見（ショックの兆候）があり，低血圧も認めるため低血圧性ショックと判断し，緊急対応を開始した．

2 ショックの管理

　前記の一次評価をもとにショックの判断と重症度分類を行い，心停止を防ぐために迅速な介入を開始する．また，急激に進行する病態への対応や疾患特異的な管理を要するため，複数人の医療者，特に上級医や専門医の応援を呼ぶことが重要である．

表2 小児のバイタルサインの正常値

	呼吸数（回/分）	心拍数（回/分）	収縮期血圧（mmHg）
出生〜3カ月	30〜60	90〜180	〜1カ月　　60以上 1カ月〜1歳　70以上
3〜6カ月	30〜60	80〜160	
6カ月〜1歳	25〜45	80〜140	
1〜3歳	20〜30	75〜130	（70＋年齢×2）以上
3〜6歳	16〜24	70〜110	
6〜10歳	14〜20	60〜90	

文献1, 3を参考に作成

●ここがポイント

「ショックの子がいます．誰か手伝ってください！」の一言が，患者だけでなく自分をも救ってくれる！

初期対応の基本は，その他の緊急疾患と同じくA（気道），B（呼吸），C（循環）の安定化を図ることであるが，ショックの初期対応としては，まず1）高濃度酸素投与と2）輸液路確保・輸液療法とがあがる．

1）高濃度酸素投与

後述のAdvanced Lectureの項で触れるが，酸素供給量に対するPaO_2（動脈血酸素分圧）の関与はわずかである．しかし，わずかでも酸素供給量を増加させるため，まずは高濃度酸素投与を開始する．**リザーバー付き酸素マスクで100％酸素を10 L/分以上の流量**で投与する．呼吸不全を呈している場合は補助呼吸を躊躇せず行う．

2）輸液路確保・輸液療法

心拍出量を増加させるために大量輸液や薬剤投与を必要とすることがあり，24Gと言わず**可能な限り太い静脈留置針を用いて静脈路確保を行う**．2本目，3本目と複数の静脈路の確保も検討する．末梢血管からの確保が基本であるが，末梢静脈路が確保困難な場合には，末梢静脈確保に固執したり，中心静脈路の確保を試みていたずらに時間を費やすよりも，すみやかに骨髄針による骨髄路の確保を行うべきである．

●ここがポイント

末梢静脈路が確保困難な際は，骨髄路確保を躊躇しない！

輸液路を確保ししだい，輸液療法として，**等張晶質液 20 mL/kgを5〜20分かけてボーラス投与**を行う[1]．ただし，心原性ショックや重度の心機能障害が疑われる場合には，輸液量と輸液速度の調整を要することがあるため，輸液療法開始後に**くり返し再評価**を行い，状態の変化に留意すること，また二次評価に基づきタイプ別分類を早期に行うように心がける．

その他にも，循環の指標となる尿量のモニタリングのために膀胱留置カテーテル挿入や，必要に応じて観血的動脈圧測定のための動脈ライン確保を追加する．

Advanced Lecture

　ショックは酸素需要と酸素供給のバランスの破綻である．下記は需要と供給それぞれに関するもう一歩踏み込んだ内容である．さらに深めたいと思われる方は，参考文献の欄にあげたような成書などを参照いただければ幸いである．

1 酸素需要

　すべてのショックにおいて，**酸素需要を減少させることによって需要と供給との不均衡を是正することができる**．ショックでは，呼吸仕事量の増加や発熱，疼痛，不穏・興奮などによって酸素需要が増加していることが多いため，鎮静・鎮痛や補助換気，気管挿管と人工呼吸などを行うことで酸素需要を減少させることができる．ショックの基本的な対応に加え，病態や重症度に応じて上記を考慮する．

2 酸素供給

酸素供給に関しては，下記の2つの式から考察すると理解しやすい．

$$酸素供給量（DO_2）= 動脈血酸素含有量（CaO_2）\times 心拍出量（CO）$$
$$動脈血酸素含有量（CaO_2）= 1.39 \times Hb \times SaO_2 + 0.003 \times PaO_2$$

　Hb：ヘモグロビン，SaO_2：動脈血酸素飽和度，PaO_2：動脈血酸素分圧

　心拍出量を増加させて酸素供給量を増加させることだけでなく，もう1つの手段として，動脈血酸素含有量を増加させることで酸素供給量を増加させることができる．すなわち，赤血球輸血を行いHbを上昇させることが，ショック離脱に寄与する可能性がある．Hbの具体的な目標数値に関してはさまざまな議論があるが，貧血や失血がショックの原因と思われる場合や，輸液抵抗性ショックの場合などの次の手段として，輸血を行って酸素供給量を増加させることが有効であった症例をしばしば経験する．

おわりに

　小児診療の場面では，ショックを呈する疾患に遭遇する機会は決して多くないことに加え，低年齢の患者になるほど啼泣による影響で循環の評価が困難な場合が多く，ショックを意識して評価を行わないと見逃してしまうリスクが高い．具体的には，ショックによる頻脈と意識障害による不穏から啼泣している乳児を，われわれ医療者の診察によって「啼泣して脈拍が正常範囲を逸脱しているだけである」と思い込んでしまった場合，その後の対応が後手に回ることになる．そのため，小児診療の場面では常にショックを念頭において診療にあたることが重要であり，重症小児の予後を大きく改善することにつながる．

> **Dr.後藤のクリニカルパール**
> **保護者の「いつもと同じ」というフレーズは信用しない**
>
> 小児救急の場面では,"保護者の「いつもと違う」を疎かにしない"は昔から言い伝えられている小児救急のクリニカルパールである.一方,その逆で「いつもと同じ」と言われれば安心してしまいがちだが….
>
> 【症例】1歳4カ月女児
>
> 【主訴】発熱,ぐったり
>
> 【経過】2週間前から活気なく寝転んでばかりいるようになった.3日前から発熱し,2日前に当院を受診した際に顔色が異様に白いことが気になったが,母親が「いつもと同じ」と言ったため,精査は行われず帰宅とした.その後も発熱が持続し,ぐったりしてきたため救急外来を受診した.受診時に頻呼吸,頻脈,高血圧,全身に著明な浮腫を認め,血液検査ではHb 2.6 g/dLの貧血があり,心エコーと胸部X線写真で心拡大,高拍出性心不全の所見を認めた.母親の聴取で,生後2カ月から牛乳を摂取開始し,直近では1日1L以上摂取していたことが判明した.血液検査結果と併せて重度の牛乳貧血による心不全と診断した.
>
> 【まとめ】牛乳貧血は牛乳の過量摂取により生じる鉄欠乏性貧血であり,緩徐に進行する.このように緩徐に進行する病態では,保護者は症状の進行に気づかず「いつもと同じ」と思っている可能性がある.救急診療の場面で生じた臨床上の疑問は,納得できるまで真摯に追求する姿勢を崩さないことが大切と痛感した症例であった.

文献・参考文献

1) 「PALSプロバイダーマニュアル AHAガイドライン2010準拠」(American Heart Association/著),シナジー,2013
2) 井手健太郎,六車 崇:ショックの認識と管理.小児科診療,5:735-741,2013
3) Canadian Association of Emergency Physicians:Implementation of Canadian Pediatric Emergency Triage and Acuity Scale. Can J Emerg Med, 3:1-32, 2001

●参考文献・もっと学びたい人のために

4) 「日本版PALSスタディガイド 改訂版―小児二次救命処置の基礎と実践 ECCガイドライン2010準拠」(宮坂勝之/翻訳・編集・執筆),エルセビア・ジャパン,2013
5) 「小児の救急診療Q&A―PALSに基づいた考え方と実践―」(櫻井淑男/編),小児科学レクチャー,1巻3号,2011
    ↑2冊ともAHA PALSをさらに深める内容が充実している.加えてスタディガイドでは日本の現状に則してG2010日本版(JRC)との整合性について調整,解説がなされているため,より実践的である.
6) 「PFCCSプロバイダーマニュアル」〔米国集中治療医学会(SCCM)/著,植田育也,安宅一晃/監訳〕,メディカル・サイエンス・インターナショナル,2015
    ↑PALSの内容から一歩先へ進み,小児救急医療から集中治療へとつながる基礎的な内容が解説されている.PALSの次にはこのコースの受講もおすすめ.

プロフィール

後藤　保（Tamotsu Gotou）
公立豊岡病院但馬救命救急センター

小児救急・集中治療医学

私事ですが，卒後10年目，アラフォーとなり，「不惑」へのカウントダウンが始まりました．ここまで道に迷うことも多々ありましたが，思い返せばそれぞれの分岐点には必ず導いてくださる「人」がおられ，その「人」達の導きのおかげで，僕なりの「不惑」を後悔なく迎えることができそうです．「人との出会い」が医師として，人間としての成長を促してくれますので，皆さんも「人との出会い」を大切に，自分なりの目標をもって「不惑」をめざしていただければと思います．

第2章 緊急度の評価

6. D（神経）の評価と管理

小山泰明

> **Point**
> ・保護者の「いつもと何か違う」という訴えを信じよう！
> ・泣き止まないときは年齢相応のキャラクターや興味のある話をしてみよう！
> ・小児のGCSも成人と同じ！
> ・まずはA・B・Cの安定化に尽きる！血糖値や虐待にも注意！

はじめに

　小児，特に乳児の診察では痛いところをしゃべってもらえないし，ずっと泣き続けていて保護者の声も聞き返さなければならないこともあり，イライラすることも多いのではないだろうか．しかし，保護者にこちらの味方になってもらい，協力してもらうと，あら診察しやすくなるじゃない！子どもはしゃべることができないかわりに，全身を使って「助けて」とアピールしている．みんなは五感を使って，子どもの訴えを見つけてあげよう！「子どもは見た目が100％！」である．
　保護者の前で本を見ながら…にならないように，Dの評価ができるようになろう．そしてPALSアプローチに沿って，まずABCを安定化させよう．

> **症例**
> 　9カ月の女児．発熱を認め，泣き止まないので救急外来を受診した．診察時は泣き止んでいるが，母親は，ぼーっとしていて何かおかしいという．ベッドで診察しても泣いて頻脈だし，よくわからない．明らかな麻痺はなさそうだし，発熱でぼーっとしているだけかなと考え，ウイルス感染症として解熱剤を処方し帰宅させた．翌日，意識障害で救急搬送，尿路感染症による敗血症性ショックであった．

1. 保護者をうまく味方につけよう

　保護者の誰もが自分の子どもはかわいいもの，心配するのも当然である．今は核家族でちょっとしたことでも心配して，救急車で来院することもある．ここで，怒ってはいけない．みんな最初はわからない，だから受診するのである．保護者の心を理解しながら，どのような場合は来な

くてよいか，教育する心をもってもらいたい．

　心配しながら来る保護者は，「いつもと泣き方が違う」「いつもの元気がない」と訴える．そこで，「ただ泣いているだけじゃん」と思ってはいけない．保護者の心配や子どもの様子を考慮し，プライマリ・ケア医が異変を直感した場合は重症感染症であるリスクが高く（尤度比25.5），プライマリ・ケア医の直感と最も強い関連を示した臨床徴候は，子どもの全身状態（眠気，笑わない），異常呼吸，体重減少，けいれんである．さらに，最も強い背景因子は「両親のこれまでとは様子が違う」という懸念であった（オッズ比36.3）[1]．保護者の「いつもと何か違う」という訴えは，決して甘く見てはいけない．

●**ここがポイント：「いつもと何か違う」をもっと詳しく聞いていこう！**
「"何か"違う」というのを掘り下げて，いつもと"何が"違うのかを聞いていこう．具体的な場面を聞くと，そこから麻痺やけいれんなどのヒントが出てくることがある．特に重症心身障害をもっている子どもは，普段のレベルを把握し比較することが重要である．

　泣いている子どもをどう観察するのか．これは不穏の高齢者をどう観察するかに似ている．会話が成立しない，身体所見がうまくとれない，といった不穏の高齢者で苦労したことはあるのではないだろうか．しかし高齢者でも家族が声をかけると，聞きなれた声で落ち着いてくる．家族がいつもとの違いを言ってくれる．泣いている子どもも同じで，保護者が声をかけたり，保護者の腕やひざの上に座らせたりすると落ち着くこともある．抱っこしていたとしても，背部からの聴診や腹部所見をとるなどやりようがある．泣いているからどうしたらいいかわからない，ではなく，泣かせないようにどうするかを考えて診察しよう．

2. 年齢にあったコミュニケーションをしよう

　保護者と話していると子どもも警戒心がとれて，会話が成り立つことも多い．発達を知ることで，年齢に応じた言葉を用いて，コミュニケーションをとることができる（表1）．

1 乳児期

　乳児期は急速な変化を遂げる．生後3カ月には笑顔を見せ，視線を合わせ，声に反応し追視もする．強く吸い付き，短時間ならガラガラを握る．生後6カ月には座り，9カ月にはハイハイをし，1歳には歩きはじめる．しかし個々で成長のスピードが違うため，普段の発達も知る必要がある．

2 幼児期

　幼児期は歩いたり走ったり，好奇心旺盛である．単語や熟語を話し，「あれなぁに？」と尋ねることが多い．簡単な指示にも従うが，大げさな笑顔や表情は避けよう．子どもにとっては大声で言われているのと同じである．処置する際も正直に「これは痛いよ」「泣いてもいいからね」などと声をかける．指しゃぶりの手を開いて，静脈路を確保することを避けることも必要である．

3 就学前児童期

　就学前児童期は，してほしいことがあればそれが何かを伝えることができる．「どうして？」と何回も問いかけてくる．

表1 年齢ごとの発達とコミュニケーションの方法

年齢	発達	主な恐怖感	有用な方法
乳児期 （0～1歳）	・言葉は非常に少ない ・両親を一部分のように感じている ・いつもと違う環境に敏感（不安が強い）	・両親との分離	・両親を視界に置く ・空腹を避ける ・温かい手で触れる
幼児期 （1～3歳）	・自分で話す言葉より聞いて理解できる言葉の方が多い ・自己主張したがる	・短時間の両親との分離 ・痛み	・言葉によるコミュニケーションを保つ ・可能ならば両親と一緒に診察する
就学前児童期 （3～5歳）	・考えや気持ちを表現する能力に優れている ・空想や魔法的な発想をもつ	・長時間の両親との分離 ・痛み	・表現を受け入れる ・空想したり遊んだりするのを促す ・治療への参加を促す
学童期 （5～10歳）	・完全に発達した言語 ・体の構造について理解する ・推論したり妥協したりできる	・外見がかわること ・死	・処置について説明する ・病態生理や治療について説明する ・予想されるよい結果を伝える ・身体に関する恥じらいを尊重する
思春期 （10～19歳）	・自己決定，意思決定，仲間が重要	・自主性を失うこと ・仲間から受け入れられないこと ・死	・自主性を尊重する ・仲間に受け入れてもらう ・選択肢を出す

文献2を参考に作成

4 学童期

学童期は，どこの具合が悪く，どのように受傷したかを話すことができ，コミュニケーションはそれほど大きな問題にはならない．むしろ本人に意思決定に関与してもらい，処置に関しても正直に話すべきである．ごまかしは信頼を失う．

5 思春期

思春期は，難しい年ごろだが，自主性を尊重し，同じ目線に立って説明し，仲間として受け入れてもらい，意思決定をしてもらうことが重要である．

> ●ここがポイント：人気のアニメやマンガにアンテナを立てておこう
>
> 泣き止まないときや処置するときは，アニメやマンガの話題や人形などを用いるとうまくいくときが多い．幼児期は，不動のアンパンマンやドラえもん，最近はワンワンもよくでてくる．就学前児童期や学童期では，○○レンジャーや仮面ライダー，ウルトラマン，ドラゴンボールもまだまだ通用する．アニメの話をしたり，絵をかいたりすると，子どもの警戒心がとれる．

表2 AVPU小児反応スケール

A	意識清明（Alert）	覚醒している，親や周囲の刺激に適切な反応をする
V	声に反応（Voice）	名前を呼んだり，大声をかけると反応する
P	痛みに反応（Painful）	指をつねるなど，痛み刺激にだけ反応する
U	反応なし（Unresponsive）	どんな刺激でも反応しない

表3 GCSの比較

反応		点数	成人・学童	小児	乳児
E	開眼	4	自発的に	自発的に	自発的に
		3	呼びかけで	呼びかけで	呼びかけで
		2	痛みで	痛みで	痛みで
		1	開眼せず	開眼せず	開眼せず
V	音声	5	見当識あり	年齢にふさわしい単語・会話*	**機嫌よい発語**
		4	混乱した会話	混乱した単語・会話	**不機嫌，啼泣**
		3	不適切な発語	不適切な発語	**痛みで啼泣**
		2	理解不能な発語	うめき声	**痛みでうめき声**
		1	発声なし	発声なし	発声なし
M	運動	6	指示に従う	指示に従う	**自発的，目的をもった動き**
		5	疼痛部位に移動	疼痛部位に移動	**触ると逃避**
		4	疼痛部位から逃避	痛みで逃避	痛みで逃避
		3	除皮質肢位	除皮質肢位	除皮質肢位
		2	除脳肢位	除脳肢位	除脳肢位
		1	体動なし	体動なし	体動なし

太字が成人と違うところ
＊例えば3歳くらいであれば自分の年齢を言えたり，5歳くらいであれば先生やクラス名，"ちっくんする場所"などが言える．年齢に合わせた日常会話や単語が言えるかで判定する

3. 神経学的評価（AVPU，GCS）

　PALS（pediatric advanced life support）アプローチでは第一印象で意識を評価する．数秒で生命を脅かす状態であればすぐに蘇生を行う．

　一次評価における"D"（disability）が神経学的評価である．簡易的には「AVPU小児反応スケール」（表2）を用いて声による反応で大脳機能を，対光反射で脳幹機能を評価する．

　GCSはもともと頭部外傷で使われていたスケールだが，小児領域でも「小児GCS」（表3）が小児頭部外傷に有用であると報告されている[3]．外傷にとどまらず，非外傷性小児にも最も広く使用されているスケールである．初診時GCSは予後予測因子として，低酸素性虚血性脳症[4]，ウイルス性脳炎[5]などでもGCS5以下で予後不良と報告されている．AVPUはGCSの「E（開眼）」の部分にあたる．乳児や小児のGCSまでは覚えられないというかもしれないが，成人との違いを覚えれば難しくはない．覚えなくてもよいのでラミネートして見ながら確実に評価しよう．

4. 管理

成人と同様に，気道，呼吸，循環に対する早期介入，早期安定を行い，二次的脳損傷をいかに最小限にするかが重要である．

1 気道管理

気道管理では，意識レベルがGCS8点以下では嘔吐で誤嚥する危険があるため，気管挿管を考慮する．けいれんを止めるために鎮静薬を使ったが上気道閉塞をまねき，気管挿管を回避したいからと拮抗薬を用いてはいけない．再度けいれんする可能性があるからである．

2 呼吸管理

呼吸管理は，低酸素を避けるために初期対応の際には100％酸素投与をする．成人のように脳梗塞や心肺停止蘇生後で高いPaO_2での管理が有害を示唆することは，小児では示されていない．$PaCO_2$は35〜40 mmHgとし，過換気を避ける．

3 循環管理

循環管理では，ショックで意識レベルが低下するため，ショックの治療を優先する．小児では肝臓でのグリコーゲンの貯蓄が少ないため，低血糖になりやすい．血糖値1 mg/dLの細菌性髄膜炎による心肺停止も経験したことがある．インスリンを使っていなくても，成人と同様に必ず低血糖は除外しよう．

4 その他

虐待はもちろん忘れてはいけないが，保護者は虐待している事実を発見されることを恐れとても心配する．だから医療者は見逃してしまうのである．保護者をうまく味方につけるが，客観的な視点を忘れず虐待は必ず頭の片隅におきながら診察しよう．

Advanced Lecture

■ 新生児や乳児の神経学的所見

国家試験前には○○反射などたくさん覚えたと思うが，すっかり頭から抜けているのではないだろうか．ここで，救急外来でも簡単にとれる有名な所見を復習しておこう（表4）．

他にも，顔をしかめる（3〜6週），意味のある笑い（5〜8週），首のすわり（5〜8週），発声・目線を固定する（6週）なども知っておくといいだろう．

最後に，髄膜刺激徴候としてみられる項部硬直は，乳児や小児では自発的に抵抗してしまい信頼できない．むしろ，重度の髄膜刺激徴候のある乳児は頸と体幹が後ろに過伸展する，後弓反張が出ているかを観察しよう．Kernig徴候も3歳以上の小児では評価することができる．大泉門（〜2歳）も泣いていると判断できない．泣かせずにそっと観察しよう．そして忘れてはいけないのは，髄膜刺激徴候は髄膜炎だけでなく，肺炎や扁桃炎，中耳炎，頸部リンパ節炎などでもみられる．総合的に判断しよう．

表4　新生児・乳児の神経学的所見

反射・反応	所見
引き起こし反応（新生児期）	両手をつかんで坐位まで引き起こす．筋緊張があれば上肢を屈曲し，首がすわってなくても引き起こすに従い一瞬首が座ったように見える
手掌把握反射（〜2カ月）	反射で握ること．手掌の尺側の表面をそっとなでると握っていたのを開く
歩行反射（〜2カ月）	両手で乳児を支え，両足を物の表面におろすと，足の裏に加わった圧力に反応して，下肢が急に伸展する．その後，前のめりにすると下肢を屈曲して前進しようとする
Moro反射（〜5カ月）	乳児を仰臥位で前腕と手の上に乗せ，頭を支えながら数cm落とすと，左右対称的に上肢を外転→伸展→屈曲する．左右差あるか反応なければ問題
非対称性緊張性頸反射（〜6カ月）	乳児を仰臥位で寝かせて，頭をゆっくり右左に90°回すと，顔面と同じ側の四肢は伸展し，フェンシングの姿勢をとる
足趾把握反射（〜10カ月）	反射で足趾が曲がる

おわりに

　子どもは会話ができないかわりに症状を体で訴えている．五感をフル活用し，子どもの訴えを見つけよう．成人と違う点を把握すれば，アプローチや対応は成人と変わらない．逆にPALSアプローチは成人にも応用できる．帰宅する際，「ハイタッチ！」や「バイバイ！」しながら歩いて帰ってくれれば，神経も良好！こちらもうれしいものである．

Dr.小山のクリニカルパール
心筋炎は忘れたころにやってくる

　1歳児，嘔吐と不機嫌，母親の「何かおかしい」を主訴に来院された．頻脈を認め，採血でも乳酸値だけ高値であった．心エコー検査ではEF20％台，心筋炎であった．そして，小児科に挿管を任せたら，鎮静だけで気管挿管しようとしたところ，喉頭の刺激により心室細動を引き起こした．

　心筋炎は胃腸症状や呼吸器症状など，非特異的な主訴で来院するのが40％を占める．そして，気管挿管が必要な場合，鎮痛を行わないと致死性不整脈を誘発する．しかもショックの場合は鎮痛薬を徐々に使用しないと，それだけで心肺停止になる．稀であり，出会った際には医師の神経がとてもすり減るが，見逃してはいけない疾患である．

文献・参考文献

1) Van den Bruel A, et al：Clinicians' gut feeling about serious infections in children：observational study. BMJ, 345：e6144, 2012
2) 「救急救命スタッフのための小児ITLS 第2版」（J. E. キャンベル，他/編著，ITLS日本支部/監訳），メディカ出版，2011
　↑日本で唯一の小児外傷に特化したコースの教科書．病院前救護にもかかわる医療者はぜひ読んで受講してほしい．
3) Holmes JF, et al：Performance of the pediatric glasgow coma scale in children with blunt head trauma. Acad Emerg Med, 12：814-819, 2005
4) Mandel R, et al：Prediction of outcome after hypoxic-ischemic encephalopathy：a prospective clinical and electrophysiologic study. J Pediatr, 141：45-50, 2002
5) Bhutto E, et al：Prognostic indicators of childhood acute viral encephalitis. J Pak Med Assoc, 49：311-316, 1999

●参考文献・もっと学びたい人のために

6) 「Intensivist Vol.4 No.3 特集 PICU」,メディカル・サイエンス・インターナショナル,2012
   ↑最先端の小児集中治療のイロハが書かれている.小児神経のところも脳炎やてんかん重積の管理が記載されている.
7) 「当直医のための小児救急ポケットマニュアル」(五十嵐 隆/監,伊藤友弥,他/編),中山書店,2014
   ↑小児ERのメッカである,国立成育医療研究センターが中心に作成したマニュアル本.小児外傷まで記載しており,内科だけでなくオールラウンドに診察する小児ERのバイブルと言える.

プロフィール

小山泰明(Yasuaki Koyama)

筑波大学附属病院救急・集中治療科 病院講師

専門:救急・集中治療・蘇生・外傷・熱傷・内科一般

どんな年齢でも疾患でも初療ができるようになりたくて,救急医になりました.自分も小児救急を勉強しましたが,ここ数年で小児救急を,救急医も診る時代になりました.しかし産科救急はまだまだです.最近は産科救急を,救急医も一緒に診る"コラボ医療"を実践できるよう活動しています.茨城は県全体で救急科後期研修医を募集中!「のびしーろ日本一.いばらき県」ぜひ遊びに来てください☆

第3章 よく出会う小児の症候

1. 発熱

手塚宜行

Point

- 熱の高さではなく，全身状態（見た目）とバイタルサインに注目する
- 発熱だけなら怖くない！怖いのは発熱以外にもバイタルサインの異常があるとき！
- 3カ月未満の発熱は，常に重症細菌感染症を疑って対応する
- 解熱剤に過剰な期待をもたない！もたせない！

はじめに

「発熱」は小児が医療機関を受診する頻度の高い症候であり，その多くは自然治癒が期待できるウイルス性疾患である．しかし，そのなかでも医療的な介入を必要とする場合があり，それを見逃さないように対応したい．

1. 敗血症

発熱を考えるうえで，早期発見と医療的介入が必要な点から敗血症（sepsis）の概念の理解が重要である．

成人における敗血症は「感染症に起因する全身性炎症反応症候群（systemic inflammatory response syndrome：SIRS）」と定義されたことからはじまる[1]．この定義は敗血症研究の進歩に大きく寄与し，研究により抽出されてきた問題点をふまえたうえで2016年に敗血症は「感染に対する制御不全の宿主反応によって惹起される生命を脅かす臓器障害」と定義され，敗血症の新しい診断基準として，「sequential [sepsis-related] organ failure assessment score（SOFA）」や「qSOFA（quick SOFA）」が提案された[2]．

小児では2005年に小児の敗血症および臓器不全の定義が発表され[3]，この敗血症の定義が現在も用いられている（表1）．成人では，2016年に定義が変更されたが，小児では定義変更の動きはまだない．

このように成人と小児で敗血症の定義が違っていることに注意が必要である．

表1　全身性炎症反応症候群（SIRS），敗血症（sepsis），重症敗血症，敗血症性ショックの定義

疾患定義	
敗血症	臨床所見から感染が疑われ，かつ以下を満たす ①または④は必須，2項目以上でSIRSと診断 ①中心体温＞38.5℃または＜36℃ ②脈拍数の異常：＞年齢の正常域の2SD ③呼吸数：＞年齢の正常域の2SDまたは急速に人工呼吸器管理が必要 ④白血球数：正常域より上昇もしくは低下，または未熟好中球が10％を超える
重症敗血症	敗血症かつ以下のいずれかを1項目以上を満たす ①心血管系機能障害 ②急性呼吸窮迫症候群 ③2つ以上の臓器障害
敗血症性ショック	敗血症かつ心血管系機能障害

SD（standard deviation：標準偏差）
文献3を参考に作成

表2　年齢ごとのバイタルサインと検査値の異常値

年齢	頻脈 （回/分）	徐脈 （回/分）	多呼吸 （回/分）	白血球数 （×10^3/mm^3）	低血圧 （mmHg）
出生〜1週	＞180	＜100	＞50	＞34	＜59
1週〜1カ月	＞180	＜100	＞40	＞19.5 or ＜5	＜79
1カ月〜1歳	＞180	＜90	＞34	＞17.5 or ＜5	＜75
2〜5歳	＞140	NA	＞22	＞15.5 or ＜4.5	＜74
6〜12歳	＞130	NA	＞18	＞13.5 or ＜4.5	＜83
13〜18歳	＞110	NA	＞14	＞11.0 or ＜4.5	＜90

文献3より引用

2. 全身状態の評価

> **症例①**
> 6カ月男児．早朝から，いつもより何となく不機嫌であったため，熱を測ったところ38.0℃であったため，母親とともに午前中の外来を受診した．

小児は大人と違い，自分の症状を適切に訴えられない場合が多い．そのため全身状態に注意を払いながら診察していく．

1 小児アセスメントトライアングル

小児アセスメントトライアングル（pediatric assessment triangle：PAT）ではappearance（外観），breathing（呼吸状態），circulation to skin（皮膚への循環）をすばやく評価し，1つでも異常があれば早急に介入する．

2 バイタルサイン

最も重要なのはバイタルサインを測定することに尽きる．また小児では年齢によってバイタルサインの正常範囲が異なるため，正常値を手軽に確認できる準備も重要である（表2，第2章-2参照）．

表3 月齢・年齢と細菌性髄膜炎の原因微生物

月齢・年齢	原因微生物 頻度：多 ←――――――――――――→ 少		
出生〜1カ月	・B群溶連菌 ・大腸菌		・リステリア
1〜3カ月	・B群溶連菌 ・大腸菌	・肺炎球菌 ・インフルエンザ菌	・髄膜炎菌
3カ月〜3歳	・肺炎球菌 ・インフルエンザ菌	・B群溶連菌	・グラム陰性桿菌 ・髄膜炎菌
3〜10歳		・肺炎球菌	・B群溶連菌 ・髄膜炎菌
10〜19歳		・肺炎球菌	・髄膜炎菌

文献12，13を参考に作成

症例①のつづき

活気はあり，努力呼吸はなく，皮膚色も問題なさそうであった．バイタルサインを測定したところ，体温：38.2℃，脈拍数：162/分，呼吸数：28/分であった（血圧は暴れて測定ができなかった）．全身状態は落ち着いていると判断し，病歴聴取から診察を行うことにした．

3. 年齢とマネジメントの実際

症例②

2カ月男児．昨日から鼻汁と咳嗽があり，今朝から不機嫌であったため，熱を測ったところ38.6℃であり，母親とともに午前中の外来を受診した．3日前に兄がRSウイルス感染症と診断されている．

発熱した小児を診る際に「年齢」はきわめて重要な因子である．例えば重症細菌感染症の1つである細菌性髄膜炎は，その原因微生物は年齢とともに変化することが知られている（表3）．このように年齢による原因微生物の頻度の違いをふまえ，詳細に病歴聴取と身体診察を行い，検査の必要性と対応を考えていく．

1 3カ月未満

新生児期と乳児期は免疫システムが未熟であるため**重症細菌感染症のリスクが高い**．生後3カ月未満の発熱では菌血症を2.4％，細菌性髄膜炎を0.5％，腎盂腎炎を5.4％，肺炎を3.3％に認めるとされる[4]．そのため特に既往歴のない発熱のわりに元気な患児でも積極的に検査が行われ，各種培養の陰性が確認されるまで画一的に入院のうえ，抗菌薬を投与されることが多い．

1) 1カ月未満

うつ熱を除外したうえで，38℃以上の発熱を認めた場合は全身状態にかかわらずfull sepsis work up（髄液検査・培養，血液検査・培養，尿定性・沈査・培養）を行う．呼吸器症状があれば，胸部X線検査も行う．

治療としてB群溶連菌や大腸菌，リステリアを想定し，入院のうえ「アンピシリン＋ゲンタマ

イシン」もしくは「アンピシリン＋セフォタキシム」を投与する．抗菌薬の投与量は在胎週数や日齢，体重，髄膜炎の有無により異なるため成書[5]で確認する．またゲンタマイシンは投与を継続する場合，血中濃度による投与量調整を行う．最終的な治療薬と治療期間は病原体の種類，感受性，感染巣ごとに成書を確認する．また培養検査などから細菌感染症が否定されれば，すみやかに抗菌薬投与を中止する．

2）1カ月以上3カ月未満

1〜3カ月であっても全身状態が不良な場合は，1カ月未満同様にfull sepsis work upを行う．検査で特に異常を認めなくても，治療としてB群溶連菌や大腸菌に加え，肺炎球菌とインフルエンザ菌を想定し，セフォタキシムやセフトリアキソンの投与を検討する．細菌性髄膜炎が否定できない場合はペニシリン耐性肺炎球菌をカバーするためにバンコマイシンを追加する．

全身状態が良好でも病歴や身体所見から重症感染症の除外は困難なため，検査を実施することが多い．髄液検査は全身状態がきわめて良好で細やかにフォローアップが可能な場合や，発熱のフォーカスがはっきりしている場合は見合わせることもあるが，抗菌薬投与が必要な場合は実施を検討する．

また，呼吸器症状が明らかでRSウイルス迅速抗原陽性であったとしても，尿路感染症が5.4％，菌血症が1.1％に認められることから[6]，呼吸器症状が明らかであったとしてもwork upは実施すべきである．

2 3カ月以上3歳未満

母体からの移行免疫の低下によりウイルス感染症の罹患が多くなり，またワクチン接種が開始される時期である．周囲のsick contactに加えワクチン接種歴，特に結合型肺炎球菌ワクチン（pneumococcal conjugate vaccine：PCV）とインフルエンザ菌b型（*Haemophilus influenzae* type b：Hib）ワクチンの接種有無を確認する．全身状態が不良な場合はfull sepsis work upが必要だが，髄液検査は患者の状態に合わせて実施を検討する．この年齢層では発熱のフォーカスが不明な場合，潜在性菌血症（occult bacteremia）に注意する必要がある．

●潜在性菌血症（occult bacteremia）

PCVとHibワクチンの導入前では，3カ月〜3歳（36カ月）の患児で，39℃以上の発熱，高白血球血症（白血球数≧15,000/μL），発熱のフォーカスが不明な場合の5％に肺炎球菌，インフルエンザ菌の菌血症を認め，無治療の場合髄膜炎をきたすことが知られていた[7]．そのため血液培養が48時間陰性であることを確認できるまで，セフォタキシムやセフトリアキソンで治療されてきた．これを潜在性菌血症という．

PCV，Hibワクチンの導入後の検討は不十分で，肺炎球菌とインフルエンザ菌による潜在性菌血症が減少した現在でもこれまで同様に対応していくのか，議論がわかれるところである．

3 3歳以上

免疫が少しずつ構築されてくるが依然としてウイルス感染症が多い．乳児期に必要なワクチン接種は完了されているかどうか，ワクチン接種歴を確認する．重症細菌感染症の頻度は少なくなるものの，肺炎マイコプラズマなどの罹患頻度は高くなる．全身状態が不良な場合はfull sepsis work upが必要だが，状態に合わせてwork upを行う．

> **症例②のつづき**
>
> PATはよかったが，バイタルサインを測定すると体温：38.8℃，脈拍数：190/分，呼吸数64/分であった．full sepsis work upを実施した．髄液細胞数上昇はなく，髄液塗抹は陰性．尿沈査で多数の白血球，尿塗抹でグラム陰性桿菌を認めた．腎盂腎炎と診断し，入院加療とした．尿の培養検査で大腸菌が検出された．血液培養と髄液培養は陰性であった．

4. 発熱児の保護者への説明

　発熱により代謝の亢進や酸素需要の増加，心臓・呼吸器系への負担増加などのデメリットがあるものの，Dravet症候群など高体温を避けるべき疾患や重度の熱中症を除き40℃を超える高熱であっても身体，特に脳への影響はないと考えられている．また発熱により細菌やウイルスの増殖速度が遅くなると言われ，歴史的には神経梅毒をマラリアの熱で治療したという報告まであることから[8]，発熱自体にメリットはあると考えてよいだろう．

　しかし小児科医，小児専門の看護師でも発熱による身体への悪影響があると考えているというアンケート調査結果もあり[9〜11]，発熱についての正しい情報を保護者だけでなく，医療関係者のなかでも共有していく必要がある．

● **ここがポイント：保護者に発熱を理解して安心してもらうことが患児のためにも重要！**
・発熱は病気ではなく生理的な反応で，発熱が病気を悪化させることはない！
・発熱によって身体，特に脳への影響はない！

5. 解熱剤の使い方

　6カ月以上の小児では解熱剤としてアセトアミノフェンとイブプロフェンが使用されるが，6カ月未満では一般には使用されないため投与適応を慎重に判断する．アスピリンはインフルエンザ，水痘罹患によるReye症候群との関連があり一般に解熱剤としては使用しない[9]．成人では頻用されているロキソプロフェンなども同様の理由で使用しない．

　解熱剤による重症化予防や死亡減少，熱性けいれん予防の効果は示されていない[9]．そのため解熱剤は患児の状況によりその必要性を判断する（例えば基礎疾患がある，不快の程度が強いなど）．発熱による体力の消耗が強い場合には，解熱剤で熱を少し下げ，その間に食事や水分をとったり，睡眠をとったりするというのもよい使い方である．

　併用療法としてアセトアミノフェンとイブプロフェンを処方するのは，過剰投与の危険性と，解熱剤を使っても熱が下がらないという「熱恐怖症」を子どもや保護者にもたらす可能性があるため推奨されていない[9]．

● **ここがポイント：保護者に解熱剤の限界を理解してもらうことが重要！**
・解熱剤は患児の状況をみながら使用してもよいが，もともとの病気を治すものではない！
・熱性けいれんを予防する効果はない！

●処方例
　アセトアミノフェン　1回10〜15 mg/kg，最低6〜8時間空けて
　イブプロフェン　　　1回10 mg/kg，最低6〜8時間空けて

おわりに

本稿の内容さえ知っておけば，きっと余裕をもって小児救急の発熱に対応できる．心に余裕があれば，眠い深夜の受診であっても笑顔で患児と保護者を迎えてあげられる．その笑顔で患児と保護者を仲間にできたら，こっちのもの．より患児に適した医療が提供できるはずだ．

> **Dr. 手塚のクリニカルパール**
> **自宅で発熱があった場合は，救急外来受診時に発熱なくても，発熱があるものとして対応する！**
>
> 症例3
> 　1歳男児．夕方から38℃の発熱を認め，夜間は最高39℃まで発熱を認めた．今朝は38℃の発熱があったため，母親と外来を受診したところ，37.2℃であった．
>
> 　自宅などで発熱を認めた場合，来院までに発汗や外気温の影響で体温が低下していることはよく経験される．また体温を高く測定することは難しいため，自宅などで体温が高かった場合は，基本的に発熱を認めたものとして対応する方がよい．

文献・参考文献

1) Bone RC, et al：Definitions for sepsis and organ failure and guidelines for the use of innovative therapies in sepsis. The ACCP/SCCM Consensus Conference Committee. American College of Chest Physicians/Society of Critical Care Medicine. Chest, 101：1644-1655, 1992
2) Singer M, et al：The Third International Consensus Definitions for Sepsis and Septic Shock (Sepsis-3). JAMA, 315：801-810, 2016
3) Goldstein B, et al：International pediatric sepsis consensus conference：definitions for sepsis and organ dysfunction in pediatrics. Pediatr Crit Care Med, 6：2-8, 2005
4) Pantell RH, et al：Management and outcomes of care of fever in early infancy. JAMA, 291：1203-1212, 2004
5) Edwards MS & CJ Baker：Bacterial Infections in the Neonate.「Principles and Practice of Pediatric Infectious Diseases, 4th Ed」(Long SS, et al, eds), Saunders, 2012
6) Levine DA, et al：Risk of serious bacterial infection in young febrile infants with respiratory syncytial virus infections. Pediatrics, 113：1728-1734, 2004
7) Shapiro ED, et al：Risk factors for development of bacterial meningitis among children with occult bacteremia. J Pediatr, 109：15-19, 1986

8) Solomon HC & Kopp I：Fever therapy. N Engl J Med, 217：805-814, 1937
9) Sullivan JE & Farrar HC：Fever and antipyretic use in children. Pediatrics, 127：580-587, 2011
10) Poirier MP, et al：Pediatric emergency department nurses' perspectives on fever in children. Pediatr Emerg Care, 16：9-12, 2000
11) May A & Bauchner H：Fever phobia：the pediatrician's contribution. Pediatrics, 90：851-854, 1992
12) Tunkel AR, et al：Practice guidelines for the management of bacterial meningitis. Clin Infect Dis, 39：1267-1284, 2004
13) Nigrovic LE, et al：Children with bacterial meningitis presenting to the emergency department during the pneumococcal conjugate vaccine era. Acad Emerg Med, 15：522-528, 2008

プロフィール

手塚宜行（Nobuyuki Tetsuka）
名古屋大学医学部附属病院中央感染制御部
岐阜大学医学部卒業．岐阜県総合医療センター初期研修・小児科後期研修，国立成育医療研究センター感染症科フェローを経て，現職．今は成人の感染症を中心に学んでいます．「発熱」はよくみる症候ではありますが，その奥の深さを日々痛感しています．

第3章 よく出会う小児の症候

2. けいれん

富田慶一, 植松悟子

Point

- 急性脳炎・脳症, 髄膜炎などによる"急性症候性けいれん重積"を逃さない
- 小児の体重ごとの薬剤投与シートをあらかじめ作成しておくとよい
- 小児のけいれんでは外因性の原因（特に虐待）の検索を忘れない

はじめに

　けいれんは, 中枢神経が発達段階にある小児で頻度の高い症候である. 2016年の1年間で当院に搬送された救急搬送患者のうち,「けいれん」や「てんかん」に準じた病名がついたものは, 約27％を占めた. その多くは, 単純型熱性けいれんであり, 治療を要さずに軽快する. 一方で, 頻度は低いが予後不良な急性症候性けいれんが存在する. より重症な転帰となりうるけいれん重積の管理の要点, および急性脳炎・脳症, 髄膜炎などによる"急性症候性けいれん重積"を逃さないための要点を述べる.

> **症例：救急隊からの受け入れ要請**
> 　1歳6カ月男児, 体重10 kg. 昨日から鼻汁と咳嗽が出現し, 本日未明から38.8℃の発熱を認めた. 昼寝中に全身性の強直間代けいれんを発症し, 母親が救急要請した.
> 　救急隊接触時のバイタルサイン：全身性強直間代性けいれんが持続（発症から25分）, JCS：300, 瞳孔径は左右差なく5 mm, 対光反射は両側ともに緩慢. 呼吸数：40回/分. 室内気でSpO$_2$：88％, リザーバーマスクによる酸素投与（10 L/分）でSpO$_2$：92％まで改善. 上腕動脈は触知可能, 心拍数：190回/分. 病院到着まで5分の予定.

1. まずはどう動く？

1 けいれん重積の定義

　けいれん重積状態は「発作停止機構または開始機構の機能不全により起こる発作遷延状態」と定義される. 強直間代発作の場合, 5分以上続くけいれんは自然停止が困難であり, 30分以上続くけいれんでは長期後遺症を合併する可能性がある[1]. このため, 5分以上続くけいれんは, 30分以内を目標にすみやかに鎮痙する必要があり, 救急車の病着前の準備が重要となる.

2 救急車到着までの準備

- **人を集める**：人的資源に応じて，リーダー，気道管理，静脈路確保，薬剤の準備と記録，AMPLE（A：アレルギー，M：内服歴，P：既往歴，L：最終経口摂取，E：簡潔な病歴）聴取など，あらかじめ役割分担を決める
- **物品準備**：モニター（SpO$_2$，心拍，血圧，EtCO$_2$），気道系物品（換気バッグ，マスク，酸素，吸引，エアウェイ，気管チューブ，喉頭鏡），末梢静脈路確保のための物品と輸液，簡易血糖測定器
- **薬剤準備**：ミダゾラムやジアゼパムなど，第1選択薬を準備する

●ここがポイント

小児の気道管理物品や薬剤は体格に合わせて適切なサイズ，投与量を準備する必要があり，救急受け入れ要請の電話の時点で，体重を確認する！

2. 成人と同じところ・違うところ

1 成人と同じところ

- けいれん重積では，準備，ABC（airway：気道，breathing：呼吸，circulation：循環）の維持，可及的すみやかな抗けいれん薬の投与が重要である
- 抗けいれん薬の用法は，成人とほぼ同様である（小児ではプロポフォールは用いない）
- 症候性けいれんの鑑別は多様である

2 成人と違うところ

- 薬剤投与量の体重ごとの計算が煩雑である
- 保護者の不安や動揺が大きい
- 熱性けいれん，軽症胃腸炎関連けいれんという特有の機能性けいれんがある
- 症候性けいれんの鑑別に，虐待，先天性代謝異常が含まれる

> **症例のつづき：けいれんへの対応**
>
> 救急車の病着時，けいれんは持続している．
>
> **■ABCの評価，維持のための介入**
>
> A（気道）：分泌物多い，舌根沈下，上気道の狭窄音あり
> →口腔内吸引，気道確保（下顎挙上，肩枕挿入，経口/経鼻エアウェイ，気管挿管）
>
> B（呼吸）：呼吸は浅く不規則，胸上がりは両側で浅い，陥没呼吸なし，両側呼吸音減弱，ラ音聴取なし，呼吸数：40回/分，SpO$_2$：92％（リザーバーマスク10 L/分）
> →酸素投与，必要に応じてバッグバルブマスクでの補助換気
>
> C（循環）：上腕動脈/橈骨動脈触知良好，皮膚色は蒼白，末梢冷感あり，心拍数：190回/分，毛細血管再充満時間（capillary refill time：CRT）：3秒，血圧：90/50 mmHg
> →静脈路確保（同時に迅速血糖測定）

D（神経）：全身性のけいれん持続，JCS Ⅲ-300，瞳孔径は左右差なく5 mm，対光反射は両側ともに緩慢．両側の眼球上転
E（外表）：体温39.2℃，外傷なし，皮疹なし

けいれんは持続しているが，口腔内吸引，肩枕挿入，用手気道確保，酸素投与により，気道と呼吸は維持された．

静脈路確保とともに迅速血糖を測定．血糖値：180 mg/dLと低血糖なし．

●けいれん重積時の治療プロトコール[2]

【第1選択薬】
- ミダゾラム（ミダフレッサ®）0.15 mg/kg，追加投与0.1〜0.3 mg/kg
- ジアゼパム（セルシン®，ホリゾン®）0.3〜0.5 mg/kg

例：ミダフレッサ® 1 mg/1 mL原液を0.15 mL/kg（0.15 mg/kg）投与
　　※発作消失がなければ5分後に追加投与，無効であれば第2選択薬に移行
　　※呼吸抑制，血圧低下に注意

【第2選択薬】
- ホスフェニトイン（ホストイン®）22.5 mg/kg ※2歳以上
- フェニトイン（アレビアチン®）15〜20 mg/kg
- フェノバルビタール（ノーベルバール®）15〜20 mg/kg

例：ホストイン® 750 mg/10 mLのうち0.3 mL/kg（＝22.5 mg/kg）を生理食塩水（生食）で合計20 mLに希釈し，3 mg/kg/分（＝8分）［※体重≧50 kgでは150 mg/分］以上かけて投与

例：ノーベルバール® 250 mgを生食5 mLで溶解し，うち0.4 mL/kg（20 mg/kg）を生食で合計20 mLに希釈し，10分［※体重≧50 kgでは100 mg/分］以上かけて投与
　　※ホスフェニトイン，フェニトインはフェノバルビタールよりも意識状態に影響が少ない．

【第3選択薬（昏睡療法）】
- ミダゾラム，チオペンタール（ラボナール®），チアミラール（イソゾール）の急速静注および持続静注

例：ラボナール® 300 mg/12 mL原液を0.12 mL/kg（3 mg/kg）を2分間隔で2回静注，続いて0.5〜5 mg/kg/時で持続静注
　　※呼吸，循環，脳波モニタリング（ICU管理）が必須
　　※血圧低下が必発するので細胞外液のボーラス投与や昇圧薬を準備

【静脈路確保困難時】
- ミダゾラム：頬粘膜0.2〜0.5 mg/kg，鼻腔0.2 mg/kg，筋注0.2〜0.5 mg/kg
- ジアゼパム：直腸0.3〜0.5 mg/kg
- 骨髄路確保

【低血糖時（小児では60 mg/dL未満）】
- 0.5 g/kgのブドウ糖投与

例：体重10 kg：20％ブドウ糖25 mL投与

症例の続き

ミダフレッサ® 1.5 mg（1.5 mL）の投与により外見上のけいれんは止まり，ABCは安定した．

再発予防のためホストイン® 225 mg（原液3 mLを生食で20 mLに希釈）を20分で投与し，モニタリングを継続した．

●ここがポイント

小児の薬剤投与量を毎回体重別で計算するのは時間と労力を要する．あらかじめ体重ごとの薬剤投与量シートを作成しておけば非常に有用である（図）．

3. 保護者への説明

小児のけいれんでは，保護者の不安や動揺は大きく，患児の状態や行うべき検査について適宜伝えることが重要である．

例：「薬により，けいれんは止まりました．今は，けいれんの影響，けいれんを止める薬の影響で，眠っている状態です．けいれんが長く続いた背景に，治療が必要な疾患がないか調べる必要があります．頭部CT検査や，髄液検査を行います．髄液検査は，腰の部分に針を刺して髄液を採取する検査で，炎症や細菌の存在を調べます．意識状態がいつも通りになるまで，また，背景に治療が必要な病気はないという結果が出るまでは入院が必要です．」

Advanced Lecture

■ "急性症候性けいれん重積"を逃さないための鎮痙後のマネジメント

鎮痙後は，鑑別疾患（表1）をもとにけいれん重積の原因検索を行う（表2）．

けいれん重積の予後不良（急性期死亡，神経学的後遺症，てんかん発症）に関連する最大の因子はけいれん重積の原因である．中枢神経感染症を除いた熱性疾患に起因する（つまり除外診断である）"熱性けいれん重積"は一般に予後良好であるのに対して，**頭蓋内損傷，中枢神経感染症，脳血管障害，急性脳症，中毒や代謝異常に起因する"急性症候性けいれん重積"は，予後不良である**[2]．

本邦では，けいれん重積発作の原因として，予後良好な"熱性けいれん重積"が49.2～62.7％と多くを占める．一方，予後不良な"急性症候性けいれん重積"も16.9～17.5％を占め，そのなかでも特に急性脳炎・脳症の頻度が高い[4,5]．

"急性症候性けいれん重積"を示唆する所見（**意識障害の遷延を含めたバイタルサインの異常，鎮痙困難または再発するけいれん，検査所見の異常**）を伴う場合は，ABCの安定化，細菌性髄膜炎を想定した抗菌薬投与（セフォタキシム75 mg/kg/回 6時間ごと，またはセフトリアキソン100 mg/kg 24時間ごと＋バンコマイシン15 mg/kg 6時間ごと），中枢神経保護（低酸素血症の回避，高/低二酸化炭素血症の回避，高体温の回避，15～30°の頭位挙上）を行いつつ，管理可能な施設への転送を考慮する．

4 kg	
挿管／麻酔導入	
硫酸アトロピン (0.5 mg/1 mL)	原液 0.2 mL
ドルミカム® 2 mL ＋生食 8 mL（計 10 mL） (10 mg/2 mL)	0.4 mL
フェンタニル (100 μg/2 mL)	原液 0.2 mL
エスラックス® (25 mg/2.5 mL)	原液 0.4 mL
挿管チューブ　サイズ 　　　　　　固定長	ID 3.0 mm カフなし 経口 10 cm/経鼻 12 cm
喉頭鏡ブレード	Mil 0 or 1/(Mac 0)
骨髄針	15 G
中心静脈カテーテル	4 Fr トリプル
膀胱カテーテル	6 Fr
胃管	8 Fr 25 cm固定
胸腔ドレーン	12 Fr
けいれん	
ミダフレッサ® (10 mg/10 mL)	原液 0.4 mL
ラボナール® (300 mg/12 mL)	原液 0.2 mL
ノーベルバール® 1 瓶を生食 5 mL で希釈 (250 mg/瓶) 希釈液 0.8 mL ＋生食 19.2 mL（計 20 mL）	20 mL を 20 分で投与 (60 mL/時)
ホストイン® 1.2 mL ＋生食 18.8 mL（計 20 mL） (750 mg/10 mL)	20 mL を 10 分で投与 (120 mL/時)

10 kg	
挿管／麻酔導入	
硫酸アトロピン (0.5 mg/1 mL)	原液 0.2 mL
ドルミカム® 2 mL ＋生食 8 mL（計 10 mL） (10 mg/2 mL)	1.0 mL
フェンタニル (100 μg/2 mL)	原液 0.4 mL
エスラックス® (25 mg/2.5 mL)	原液 1.0 mL
挿管チューブ　サイズ 　　　　　　固定長	ID 4.0 mm カフなし 経口 12 cm/経鼻 15 cm
喉頭鏡ブレード	Mil 1/(Mac 1)
骨髄針	15 G
中心静脈カテーテル	4 Fr トリプル
膀胱カテーテル	8 Fr
胃管	8 Fr 40 cm固定
胸腔ドレーン	16 Fr
けいれん	
ミダフレッサ® (10 mg/10 mL)	原液 1.0 mL
ラボナール® (300 mg/12 mL)	原液 0.4 mL
ノーベルバール® 1 瓶を生食 5 mL で希釈 (250 mg/瓶) 希釈液 2 mL ＋生食 18 mL（計 20 mL）	20 mL を 20 分で投与 (60 mL/時)
ホストイン® 3.0 mL ＋生食 17.0 mL（計 20 mL） (750 mg/10 mL)	20 mL を 10 分で投与 (120 mL/時)

図　当院の小児救急シート

表1 小児のけいれんの鑑別疾患

頻度の高い疾患	症候性けいれんの鑑別疾患
・熱性けいれん 38℃以上の発熱あり，生後6～60カ月に好発する．下記①～③のいずれも該当せず，熱源が明らかで，意識障害の遷延がなく，全身状態良好なら，単純型熱性けいれんの暫定診断で検査を行わず帰宅可能． ① 焦点性発作の要素 ② 15分以上持続する発作 ③ 一発熱機会内の複数回反復する発作	・中枢／侵襲性感染症 （脳炎，髄膜炎，脳膿瘍，シャント感染，菌血症）
	・頭蓋内損傷（外傷，虐待）
	・中枢神経疾患（脳症，脳血管障害，脳腫瘍，変性疾患）
	・心疾患／けいれん性失神 （心筋炎，先天性心疾患，不整脈，起立性低血圧，迷走神経反射）
・軽症胃腸炎関連けいれん 生後3～52カ月で発症報告がある．軽症の胃腸炎症状（嘔吐／下痢）が先行し，5分未満の二次性全般化をきたす部分発作を24～48時間の間で群発する．発作間欠期の意識は清明である．カルバマゼピン，フェノバルビタール，ホスフェニトイン／フェニトインが奏効する	・急性代謝障害（低酸素，高二酸化炭素，低血糖，低／高ナトリウム，低カルシウム，低マグネシウム，高浸透圧，肝不全，尿毒症，先天代謝異常）
	・内分泌疾患（アジソン病，甲状腺機能亢進／低下症）
	・環境傷害／中毒（熱中症，CO，樟脳，コカイン，鉛，有機リン，銀杏，血糖降下薬，イソニアジド，リチウム，メチルキサンチン，交感神経作動薬，三環系抗うつ薬，局所麻酔薬）
・てんかん，血中薬物濃度低下	
・特発性けいれん	・その他（子癇，ベンゾジアゼピン／アルコールの離脱）

文献6を参考に作成

表2 小児のけいれん重積で必要な検査

適応	検査
けいれん重積で検討～推奨	・血液ガス分析，血算，肝腎機能，電解質（Na, Mg, Ca），CRP，アンモニア ・血液培養，尿検査／培養，髄液検査／培養 ・頭部CT検査
急性脳症，中枢神経／侵襲性感染症，頭蓋内出血疑い	・凝固能検査
抗てんかん薬の内服あり	・抗てんかん薬血中濃度
急性薬物中毒疑い	・尿中薬物スクリーニング
感染接触歴あり	・インフルエンザなどの迅速検査
脳梗塞，急性脳炎・脳症疑い	・頭部MRI検査
意識障害の遷延（抗けいれん薬使用後1時間以内で改善なし）	・脳波検査

文献2を参考に作成

おわりに

　使用する薬剤の用量や鑑別疾患などの違いはあるが，小児のけいれん重積における鎮痙までの初期対応は，多くの部分で成人と共通である．

Dr. 富田のクリニカルパール
小児のけいれんでは，必ず外傷，虐待を鑑別にあげる

症例
　8カ月男児．けいれん群発を主訴に来院．頭部を含めた外表所見に異常はなかったが，頭部CTで急性硬膜下血腫があり緊急入院とした．虐待の可能性を考え，眼底検査を依頼し，CPT（child protection team）へと報告した．

　けいれんでは，内因性の原因を検索しがちだが，外因，特に虐待を忘れてはならない．

文献・参考文献

1) Trinka E, et al：A definition and classification of status epilepticus--Report of the ILAE Task Force on Classification of Status Epilepticus. Epilepsia, 56：1515-1523, 2015
2) 「小児けいれん重積治療ガイドライン2017」（日本小児神経学会/監，小児けいれん重積治療ガイドライン策定ワーキンググループ/編），診断と治療社，2017
3) 「当直医のための小児救急ポケットマニュアル」（五十嵐 隆/監，伊藤友弥，他/編），中山書店，2014
4) Nishiyama I, et al：An epidemiological study of children with status epilepticus in Okayama, Japan：incidence, etiologies, and outcomes. Epilepsy Res, 96：89-95, 2011
5) 森山陽子，他：小児のてんかん重責状態の疫学調査．日本小児科学会雑誌，118：1336-1341, 2014

●もっと学びたいひとのために

6) 「Fleisher & Ludwig's Textbook of Pediatric Emergency Medicine, 7th ed」（Shaw KN & Bachur RG, et al），Lippincott Williams & Wilkins, 2015
7) 「熱性けいれん診療ガイドライン2015」（日本小児神経学会/監，熱性けいれん診療ガイドライン策定委員会/編），診断と治療社，2015
8) 「小児急性脳症診療ガイドライン2016」（日本小児神経学会/監，小児急性脳症診療ガイドライン策定委員会/編），診断と治療社，2016

プロフィール

富田慶一（Keiichi Tomita）
国立成育医療研究センター総合診療部救急診療科 フェロー
成人救命救急センターでの1年間の後期研修の後，現在は，小児救急フェローとして，PICU，小児麻酔，NICU，一般病棟を含めた総合的な小児救急医療を研修中．

植松悟子（Satoko Uematsu）
国立成育医療研究センター総合診療部救急診療科 医長
小児救急は，「小児はちょっと…」と「緊急対応はちょっと…」という意見が重なってニッチな領域となる可能性を秘めています．将来のある子ども達のためによりよい小児救急医療が提供できる環境をめざして体制整備と人材育成に力を注いでいきます．

第3章 よく出会う小児の症候

3. 咳嗽

廣瀬陽介

> ● Point ●
> ・各論より，まずは診断のプロセスを頭に入れる
> ・情報や診察の中のポイントやコツをつかむ
> ・多くの情報の中から診断に結びつくものを選び出す

　小児救急外来では咳嗽は非常に頻度の高い症状である．成人との違いは，原因疾患の確率が全く異なることがあげられるが，小児の中でも年齢によりさらに変わってくることが特徴である．ただし，咳嗽を起こす生理的メカニズムは小児から成人を通じて同じであり，その理解が大切であることを認識しておかなければならない．ここでは各疾患の各論的内容ではなく，小児の急性期咳嗽の評価プロセスを中心に述べる（図）．

1. 診察前から頭に入れておく情報

1 咳嗽のメカニズムを知る

　さまざまな部位に存在する咳嗽の受容体に物理的もしくは化学的な刺激が加わると，咳中枢を経て咳運動は誘発される．大事なことは，**咳嗽の受容体が咽頭・喉頭・気管・気管支・胸膜など**

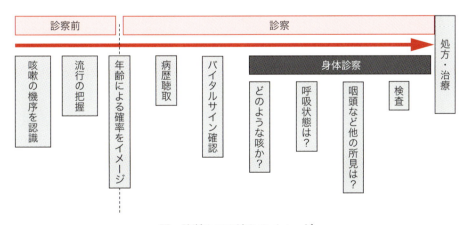

図　診断までの流れのイメージ

表1　年齢層による頻度の高い疾患

①年齢によらず高頻度な疾患
気道感染症（急性上気道炎，急性気管支炎，急性肺炎），気管支喘息発作，アナフィラキシー，後鼻漏，受動喫煙による化学刺激性咳嗽
②新生児・乳児
急性細気管支炎，胃食道逆流症，百日咳， 未熟児であれば慢性肺疾患や気管軟化，誤嚥，先天異常も疑う
③幼児
クループ，副鼻腔炎，気道異物
④学童・思春期
副鼻腔炎，マイコプラズマ肺炎，咳喘息，心因性咳嗽

文献2より引用

表2　見逃してはならない疾患

- うっ血性心不全
- 喉頭浮腫
- 気道異物
- 細菌性の気管支炎，肺炎

に広く分布していることである．咳嗽があるということは，これらのどこかに喀出すべき分泌物や異物があるということを示唆している．まず，咳を引き起こす部分は単一ではないことを理解しておく．

2 流行を知る

年齢によらず原因として最も多いのが気道感染症であり，地域で何が流行しているかを知っておくことは有意義な情報となる．流行には季節性がありそれから推測することも可能だが，実際はその年によって流行の変動は存在する．例えば2017年度だと，冬に流行することで有名なRSウイルスが夏に異常に流行した．このような流行は日常的に診療をしていれば肌で感じることができるが，国立感染症研究所のホームページ[1]に掲載される感染症発生動向調査の週報でも，リアルタイムの流行を確認することができる．

3 年齢層による違いを知る

小児領域では，年齢層によって咳嗽の原因疾患の確率は大きく異なる（表1）．逆に言えば，ある程度年齢による確率のイメージができていれば，正しい診断へ大きく近づくことができる．ただし，どの年齢層においても**最も多い原因は気道感染症であり，次に喘息発作**と覚えておく．

また，見逃してはならない疾患を表2に示す．

> **症例**
> 10カ月男児，2017年6月某日，発熱3日目で咳嗽が苦しそうという主訴で来院された．咳嗽はわずかに湿性で鼻汁は認めず，聴診では明らかな雑音は聴取できなかったが，呼吸回数が45回/分と多く，酸素飽和度も94％と低かった．後鼻腔RSウイルス迅速抗原が陽性であり，急性細気管支炎の診断となった．鼻汁増多や胸部聴診上の狭窄音など，臨床的には細気管支炎の要素は強くなかったが，月齢と流行状況からRSウイルスを疑っていたため診断に至ることができた．

●ここがポイント

診察前に年齢によるかかりやすい疾患の確率をイメージできるかが大切．

2. 診察して得る情報

1 病歴聴取

　患者周囲の感染の流行や接触について確認する．地域の流行状況の把握が大切なことは先に述べたが，患者直近である家族や保育園に存在する感染症がわかれば，より大きな手がかりとなる．

　また，患者に特異的なエピソードを見つけるように聴取する．何に起因して発症・増悪したか，反復性や日内変動，遺伝性のある家族歴はあるかなど，より具体的で診断に結びつきやすい情報をピックアップする．

2 バイタルサイン

　経過中を含め，発熱があるどうかは大きなポイントになる．他には呼吸数や酸素飽和度などで呼吸状態を確認する．

3 診察

　今までのプロセスを経て，すでにある程度の推察を終えてから診察する．これにより，診断に必要な診察をより入念に行うことができる．実際には，咳嗽が主訴であれば，**1）咳嗽の質**，**2）呼吸パターン**，**3）胸部の聴診**，**4）咽頭所見**などが重要となると思われる．

1）咳嗽の質

　既述の咳嗽を引き起こしうる部位のどこに異常があるかを意識し，まずは咳嗽を自分の耳で聞く．犬吠様咳嗽や嗄声があればクループと診断することは容易であるが，他にも有用な情報は多い．例えば，喘息発作や細気管支炎では咳嗽の終末にかすれるような喘鳴が聞かれることがあり，通常の咳嗽より若干ではあるが長く押し出すようなパターンとなる．ここにさらに湿性の要素が強くなれば，細気管支炎様と推察することができる．また，喉を気にするように小さな短い咳払いをくり返していれば，咽頭や喉頭など上気道の分泌物や異物ではないかと予測できる．

　これらは言語にすると伝えるのが難しいが，実際に自分で患者の咳嗽パターンを真似してみて，どの部分の異物を出すような動きなのかを考えてみると，かなりイメージがつきやすい．

2）呼吸パターン

　吸気呼気の比率はどうか，陥没呼吸となっていないか，吸気もしくは呼気努力がないか，喘鳴は聞こえるか…など，呼吸パターンを見るだけで多くの情報が得られる．普段より呼吸異常のない例でも意識して観察することで，「普通とどう違うか」という所見に気づきやすくなる．

3）聴診

　エア入りやラ音の有無などを確認する．異常音が聴取できればそこに異常があるわけではないことに留意しなければならない．例えば上気道の異常音は肺野に放散するため，肺野に全体的に同じような異常音が聴取できた場合は，上気道，場合によっては鼻腔の前まで聴診器で聴診し，どこから発生している音か特定する．特定できれば，末梢の聴診の所見から放散された音を引き算して末梢局所の所見をとらなければならない．これを正確に行うには熟練を要するため，常日頃から精度の高い聴診を意識することが必要である．

4）咽頭所見

　後鼻漏は直接視認できることが多く，咽頭発赤があれば急性上気道炎が示唆される．小児の急性咳嗽の原因の大部分は急性上気道炎といってよいが，咽頭所見により下気道感染症や他疾患が除外できるわけではない．特に喘息発作は小児においては感染症に誘発されることが非常に多い．総合的な診察のうえでの最終判断を心がける．

● ここがポイント
普段から正常所見をよく確認することで異常に気づきやすくなる．

症例

15歳女子，喘息やアレルギーの指摘や家族歴もなし．最近は夏期講習のため朝9時から夜10時まで塾に通い続けており，1週間前にはじめて咳嗽が出現した．日中は全くと言っていいほど出ないが，夜になると急に増えて寝る前が最も多くなった．来院当日は症状が最もひどくなり，手足がしびれてきたため午前2時に救急要請し来院した．聴診では全く異常は認めず，大きく息を吸って，細かく咳嗽を連発させることをくり返していた．本人は「咳がうまく出せない感じ」と言っていた．発熱や酸素飽和度低下はなし．過度の勉強状態と過換気症候群から，初期対応した研修医は心因性咳嗽を疑った．しかし，日内変動が極端すぎること，勉強と咳のタイミングがずれていること，などから初発の咳喘息を疑い，診断的にβ2刺激薬吸入を行ったところ，2回施行したところで咳嗽は劇的に消失した．大きく吸ってくり返す咳嗽も，咳がうまくできない感覚も，呼気障害が存在したと考えれば納得ができた．

極端な病歴と年齢，心因性に否定的なエピソードの存在から咳喘息を疑えた．β2刺激薬吸入は喘息発作に対し診断的に使用することができる．

3. 頻用される検査

小児救急外来という場所に限れば，選択肢は多くはない．単純X線検査，迅速検査，血液検査，細菌検査（喀痰）などが頻用されるが，必要最小限にできるよう，検査以前に診断をつける意識をもつ．

4. 治療の考え方

麻薬性鎮咳薬は効果は高いが，薬物依存性や便秘といった副作用があり小児では限定的に使用される．その他，非麻薬性鎮咳薬，去痰薬，β2刺激薬，場合によっては抗菌薬やステロイドを使用することもあるが，病態に応じて処方する．小児用の鎮咳薬や去痰薬は高いエビデンスはないがリスクも少ない．患者や保護者の「咳を止めたい」という思いを汲んで処方を決める．

補足：なお，ハチミツによる咳の改善には一定のエビデンスがある[3,4]．2歳以上の患児に就寝前に2.5 mL摂取する．乳児ボツリヌス症のリスクがあり，1歳未満には使用しない．

● ここがポイント
処方はエビデンス依存ではなく患者の満足度を考える．

Dr.廣瀬のクリニカルパール
1つの診察を○か×かで終わらせない意識をもつ

　成人の診療では病歴聴取から特異的情報を引き出し,診断に行き着くことができる.小児の場合,本人の訴えや家族の主観性による情報の不確定さから,身体診察の重要性は高い.

　例えば腹部の圧痛を診る場合,「圧痛あり」「なし」と言語化すると二択の情報となってしまうが,実際は押し方や反応に無限のバリエーションが存在する.どの程度の押し方で痛みが出たのか,どのように患者が感じ反応しているのか.自分は触知するとき,それが皮膚か,筋肉か,腹腔の浅い位置か深い位置か,など意識しながら触るようにしている.そして痛みも患者の言葉だけでなく,表情や手,体のわずかな反応を見ながら,痛みの感じ方を判断する.この意識をもちながら日々診察を行っていると,ただ1回の腹部の触診を多くの正確な情報に変えることができる.大切なことは,「多くのフィードバックを得るという意識をもって1回の診察を行う」,という心構えだろう.

文献・参考文献

1) 国立感染症研究所ホームページ
   https://www.niid.go.jp/niid/ja/
2) 「こどもの咳嗽診療ガイドブック」(ニューロペプタイド研究会/編,徳山研一/責任編集),診断と治療社,2011
3) Oduwole O, et al：Honey for acute cough in children. Cochrane Database Syst Rev, 12：CD007094, 2014
4) Shadkam MN, et al：A comparison of the effect of honey, dextromethorphan, and diphenhydramine on nightly cough and sleep quality in children and their parents. J Altern Complement Med, 16：787-793, 2010

プロフィール

廣瀬陽介(Yosuke Hirose)
千葉市立海浜病院小児科
専門：小児科,救急科
小児救急は,軽症が多いもののさまざまな疾患が潜んでいて奥深さがあります.患者の治癒率も高くやりがいもあります.興味のある人はぜひ一緒に日本の小児救急を盛り上げて行きましょう.

第3章 よく出会う小児の症候

4. 喘鳴

武石大輔

● Point ●

- 見逃してはいけない疾患を想定しながら，病歴と身体所見で喘鳴の鑑別を詰める！
- 小児の喘鳴をきたす疾患のなかで，命に直結する可能性のある気道異物を見逃さない！
- 重症度に合わせて，急性発作に対する治療を進める！

はじめに

　吸入ステロイドの登場により，夜間に喘鳴を主訴に救急外来を受診する子どもの数は激減した．それでも夜間にわが子がゼーゼーと苦しそうな呼吸をしだしたら，保護者はとても心配になり，夜間救急を受診する例は依然として多い．本稿を読んで喘鳴の子どもに対応することで，子どもの苦しみをとり除き，保護者の不安の解消に役立てていただきたい．

> **症例①：11カ月，男児**
> 〈病歴〉
> 一昨日から鼻水が出ていた．昨日昼間から咳をしだし，夜にかけてしだいに咳がひどくなり，喘鳴も出現してきたため，夜間救急を受診した．
> 保育園ではRSウイルスが流行っている．
> 〈身体所見〉
> 体温：38.9℃，呼吸数：50回/分，SpO$_2$：95％（room air）
> 肺野：呼気全体でwheezing（＋）/ 心音：雑音なし
> 肝脾腫なし / 下腿浮腫なし

1. 初発の喘鳴

　子どもが初発の喘鳴を主訴に受診した場合，鑑別疾患を考えて対応することが重要である．

1 子どもの喘鳴の鑑別

　喘鳴の聞こえるタイミングが呼気なのか，吸気なのかで，まずは鑑別を考える．子どもは診察室に入るだけで泣き出すことも少なくない．啼泣していると，呼吸音が聞きづらくなってしまい，

表1 小児における喘鳴の鑑別診断

	急性喘鳴	反復性喘鳴
乳児 （2歳未満）	急性細気管支炎 気管支炎・肺炎 食物アレルギーによるアナフィラキシーなど クループ 気道異物	乳児喘息 喉頭・気管軟化症 慢性肺疾患（新生児期の呼吸器障害後） 先天異常による気道狭窄（血管輪など） 胃食道逆流症 閉塞性細気管支炎 心不全
幼児以降 （2歳以上）	気道異物 食物アレルギーによるアナフィラキシーなど クループ 腫瘍による気道圧迫（縦隔腫瘍など）	喘息 慢性肺疾患（新生児期の呼吸器障害後） 気管支拡張症 胃食道逆流症 閉塞性細気管支炎 先天性免疫不全症（反復性呼吸器感染）

文献1より転載
年齢と急性・反復性による喘鳴の鑑別．乳児期に反復する喘鳴については，先天性の器質的疾患を考慮に入れる．

呼吸音の評価が難しくなる．それでもあきらめてはいけない．声をあげて泣いている最中に呼吸音を聴くことは，確かに困難だが，必ず息継ぎをする瞬間がある．その瞬間をじっと待ち，吸気時の雑音，喘鳴がないかを確認する．また，しばらく聴診器を動かさずに背中に当てたまま，おもちゃなどで子どもをあやすのもよいかもしれない．聴診器を当てられていることを忘れ，おもちゃに注意が向くと，泣き止んで呼吸音が聴こえるタイミングがやってくる．あきらめず，根気よく，タイミングをはかって，呼吸音を正確に把握しよう．

1）呼気性喘鳴

小児における喘鳴の鑑別診断（must rule out）は，急性喘鳴と反復性喘鳴そして2歳前後で表1のように分けられる．今回の症例のように，乳児期の初発の喘鳴は，ウイルス感染（RSウイルス，ヒトメタニューモウイルス）に伴う急性細気管支炎であることが多いが，治療に反応がみられない，または数週間にわたって持続する場合は，器質的な疾患を考えるべきである．「小児気管支喘息治療・管理ガイドライン2012」（JPGL2012）[1]では，乳児喘息の診断に有用な所見として，「明らかな呼気性喘鳴を3エピソード以上くり返す」と記載されており，初回の喘鳴で喘息かどうかの判断は，基本できない．また，乳幼児期の喘鳴性疾患には複数の亜型があり，①一過性初期喘鳴群（transient early wheezers）と②非アトピー型喘鳴群（non-atopic wheezers），③IgE関連喘鳴/喘息群（IgE-associated wheeze/asthma）の3つに分類されるとの報告もあるため慎重に経過を追う必要がある（図1）[2]．

2）吸気性喘鳴

吸気性喘鳴のmust rule outは以下の通りである[3]．
クループ/アナフィラキシー/急性喉頭蓋炎/気道異物/アデノイド/咽後膿瘍・扁桃周囲膿瘍．
吸気性喘鳴を聴取した場合，緊急度の高い疾患が上位にあがってくるため，注意が必要である．

2 病歴と身体所見

表2を参考に，病歴と身体所見で診断を詰めよう．

●気道異物を除外しよう！

救急の現場で，子どもが喘鳴を主訴に受診された場合，見逃してはならないものの1つが「気道異物」である．気道異物で最も大事なことは，疑うことであるが，それでも診断は難しく，発

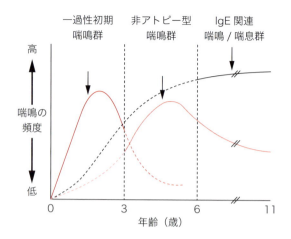

図1 乳幼児の喘鳴性疾患の分類
乳幼児の喘鳴性疾患には複数の亜型があり，その型によって経過が異なる．
文献1より引用

表2 喘鳴の鑑別に有用な病歴と身体所見

評価項目		鑑別疾患
ワクチン接種歴（母子健康手帳にて確認）		Hibワクチンの接種歴があれば，急性喉頭蓋炎の可能性がかなり低くなる
発達歴		重症心身障害児・発達障害児では，好発年齢以降でも気道異物を否定できない
経過：随伴症状	突然の発症	・花火やキャンプファイヤー，たばこなどの煙を吸った後に発症→気管支喘息 ・食事中や遊んでいる最中に突然むせ込み発症→気道異物 ・急激に全身状態が悪化し，嗅ぐ姿勢（sniffing position）や流涎が目立つ→急性喉頭蓋炎
	日内変動あり	気管支喘息（夜〜早朝にかけて多く，日中は比較的良好）
	反復，遷延，治療に不応	気道異物（同一部位で肺炎を反復する，無気肺が遷延する，治療への反応が不良である場合には，気道異物の「無症状期」後の二次性変化の可能性がないか病歴聴取を改めて行う！）
	発熱を伴う	クループ，急性喉頭蓋炎
	発熱を伴わない	気管支喘息，気道異物
	流涎，吸気性喘鳴が主体で咳嗽が目立たない	急性喉頭蓋炎
	特徴的な咳嗽（犬吠様咳嗽）が主体で流涎が目立たない	クループ
	食物摂取直後からの咳嗽	誤嚥，アナフィラキシー
	嗄声（喉頭部の狭窄）	・嗄声，発熱，喘鳴→クループ，急性喉頭蓋炎 ・嗄声，突然の発症，発熱を伴わない→痙性クループ，喉頭浮腫（アナフィラキシー），喉頭異物
	消化器症状（嘔吐）や皮膚症状（膨疹）	アナフィラキシー
	努力呼吸を認めない低酸素血症，CRTの延長や著明な末梢冷感など循環不全を示唆する所見．SpO_2の上下肢差，肝脾腫など	急性心不全

鑑別疾患を頭に思い浮かべながら，特異的な病歴を聴取する．
CRT（capillary refill time：毛細血管再充満時間）
文献3より引用

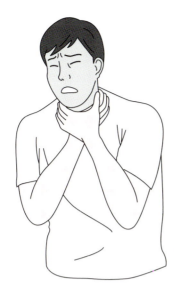

図2　万国共通の窒息サイン
両手で自分の首を鷲掴みにするようなサイン

症から診断までに1週間以上かかった症例の報告もある[4]．

　まずは病歴で**突然発症の咳嗽／チアノーゼ／呼吸困難**（choking episode）がなかったかを確認する．急性（acute）ではなく，突然（sudden）であることが重要．このchoking episodeは気道異物症例の76〜92％にみられる．ただし，誤嚥から数秒〜数分の間にみられ，自然に治まり，その後無症状期がみられることもあるので，くり返しかつ詳細に思い出させるように病歴聴取することが大切である．

【病歴】
〈発症時の状況〉
・食事中だったか
・ピーナッツ（30％以上），豆類，ポップコーンなどを食べていたか
・おもちゃで遊んでいたか
・転んだり，驚いた後から咳込んだか

【質問のしかた】
・呼吸困難：ゼーゼーした呼吸か．肩で息をしていたか
・チアノーゼ：顔が真っ青になったか．真っ赤になったか
・咳嗽：いつもの咳と違った感じか．むせ込んだような咳か．咳込んで吐いたか
・万国共通の窒息サイン：両手で喉を押さえるようなしぐさがあったか（図2）

【身体所見】
・まず発声or咳嗽があるか？ →ない場合は急性喉頭蓋炎を考えないといけないので，緊急の介入が必要！
・視診：胸郭運動の左右差がないか
・聴診：呼吸音に左右差がないか／減弱がないか
　　　　wheeze/rhonchi/cracklesを聴取しないか
・打診：鼓音（異物より末梢の過膨張）
　　　　濁音（異物より末梢の無気肺，含気低下）
　　　　縦隔偏位

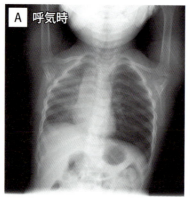
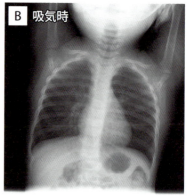

図3 Holzknecht徴候
気道異物がチェックバルブになり，吸気時に異物のある側の肺が過膨張になる
(画像は鉄原健一先生のご厚意による)

●ここがポイント
小児の喘鳴では，常に気道異物を鑑別に入れる！

【画像所見】
・胸部X線：Holzknecht徴候（図3）
　→気道異物がチェックバルブとなり，吸気時に異物のある側の肺が過膨張となる．その結果，縦隔が健側に偏位する．

　…ということは，皆さんよくご存じだと思うが，実際の気道異物では，2/3の症例で胸部X線は正常という報告があったり[5]，気道異物における胸部X線の感度は68〜76％，特異度は45〜67％との報告もあり[6]，つまり所見があれば参考になるが，所見がなくても否定できないといえる．そのため，病歴と身体診察が重要となってくる．

●ここがピットフォール
胸部X線で所見がなくても，気道異物は否定できない！

症例②：2歳，女児
〈病歴〉
数日前から咳が出ていた．いったん就寝したが，夜中に咳がひどくなり，喘鳴も出だして息苦しそうにしていたため，夜間救急を受診した．
半年前に喘息と診断され，ロイコトリエン拮抗薬を定期内服している．
〈身体所見〉
体温：36.5℃，呼吸数：22回/分，SpO_2：93％（room air）
肺野：呼気終末にwheezing（＋）/心音：雑音なし
肝脾腫なし/下腿浮腫なし

2. 喘息発作の治療

すでに気管支喘息と診断されている，もしくは喘息と診断した場合の急性発作に対する治療について述べる．

喘息の急性発作に対する治療は，「JPGL2012」では図4のようにまとめられている．成人との大きな違いは，罹病期間が短いため，気管支のリモデリングの進行が成人ほど進んでいないので，治療への反応性が比較的よい点である．

急性発作の際にまず行うことは，β_2刺激薬の吸入である．

> ●薬剤の処方：サルブタモール（ベネトリン®）またはプロカテロール（メプチン®吸入液）
> 　乳幼児　　1回0.1～0.3 mL
> 　学童以上　1回0.3～0.5 mL，20～30分ごとに3回，その後2時間以上あけて反復投与

β_2刺激薬の吸入は，「1回あたり，乳幼児0.1～0.3 mL，学童以上0.3～0.5 mL」とされている．施設によっては月齢によって0.1 mL，0.2 mL，0.3 mLを使い分けているところもあるが，筆者は学童未満の小児には一律0.3 mLを使用している．

吸入だけでは効果不十分な場合，ステロイド薬の全身投与を考慮する．

> ●薬剤の処方
> 　ヒドロコルチゾン，5～7 mg/kg 6時間ごと　または
> 　プレドニゾロン，初回1～1.5 mg/kg，以降0.5 mg/kg 6時間ごと　または
> 　メチルプレドニゾロン，1～1.5 mg/kg 4～6時間ごと

また近年，アミノフィリンはけいれんを誘発する可能性が指摘されており，ほとんど使用することはなくなった．イソプロテレノール持続吸入療法の効果は高いが，持続吸入が考慮されるような場合には専門施設への紹介を考えるべきである．

治療介入をした後は，再度状態を確認する．聴診器で聞いても喘鳴が聴取されず，酸素を外した状態でSpO$_2$が97％あれば帰宅して自宅での経過観察を指示する．その際，保護者が安心して帰れるように，以下の指導を行う．

- 今回の家庭での対応の適切さ，注意すべき点を口頭で伝える
- 家庭でβ_2刺激薬（吸入・内服・貼付）を数日間使用すること
- 必要に応じて内服のステロイド薬を処方する．ただしこの場合，間隔を空けずに（できれば翌日に）再度受診させる
- 帰宅後の悪化時の対応，悪化がない場合の再診日の設定
- 家庭に発作時のβ_2刺激薬がなければ処方する*
- 必要であれば発作誘因の検討と対策，および長期管理薬の見直し

＊ガイドラインの記載ではこのようになっているが，実際には発作が起こったらβ_2刺激薬を使えばよいというような誤った認識につながる可能性もあるため，次の受診にしっかりとつなげ，コントローラーの調整を行うことの方が重要であると考え，筆者は小児が喘息発作で時間外に受診した際に発作時のβ_2刺激薬を処方はしていない．

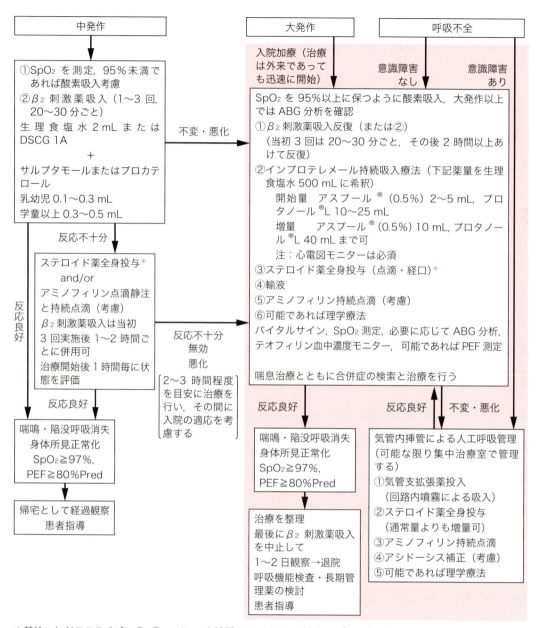

図4　喘息発作時の医療機関での対応（2〜15歳）
文献1より転載
ガイドラインにおける喘息の急性発作時の治療チャート．少し細かいが，基本はこのチャートに沿って治療を行えば間違いはない．
ABG（arterial blood gas：動脈血液ガス）
PEF（peak expiratory flow：最大呼気速度）
Pred：predicted

Advanced Lecture

　もう1つ，喘鳴を呈する疾患で忘れてはならないものは，アナフィラキシーである．アナフィラキシーの症状としては，皮膚・呼吸器・消化器・神経などの症状があるが，蕁麻疹がみられない症例も約10％あり，最初の段階で皮膚症状がないからといって，アナフィラキシーを否定はできない．喘鳴の初期対応を行ったうえで，経過のなかで皮疹などほかの症状が現れてこないか，注意する必要がある．

おわりに

　小児が喘鳴を主訴に受診する場合，初発であったり，まだ診断がついていないケースである可能性は大いにありうる．常に鑑別を意識しながら診察をしつつ，目の前でゼーゼーと苦しそうにしている場合は，先にβ2刺激薬の吸入をして，その効果を見ながらじっくりと病歴をとることも考えてほしい．

> **Dr.武石のクリニカルパール**
> **難治性喘息の場合，アドヒアランスが悪くなる理由や，環境因子に思いを馳せる**
>
> 　夜間・時間外の受診が多く，なかなか定期通院につながらない重症喘息の子がいた．入院をきっかけに，じっくりと話を聞いてみると，他にも幼い兄弟が3人いて，両親は共働きしながら，幼い兄弟の面倒をみることで精一杯．さらには家の中で両親とも喫煙することで，この子の喘息はよくなる余地が全くなかった．この入院を契機に，外来通院は親の都合のつく土曜日で固定し，両親に禁煙外来に来てもらうことで，救急受診回数が劇的に減ったケースを経験した．

文献・参考文献

1) 乳児喘息．「小児気管支喘息治療・管理ガイドライン2012」（濱崎雄平，他/監，日本小児アレルギー学会/作成），pp137-164，協和企画，2011
   ↑2017年11月17日に「小児気管支喘息 治療・管理ガイドライン2017」が発行されているが，本稿はそれ以前に寄稿したため，ガイドライン2012に基づいて記載しています．
2) Stein RT, et al：Peak flow variability, methacholine responsiveness and atopy as markers for detecting different wheezing phenotypes in childhood. Thorax, 52：946-952, 1997
3) 「HAPPY! こどものみかた 第2版」（笠井正志，他/編著），pp109-118，日本医事新報社，2016
4) 市丸智浩，他：小児における気管・気管支異物の全国調査結果　予防策の推進にむけて．日本小児呼吸器疾患学会雑誌，19：85-89，2008
5) Eren S, et al：Foreign body aspiration in children：experience of 1160 cases. Ann Trop Paediatr, 23：31-37, 2003
6) Svedström E, et al：How accurate is chest radiography in the diagnosis of tracheobronchial foreign bodies in children? Pediatr Radiol, 19：520-522, 1989

プロフィール

武石大輔(Daisuke Takeishi)
(公社)石川勤労者医療協会 城北病院総合診療部小児科 小児科部長
小児科医として10年経験を積んだ後,2016年から総合診療部の一員となり,成人の病棟・外来診療も行っています.総合診療のできる小児科医をめざし,日々勉強しています.自分自身の成長と小児医療への貢献のため,金沢での小児T&A(Triage & Action)の主催と,HAPPY(子どもの病歴と身体所見のワークショップ)にスタッフとしてかかわっています.

第3章　よく出会う小児の症候

5. 腹痛
機能性便秘症を中心に

土肥直樹

Point

- 病歴を重視する
- 腹痛をきたす疾患は腹部疾患だけではない
- 月齢と年齢によって腹痛の表現は異なる

はじめに

腹痛にはショックをきたす疾患が複数含まれる．まずは緊急度の判断を行い，次いで重症度の判断を行う（第2章-1参照）．

1次救急の現場であれば，頻度が高いのは機能性便秘症であるが，見逃してはならない（must rule out）疾患として，内ヘルニア，外ヘルニア（鼠径ヘルニア嵌頓，腸軸捻転など），外傷，虐待，妊娠，腸重積，精巣捻転，卵巣捻転，糖尿病性ケトアシドーシス（diabetic ketoacidosis：DKA），虫垂炎，溶連菌感染症，尿路感染症，肺炎，血管性紫斑病（IgA血管炎）を念頭におく[1]．腹痛＝腹部疾患ではないことに留意する[1]．

1. 腹痛で頻度の高い症例

症例

2歳，男児．発育と発達は正常．
現病歴：1歳ごろから便秘がちで浣腸や下剤の処方をされていた．ここ1カ月ほど浣腸をしないと排便がない状態であった．本日，夕方自宅で浣腸をしたが少量の硬い便が出ただけであった．夜になって腹痛が出現，増強するため救急外来を受診した．本日の昼までいつも通りに食事をし，午後3時にはおやつも食べたという．体温は36.8℃．腹痛のため啼泣しており，顔貌は苦悶様．嘔吐はない．

1 まずはどう動く？

PAT（pediatric assessment triangle：外観，呼吸，循環）とバイタルサインから緊急度は低いと評価し，身体所見で左下腹部に便塊を触知した．50％グリセリン液1 mL/kg浣腸による便塊除去（disimpaction）で腹痛は消失し，機能性便秘症と診断した．

表1　器質性便秘症の原因

神経因性	・Hirschsprung病 ・仮性腸閉塞症候群 ・脊髄疾患（脊髄係留症候群，二分脊椎，髄膜脊髄瘤，脊髄腫瘍）	
代謝性・胃腸管性	・クレチン病 ・甲状腺機能低下症 ・尿崩症	・膵嚢胞性線維症 ・グルテン腸症
解剖学的	・鎖肛，肛門狭窄	・肛門前方偏位
発達性・行動性・社会性	・知的発達遅滞 ・自閉症 ・反抗的行為障害	・うつ病 ・児童虐待 ・注意欠陥障害
薬物性	・麻薬（モルヒネ，コデイン） ・フェノチアジン ・化学療法（ビンクリスチン） ・抗コリン薬	・アルミニウム含有制酸薬 ・抗うつ薬 ・鉛中毒

文献3より引用

2 成人と同じところ・違うところ

　機能性便秘症は成人では腹痛を訴えることは少ないが，小児では腹痛を訴えることが多い．1歳以降にはじまる小児の便秘の95％以上は機能性便秘症である[2]が，病歴と身体所見から器質性便秘症を鑑別することも大切である．

3 便秘への対応

　2週間以上続く慢性便秘症は継続的な診療を要することが多く，フォローアップが必要である．本症例は緩下剤を長期継続しながらトイレトレーニングを行い，慢性便秘症が軽快した．

2. 小児の便秘への年齢別アプローチ

1 新生児・離乳開始前の乳児

　Hirschsprung病，二分脊椎，クレチン病など**器質性便秘症（表1）**との鑑別が重要な時期である．体重増加不良は器質性便秘症を疑う重要な病歴であるが，哺乳量不足でも認められるため，総合的に判断することが大切である．機能性便秘症とHirschsprung病の特徴を**表2**に示す．
　この時期の機能性便秘症には綿棒で肛門を刺激して排便を促す「綿棒浣腸」が効果的である．綿棒にオリーブ油などの潤滑剤をつけて肛門のなかに挿入し，肛門管を広げるように肛門から何度もくり返し出し入れすると排便が得られる．家庭でできるホームケアなので保護者の前で実演するとよい[3]．

2 離乳期の乳児

　水分を多くとるように指導する．綿棒浣腸は生後6カ月頃までは有効であるが，それ以降はグリセリン浣腸の方が効果的である[3]．便が硬く排便時に痛がるようであれば，マルツエキス，テレミンソフト®坐薬，新レシカルボン®坐剤，ラキソベロン®などの薬物療法を考慮する．乳児の排便習慣は変化し，自然に軽快することも多いので，あまり神経質にならないように保護者を

表2　機能性便秘症とHirschsprung病の特徴

		機能性便秘症	Hirschsprung病
病歴	便秘の始まり	2歳以後	出生時
	便失禁	一般的	非常に稀
	成長不良	稀	ありうる
	全腸炎	なし	ありうる
身体所見	腹部膨満	稀	一般的
	体重増加不良	稀	一般的
	直腸指診	膨大部に便が存在	膨大部は空虚
	栄養不良	なし	ありうる

文献5より引用

支援する[3]．

3 幼児

小食や偏食をチェックし，適宜是正するとともにトイレトレーニングを行う．早起きさせて朝食の後に便意がなくてもトイレに行かせる習慣をつけ，毎日決まった時刻にトイレに行くように指導する．トイレに座る時間は5～10分程度にとどめ，リラックスした雰囲気で行うのが原則である．

幼児では不適切なトイレトレーニングが便秘を悪化させたり，便秘の誘因になっていることがある[4]．便秘症児のトイレトレーニングは，治療により規則的な排便習慣が確立し，保護者の精神的，時間的余裕ができた時期を選んで行い，トレーニング中は失敗しても決して叱らないように指導する[4]．弟や妹が生まれたことや転居がきっかけで便秘が生じることがある[3]．

4 学童以降

便意を感じたら我慢せずにトイレに行くように指導する．不適切なダイエットや便意抑制的な生活習慣に注意する．慢性重症便秘症，特に便失禁（fecal incontinence, soiling）では「うつ」や不登校，いじめなどが背景にある場合があり，心理的なアプローチが必要である[3]．子どもの慢性便秘症には全人的なアプローチが求められる．

Advanced Lecture

■ must rule out疾患を中心に解説する

腹痛をみたら常に外傷，虐待，消化管出血，腹腔内出血を鑑別する．

腹痛を言葉で表現できない乳幼児においては，不機嫌，激しい啼泣，苦悶様顔貌などの挙動と外観により判断する．病歴は時系列を大事にする．

1）ウイルス性胃腸炎

便秘と並んで頻度が高いウイルス性胃腸炎では，一般に嘔吐が腹痛に先行する[1]．

2）イレウス

開腹手術歴のないイレウスは要注意で，腸間膜裂孔ヘルニアなどの内ヘルニアや腸回転異常，腸軸捻転の可能性があり，広範囲の腸管が急速に血行障害を起こし，ショックに至る．

3）妊娠

年長女児では妊娠を疑うことも大切で，着床出血や子宮の伸展痛として下腹部痛を生じる．妊娠初期の着床出血を月経と思い込んでいる場合があるため，2～3カ月さかのぼって月経歴を聴取する．妊娠反応（尿中hCG）が陽性であればエコーで子宮内の胎嚢の有無を確認する．子宮内に胎嚢がなければ子宮外妊娠の可能性が考えられる．右側の卵巣捻転は虫垂炎のような臨床経過をたどることがある．

4）腸重積

腸重積症は2歳以下に好発する乳幼児の代表的な急性腹症である．乳児の嘔吐，幼児の腹痛をみたら必ず腸重積症を鑑別する．間欠的腹痛（不機嫌，啼泣），嘔吐，血便を3主徴とするが，主徴を欠くものも多く，腫瘤は触れる場合も触れない場合もある．浣腸により血便が認められなくても否定できないため，腹部エコーを必ず行う．target sign，pseudokidney signを認めれば診断は確実である（第1章-9参照）．

5）精巣捻転症

精巣捻転症は急速に精巣が発育する思春期に好発するが，乳幼児や学童でもみられる．突然の発症であるため，発症時刻を把握できることが多い．4～6時間で非可逆的変化に至るため緊急性が高い．疑うことが大切である．陰部痛で発症することが多いが，陰部痛がなく腹痛が唯一の症状の場合がある．精巣捻転症を疑った場合は，夜中であっても直ちに泌尿器科にコンサルトする．

6）DKA

胃腸炎と紛らわしいのがDKAである．胃腸炎にしては多飲多尿が目立つ，速い呼吸や深く大きな呼吸（Kussmaul呼吸），アセトン臭で気づかれることもあり，病歴と身体所見からの鑑別が大切である．糖尿病の既往のないDKAがあることに注意する（劇症1型糖尿病）．DKAは致死的疾患であり緊急度が高いが，疑わなければ診断はできない．救急外来では常にDKAを念頭におき，血糖測定を怠らないことが大切である．検尿（試験紙法）はスクリーニングに役立つため，ルーチンで行うのも一法である．

7）虫垂炎

虫垂炎は一般に腹痛が嘔吐に先行するとされるが，発症初期に嘔気や気分不快，下痢がみられることもあり，病歴から安易に否定しないことが大切である．小児の虫垂炎は成人と比べて病歴と身体所見のバリエーションが多く，診断は必ずしも容易ではない．疑ったら腹部エコーを積極的に行う（第1章-9参照）．

8）その他

右上腹部痛では肺炎も鑑別疾患にあがる．腹部所見の乏しい腹痛，食欲低下は溶連菌感染症に起因する場合がある．血管性紫斑病（IgA血管炎）も腹痛の原因疾患である．

おわりに

腹部だけでなく全身を診ること，「生理学的評価（緊急度の評価）→解剖学的評価→診断」と重症度の評価の流れを意識すること，must rule out疾患を念頭においた病歴聴取を行うことが肝要である．

Dr. 土肥のクリニカルパール

診察室のドアが開いた瞬間から診察は始まっている．注意深く全身状態を観察し，歩き方，姿勢をよく見る．腹部を診るときは必ず鼠径部と陰部を診る習慣をつける．腹部の診察は視診，聴診，触診の順に行う．今回は触診のコツについて解説する．

まず，子どもに恐怖感を与えないよう留意し，温かい手で診察する．患児が怖がったり泣いていると腹部が緊張して所見がとれなくなるので，怖がっている場合は保護者の膝の上で診察する．1回の診察で所見がとれないときは患児がおとなしくなるのを待ち，何回かに分けて所見をとる．

腹部は軟らかいか硬いかが重要である．触診の際に診察と関係のない会話をして注意をそらすことも有用である．患児の協力が得られる場合は深呼吸をさせ，膝を屈曲させる．手に全神経を集中させ，腹部表面を愛護的に触診する．痛がる部位は最後に触診する．啼泣している場合は，吸気時に腹部がリラックスした瞬間に見分ける．患児はしばしば触診部位を「痛い」と表現するが，その信憑性に疑問がある場合は大腿部など無関係の部位を押して確認するとよい．

正確な受け答えが期待できない年齢の患児に対して「ここ痛い？」と尋ねてはならない．表情（顔をしかめないか），泣かないか，泣き声の変化がないかを観察して圧痛点を評価する．真に痛い部位を押すと瞳孔が開大する．腹痛のない患児はしばしば診察時に閉眼しているのに対して，内臓痛を有する患児は腹部を触診する医師の手を注視している．

文献・参考文献

1) 「HAPPY! こどものみかた 第2版」(笠井正志, 他/編著), 日本医事新報社, 2016
   ↑「こどもの病歴聴取と身体診察を学ぶワークショップ（愛称：HAPPY）」の講師陣が執筆した情熱あふれる名著．

2) Biggs WS & Dery WH：Evaluation and treatment of constipation in infants and children. Am Fam Physician, 73：469-477, 2006
   ↑便秘の病因, 診断, 治療をevidenceに基づいて解説．

3) 便秘の診かた．「症状でみる子どものプライマリ・ケア」(加藤英治/著), pp204-219, 医学書院, 2010
   ↑プライマリ・ケア医必携のバイブル．

4) 友政 剛：Ⅲ．知っておくべき消化器疾患の最新治療 便秘症．小児科診療, 76：277-284, 2013
   ↑便秘の概念と診断基準, RomeⅢ, 便塊除去（disimpaction）の重要性とノウハウ, 維持治療と外科治療を最新の知見に基づいて解説．

5) 「ネルソン小児科学 原著第19版」(Kliegman RM, 他/著, 衛藤義勝/監, 五十嵐 隆, 他/編), p1507 表324-3, エルゼビア・ジャパン, 2015

プロフィール

土肥直樹（Naoki Doi）
相模原市国民健康保険内郷診療所 所長
自治医科大学臨床教授（地域担当）・横浜市立大学総合診療医学臨床教授・聖マリアンナ医科大学総合診療内科臨床教授・一般社団法人こどものみかた理事長
消化器一般外科を修練後に総合診療に転身，診療の傍ら医学生，研修医の教育に従事．近年は地域包括ケア推進のため，多職種統合と地域看護師の教育に取り組んでいる．

第3章 よく出会う小児の症候

6. 嘔吐

原田　拓

● Point ●

- PALSをベースにした基本に沿った全身評価を行う.「ぱっと見ぐったり」,「not doing well (なんとなく元気がない)」といった評価も重要である
- 嘔吐の原因は多岐にわたる. 随伴症状の把握が重要であり, 見逃せない疾患は特に「中枢神経疾患」「心疾患」「腹部疾患」「中毒・代謝性疾患」である
- 「ウイルス性胃腸炎」の診断は1日3回以上の非固形便という明確な下痢症状があり, 重度の腹痛や血便がなくてはじめて成立する. あくまで除外診断でありその診断は慎重に行う

はじめに

　嘔吐は救急外来では頻度が高い症状でありその原因や重症度はさまざまである. 嘔気や嘔吐の由来は脳神経, 消化管, 腎臓, 中毒や代謝性疾患, 精神…と多岐にわたる. それに加えて小児は病歴をうまく説明することができず診断をさらに困難にする. 小児の嘔吐に対するアプローチは年齢に応じた鑑別疾患と本人の臨床経過や全身状態に応じて行うことと, 消化管閉塞や頭蓋内圧亢進症や敗血症など緊急性の高い疾患を除外することである. なお, ここでは乳児期 (生後4週〜1歳未満), 幼児期 (1〜6歳), 学童期 (6〜12歳) の嘔吐症を主に扱う. 生後4週未満の新生児期の疾患は専門性が高いためここでは割愛する.

> **症例**
> 　特に既往のない3歳男児が半日前に発症した嘔吐と下痢で受診した. ぱっと見は元気そうだが救急外来の待合室で待っている間にも1回嘔吐している.

1. まずはどう動く？

　小児救急ではPALS (Pediatric Advanced Life Support) による一次評価が重要である. 嘔吐による血管内脱水の評価だけでなく, 吐物による気道閉塞や呼吸障害, 意識や発熱の評価も必要なのでABCDEと基本に沿った一次評価を行う. 必要であればすみやかに酸素, モニター, 細胞外液による蘇生を行う. A〜Dの異常に対する介入は**第2章3〜6**を参照してほしい.

表1　小児と成人の違い

成人と同じところ	・随伴症状の有無が重要 ・見逃せない疾患は特に「中枢神経疾患」「心疾患」「腹部疾患」「中毒・代謝性疾患」
成人以上に意識しておくこと	・病歴や診察が不明瞭なことがある ・年齢による鑑別の違いを意識する ・ぱっと見/見た目の元気さが重要 ・「not doing well」の印象を大事にする ・PALSによる一次評価→二次評価が重要

2. 成人と同じところ違うところ

　成人と共通していることは「随伴症状が重要」なことと，**見逃せない疾患は特に「中枢神経疾患」「心疾患」「腹部疾患」「中毒・代謝性疾患」**であることである．

　成人と違う点は小児ゆえに病歴や診察が不明瞭，年齢によって鑑別が異なる，ぱっと見/見た目の元気さが重要であり「not doing well」の評価が重要であることなどがあげられる．

　ゆえにPALSを用い，まず一次評価で状態を評価し必要があればその都度介入する．二次評価では全身をくまなく診察するといった基本に忠実に診療することが重要である．診察では中枢神経と腹部を重点的に行うが，急性心筋炎や虐待による急性・慢性硬膜下血腫による「なんとなくぐったり＋嘔吐」という症例もあるため，普段通り全身評価を行う．小児の診療はシンプルにオッカムの剃刀（1つの原因は観察されるすべての事象の源）でいくことが多いが，成人の嘔吐は無痛性心筋梗塞がいたり，薬剤性を考慮する頻度が多かったり，ヒッカムの格言（どの患者も偶然に複数の疾患をきたしうる）どおり複数の病態が絡み合ったりと複雑なことも多い．基本的に多くの場合は病歴と診察で原因がわかり検査は不要なことが多いが，高齢者の場合はオーバートリアージ気味にwork upをせざるを得ない印象がある．主な違いを表1に示した．

3. 嘔吐への対応

　嘔吐の原因として除外すべき疾患は年齢によって多少異なるが，基本的には「中枢神経疾患（水頭症や脳腫瘍）」「心疾患（心不全や心筋炎）」「腹部疾患（虫垂炎，腸重積，腸閉塞，ヘルニア嵌頓）」「中毒・代謝性疾患（糖尿病性ケトアシドーシス，副腎不全）」などである．また原因だけでなく嘔吐の結果による合併症（血管内脱水，低カリウム血症，急性腎障害）がないかどうか評価することも重要である．しかしながら，基本的に多くの場合は病歴と診察で原因がわかり，検査は不要なことが多い．年齢に応じた鑑別疾患のリストを表2に示す．

1 病歴

　病歴で重要なのは「嘔吐が急性，慢性，周期性のどれか」「随伴症状は何があるか」である．

1）経過

　急性発症で長時間の嘔吐（2歳未満で24時間以上，2歳以上で48時間以上）は介入が必要な疾患がある可能性が高く，加えて長期の嘔吐は血管内脱水や電解質異常を伴うリスクが高い．周期性の嘔吐は周期性嘔吐症や先天性代謝異常を考える．血性嘔吐は食道静脈瘤破裂，Mallory-Weiss症候群，食道炎，消化性潰瘍，胃炎などの上部消化管疾患をまず考え，胆汁性嘔吐は消化管の閉

表2 年齢に応じた嘔吐の原因の鑑別疾患のリスト

	乳児	幼児	学童期
よくある疾患	・逆流性食道炎　・胃腸炎 ・蛋白不耐症	・胃腸炎　・連鎖球菌性咽頭炎 ・咳嗽後嘔吐 ・機能性ディスペプシア ・逆流性食道炎	・胃腸炎　・咳嗽後嘔吐 ・機能性ディスペプシア ・逆流性食道炎
中枢神経疾患	・頭蓋内圧亢進性 　（水頭症，虐待による硬膜下血腫） ・中枢神経感染症	・頭蓋内圧亢進性 　（脳腫瘍，水頭症，虐待による硬膜下血腫） ・中枢神経感染症	・頭蓋内腫瘍 ・中枢神経感染症
腹腔内疾患	・消化管アレルギー（ミルクなど） ・異物誤飲　・腸閉塞疾患（腸重積，幽門狭窄症，ヒルシュスプルング関連疾患，腸回転異常，胃軸捻転） ・肝胆道系疾患　・膵炎 ・腎疾患（尿路閉塞や腎不全，腎盂腎炎）	・消化性潰瘍　・異物誤飲 ・腸閉塞疾患（腸重積，腸回転異常，ヘルニア嵌頓） ・肝胆道系疾患　・膵炎 ・腎疾患（腎不全，腎盂腎炎） ・好酸球性胃腸炎 ・胃不全麻痺　・虫垂炎	・消化性潰瘍 ・腸閉塞疾患（腸重積，腸回転異常，ヘルニア嵌頓） ・肝胆道系疾患　・膵炎 ・腎疾患（腎不全，腎盂腎炎） ・好酸球性胃腸炎　・胃不全麻痺 ・虫垂炎
毒物・代謝異常	・先天性代謝異常 ・副腎不全　・毒物摂取	・糖尿病性ケトアシドーシス ・周期性嘔吐症　・毒物摂取 ・副腎不全 ・周期性ACTH-ADH放出症候群	・糖尿病性ケトアシドーシス ・周期性嘔吐症　・毒物摂取 ・副腎不全 ・周期性ACTH-ADH放出症候群 ・妊娠
その他	・乳児反芻症候群 ・中耳炎　・尿路感染症 ・虐待	・中耳炎　・尿路感染症 ・虐待　・心筋炎	・連鎖球菌性咽頭炎 ・過食　・薬剤性　・自殺未遂 ・思春期反芻症候群　・心筋炎

赤字は重要な鑑別診断，文献2より引用
ACTH（adrenocorticotropic hormone：副腎皮質刺激ホルモン）
ADH（antidiuretic hormone：抗利尿ホルモン）

塞を疑う．

2）随伴症状

随伴症状では発熱，頭痛，腹痛，下痢などを主に聴取する．

発熱＋嘔吐であれば感染症をまず考慮するが，「胃腸炎」と安易に決めつけるのではなく髄膜炎，心筋炎，尿路感染症などの致死的な疾患がないかどうかや，見た目がぐったりしていたり，頻呼吸や意識が少し悪いというようなSepticな状態ではないかを考慮する．連鎖球菌性咽頭炎による発熱＋嘔吐のこともある．

頭痛＋嘔吐であれば片頭痛や頭蓋内圧亢進（水頭症や脳腫瘍）などの可能性も考える．体位による嘔吐や起床時の嘔吐は頭蓋内圧亢進を示唆するといわれている．

腹痛＋嘔吐であれば腹腔内疾患を第一に考えるが，腹部だけでなく，陰部，鼠径部，下肢の診察も毎回基本に沿って行い，精巣捻転，鼠径ヘルニア，アレルギー性紫斑病などの疾患を見逃すことがないようにする．

発熱の有無にかかわらず急性発症の嘔吐に下痢を伴えばウイルス性胃腸炎を考える．周囲に同様の症状の人がいればさらに疑わしい．下痢を伴わない消化管感染症ももちろんあるが，安易な胃腸炎診断による誤診を避けるためにも**下痢（形のない便が1日3回以上）がないのに胃腸炎と診断することは避けたい**．非典型的な経過であったり症状が強ければ細菌性腸炎，虫垂炎，腸重積，炎症性腸疾患，（新生児ないし21トリソミーなどのリスクがあれば）ヒルシュスプルング関連疾患を考慮する．血便は腸重積，感染性大腸炎，炎症性腸疾患，消化管アレルギーなどが鑑別

表3 精査を要する随伴症状や所見

非特異的	・重度の嘔吐（2歳未満で24時間以上，2歳以上で48時間以上） ・体重減少がある ・全身状態が不良
消化器疾患	・胆汁性嘔吐　・噴出性嘔吐　・吐血　・血便 ・腹膜刺激症状
中枢神経	・大泉門膨隆　・頭痛　・体位や起床時嘔吐 ・意識障害　・頭部外傷の病歴

にあがり精査を要する．患児のほかに嘔吐する人が周囲にいる場合は，摂取した食物や発症した環境や状況なども聴取する．警告症状のリストを表3に示した．

2 診察

基本的にPALSの二次評価に沿ってHead to toeで行うが，特に神経，心不全兆候と腹部を重点的に診察する．

1) 神経

頭部診察や神経診察で異常があれば基本的に精査の対象になる．大泉門膨隆は水頭症か髄膜炎を示唆し，運動失調，めまい，眼振は前庭神経炎，急性小脳炎，急性小脳失調を示唆する．意識障害があれば頭蓋内疾患，毒物摂取，糖尿病性ケトアシドーシスなどの代謝性疾患を疑う．

2) 心不全兆候

心不全兆候については右心不全兆候として頸静脈怒張，肝腫大，浮腫が有名である．頸静脈怒張は乳児では評価が難しい．肝腫大は下腹部から頭側に向けて触診していく．浮腫は歩行前の乳児では下腿に生じにくく，顔面や仙骨部に生じやすい．

3) 腹部

腹部の診察は視聴打触の順，愛護的に行う．視診では腹部膨隆の有無や陰部や鼠径部の観察を行う．腸閉塞の経過や状態によっては視診で腸管構造がみえることもある．打診や触診の時は患児の顔をみて痛そうにしていないかも注意しながら観察する．tapping（打診）だけでも痛がる場合は腹膜刺激徴候の可能性がある．腹部の圧痛部位（特に右側）がある場合は虫垂炎，腸重積，肝胆道系疾患の可能性が考えられ，マネージメントが明確に変わる可能性があるのでしっかり行う．上腹部の圧痛は非特異的なこともあるが食道炎，胃炎，消化性潰瘍，膵炎でもありうる．

4) その他

その他の点として女児の外性器男性化があれば先天性副腎皮質過形成，思春期の女性で耳下腺腫大があれば過食症や拒食症などを疑う．全身の打撲痕や大腿内側部，腋窩部，背部，臀部，頭皮内など外から見えにくい部位の熱傷の痕跡や境界明瞭な熱傷の痕跡，成長不良などがあれば虐待を考慮する（第1章-11参照）．

3 検査

重度の嘔吐（2歳未満で24時間以上，2歳以上で48時間以上），嘔吐の原因が不明，経口摂取できないなどあれば，治療と評価を兼ねて輸液路確保および採血や採尿による評価を行う．採血のなかでも特に静脈血液ガスは迅速に血糖，電解質，重炭酸，乳酸の情報が得られ救急外来では非常に有用な検査である．代謝性疾患を疑う場合はアンモニア，尿酸，CKといった項目も提出しておく．尿検査は比重やケトン体などを主にチェックする．発熱や下痢や腹痛などがあればそ

れに応じたworkupを行う．感度は術者に依存するところもあるが腹腔内疾患を疑った場合の腹部エコーは侵襲が少なく有用性が高い．消化管閉塞，感染性腸炎，虫垂炎，腸重積，水腎症などを引っ掛けることが可能である．

> **症例のつづき**
>
> 　一次評価は良好であり，二次評価でも診察上，頭頸部や腹部を含め大きな異常はなかった．随伴症状として1日5回程度の水様便があり，全身状態も保たれており，排尿もみられたため救急外来での経口補水療法を行った．少量ずつ経口摂取が可能であることを確認し，両親に下記のようにお話しし，自宅での経過観察およびかかりつけ医でのフォローアップ受診をお願いした．
>
> 〈保護者への説明〉
> 　救急外来で水分をとらせていただきありがとうございました．無事飲めているみたいで安心しました．○○くんの状態は急に嘔吐と下痢が出てきたのと，診察でお腹も含め大きな異常がみられなかったことから今の時点では急性胃腸炎の可能性が高いです．少しずつ水分摂取ができているようなので今の時点では点滴はいらないと思いますし，吐き気止めはあまり効果がなく副作用のリスクもあるので水分がとれている今の状況ではおすすめできません．今日のところは自宅で様子をみるのがよいと思います．お家で経過を見ていて「ぐったりしてきた」「頭やお腹を強く痛がる」「少しずつ飲んでも吐いてしまう」といった症状が出てきたことがあればいつでもすぐいらしてください．

おわりに

　嘔吐の原因は多岐にわたり重症度も軽症〜重症までさまざまである．原因疾患の診断には随伴症状の有無が重要であるが，成人と違い随伴症状がはっきりしないことはよくみられる．そのため小児救急では病歴と診察で原因がどこに由来するか「探しに行く」必要がある．大事なことは基本に忠実に診療することと重篤な疾患を除外することであり，安易な胃腸炎診断をしないようにしておきたい．

> **Dr. 原田のクリニカルパール**
> **救急外来では自分の状態をメタ認知して挑もう**
>
> 　救急外来はその複雑性から医療者にストレスがかかることが多く診断エラーにつながりうる．診断エラーに関してここで述べることは割愛するが，ある尊敬している先生に教わった「HALTチェック」はわかりやすく，ぜひ読者にもおすすめしたい．
> 　H：Hunger（空腹），A：Angry（怒り），L：Late（遅刻），T：Tired（疲れ）の状態のどれかにあると医療者要因での診断エラーを起こしやすい．offの時にしっかり休み，自分が疲れていると思ったら休めるときに休む．怒っているなと思ったら深呼吸して感情コントロールをする．自分がそういう「エラーしやすい状況にある」ことを認識して診療に臨むことが重要である．

文献・参考文献

1) Di Lorenzo C : Approach to the infant or child with nausea and vomiting. UpToDate®, 2017
   https://www.uptodate.com/contents/approach-to-the-infant-or-child-with-nausea-and-vomiting
2) 「重症疾患を見逃さない 小児の救急・当直診療—診療の技術と心くばり」(山田至康,市川光太郎/編), pp85-88, 羊土社, 2011

プロフィール

原田 拓(Taku Harada)
昭和大学病院総合診療科

昭和大学総合診療科は救急外来も短期入院管理も外来フォローもふくめさまざまな形で小児〜高齢者まで広くみさせていただいております。日々の振り返りとスタッフ対象に行われる定期的な勉強会を通して,「救急外来に伴う医療やその周辺知識/スキル」「家庭医療プログラムをもとにした総合診療」の両方を学習できます。今年度は高齢者医療をテーマとしスタッフ内で日々ブラッシュアップしております.

「昭和大学総合診療科」FBページで日々勉強会や活動内容UPしております。見学なども随時受け付けておりますので興味ある人はぜひ御連絡ください.

| 第3章　よく出会う小児の症候

7. 発疹

児玉和彦

> **Point**
> ・発疹の正常を正しく記載する．表現しきれなければ写真を撮っておく
> ・どんな発疹も，まずは「全身疾患から続発している」と考える
> ・研修医の間は snap diagnosis はしない．must rule out 疾患を必ず除外する
> ・わからないときは「何もしない」ことが最善の手かもしれない

はじめに

　発疹を見分けるのは，研修医はもちろん，指導医でさえ難しい．成人と違って，小児では，かゆみや痛みを訴えなかったり，保護者もいつからどこにでてきたのか覚えていなかったりする．さらに，発疹が出現してすぐに受診することが多い救急外来では，誤診のリスクは格段に高い．そして，発疹は誤った治療をすると保護者にもはっきりわかるほど悪化する．本稿の第一目標は，「間違った治療をしない方法を学ぶ」である．そのうえで，いくつかの診断のコツをお伝えしていく．

1. まずはどう動く!?：トリアージすべき発疹

　患者が救急外来に受診したらまずやるべきことは，緊急性の判断である．つまりすぐに診察するべきかを決める．さらに，感染性の強い発疹（主に空気感染の感染症）を隔離することも救急診療の鉄則である．以下の❶，❷にあげる疾患は必ず「疑える」ようになっておきたい．確信をもてなくてもよい．疑ったら，緊急性が高いほうにトリアージ（オーバートリアージ）しておいて，上級医に相談する．

❶ すぐに診察するべき発疹

1）アナフィラキシーを疑う発疹
　蕁麻疹＋他臓器症状（咳，嘔吐，腹痛，ショック）．

2）急激に悪化しうる発疹
　Stevens–Johnson症候群（SJS），中毒性表皮壊死症（toxic epidermal necrolysis：TEN）など．

3）ショックや低酸素を示唆する発疹

網状皮斑，チアノーゼなど．通常は皮疹だけではなくほかのショックを示す症状が併存する（第2章-5参照）．

2 すぐに隔離すべき発疹

1）空気感染する発疹

麻疹，水痘，（播種性あるいは免疫不全者の）帯状疱疹[1]．

2. 成人との違い：小児の発疹診断のキモ

1 sick contactが大事

小児の発疹は流行性疾患であることが多い．したがって，幼稚園・保育園や学校での流行状況に加えて，兄弟での発症を確認することが診断の近道である．【例】水痘，手足口病，溶連菌など．

2 予防接種歴は必須

前述のように感染性の発疹が多いので，予防接種歴は重要である．接種の有無だけではなく，何回接種しているかも確認する．【例】麻疹・風疹（MR）ワクチン（1〜2歳までに1回目と，小学校入学前の1年間に2回目），水痘ワクチン（1〜3歳までに2回）．

3 年齢によって発症しやすい疾患が異なる

乳児期〜幼児期前半では突発性発疹，虫刺され（ストロフルス），おむつ皮膚炎，カンジダ皮膚炎，食物アレルギーによる蕁麻疹，川崎病などがよくある疾患であり，幼児期後半以降では，伝染性膿痂疹，水痘，手足口病，溶連菌感染症，伝染性紅斑，原因不明の蕁麻疹などの頻度が高い．

3. 発疹の記載方法

発疹の場所（全身か，局所か），発疹の出現順序（どこが一番最初か），原発疹の性状（表），続発疹の性状（びらん，表皮剥離，潰瘍，亀裂，鱗屑，痂皮など）を記載する．表現は教科書により違い，人によって解釈が異なるので，**写真を撮っておくことがベスト**である．

4. よくある発疹の見分け方

発疹だけで教科書が1冊できるのだから，ここですべてを網羅することはできない．救急外来でよく相談を受ける発疹は紅斑と水疱である．紅斑は発熱の有無によって2つに分ける．それらに絞って要点を解説する．

表　原発疹の分類

原発疹	定義	コメント（例はごく一部）
丘疹（papule）	隆起した5mm未満の発疹	1cm未満とするものもある 例）Gianotti-Crosti症候群
結節（nodule）	隆起した5mm以上の発疹	1cm以上とするものもある 例）疥癬，イチゴ状血管腫
膿瘍（abscess）	真皮または皮下に膿の貯留したもの，波動を触れる	例）多発性汗腺膿瘍（夏，頭部にできる「あせものより」）
小水疱（vesicle）	5mm未満の透明な液体を含む発疹	1cm未満とするものもある 例）水痘，伝染性膿痂疹
水疱（bullae）	5mm以上の透明な液体を含む発疹	1cm以上とするものもある 例）TEN，SJS
膿疱（pustule）	水疱の内容物が黄色く膿性である発疹	例）尋常性ざ瘡，毛包炎
囊腫（cyst）	上皮に覆われた空洞性の病変で，液体や半固形物を含む	例）側頸囊胞
膨疹（wheal）	短期間で消失する限局性の平坦な隆起	例）蕁麻疹
紫斑（pupura）	皮膚内への出血の結果できる赤紫の斑	例）IgA血管炎
点状出血（petichiae）	紫斑のうち2～3mm以下の小さいもの	5mm以下とするものもある．さらに大きいものを斑状出血，びまん性出血と分類するものもある
紅斑（erythema）	硝子圧で退色する血管拡張性の赤い斑	非常に種類が多い 例）蜂窩織炎，接触性皮膚炎

文献2，3を参考に作成

1 発熱を伴う紅斑（図1）

現在発熱している紅斑は，ウイルス性発疹症と診断しないのが原則である．まず，発熱との時間的関係を確認し，麻疹の可能性を検討する．結膜充血を伴う紅斑で，川崎病を鑑別にあげたときは麻疹の除外をする．麻疹はKoplik斑，咳があり，倦怠感が強く，頭部から下行していく紅斑であることで川崎病と見分ける．局所の熱感や腫脹を伴う痛みのある紅斑は蜂窩織炎を考える．

●ここがポイント

ウイルス性発疹症はあくまでも除外診断，ゴミ箱診断的と心得る！

2 発熱を伴わない紅斑（図2）

盛り上がりのある地図状の紅斑＝膨疹で搔痒感を伴うものは蕁麻疹である．蕁麻疹の原因として小児では食物アレルギーを見逃せない．実際は小児の蕁麻疹の原因としてはウイルス感染も多い．多形滲出性紅斑は発熱を伴うケースもあり，ポイントは粘膜疹がないことである．粘膜疹を認めるときは，SJSを考える．伝染性紅斑は発疹が出現した時期にはすでに感染力を失っているとされるが，妊婦が感染した場合は要注意なので接触歴を確認する．

3 水疱あるいは丘疹（図3）

全身に広がる水疱をみたら水痘の可能性を考える．四肢優位だが，体幹にも発疹が出るタイプの手足口病との鑑別が難しい．頭皮，被髪部に水疱があればまず水痘と考えてよい．手足口病では水疱の時期がそろっているのに対して，水痘では，紅斑，水疱，痂皮とさまざまな時相の発疹がみられる．アトピー性皮膚炎を基礎疾患にもつときはカポジ水痘様発疹症を考える．水疱の時

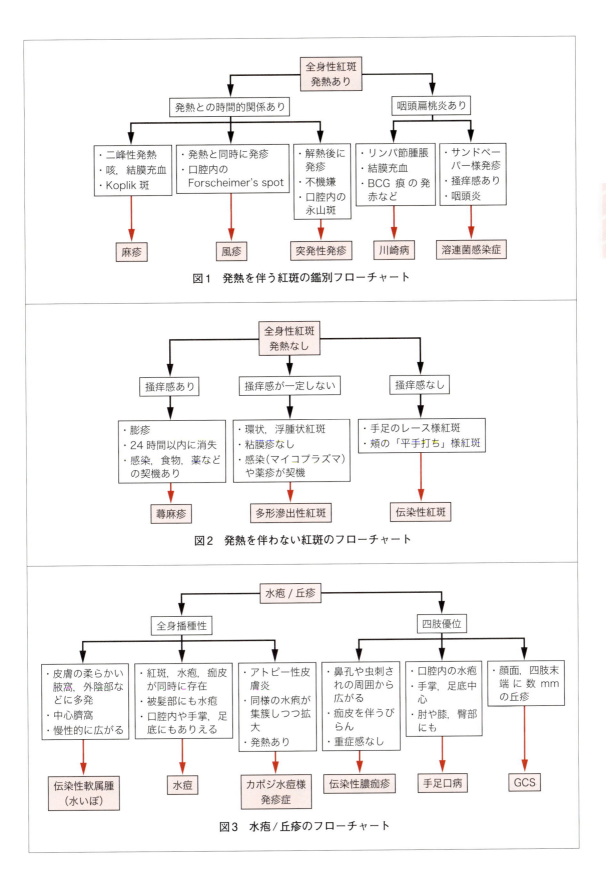

図1 発熱を伴う紅斑の鑑別フローチャート

図2 発熱を伴わない紅斑のフローチャート

図3 水疱/丘疹のフローチャート

相や大きさがそろっていて，集簇して広がるときにはカポジ水痘様発疹症を考えて，重症の場合は入院治療をする．

元気な1歳前後の児の顔面，四肢末端に数mmの丘疹が多発するものはGianotti-Crosti症候群（GCS）の可能性が高い．GCSの原因はEBウイルス，サイトメガロウイルス，コクサッキーウイルスなどが多いとされる．

4 水疱を伴う紅斑には要注意！！

全身性の紅斑に水疱を伴う場合は，SJSやTENを考えて入院加療とする．前述のように，眼球結膜，口腔粘膜など粘膜疹がある場合は特に要注意である．

口唇，鼻，目の周囲に強い紅斑と水疱を伴う場合は，ブドウ球菌性熱傷様皮膚症候群（staphylococcal scalded skin syndrome：SSSS）を考えて入院治療とする．TENに加えSSSSもNikolsiky現象陽性＊であり，発熱を伴って全身に広がるときがある．ただし，SSSSでは原則粘膜疹はみられない．

このように，水疱を伴う紅斑が拡大する場合は重症例が多いので，要注意である．

一方，四肢に限局してできる，中心に小水疱を伴う2～3 cmの紅斑を夏場にみたら，虫刺され（ストロフルス）である．

5. 症例クイズに挑戦！

症例クイズをして終わりとしたい．皮疹はとにかく，みること．わからなければわかる人にきくこと．皮膚アトラスは調べるために使わずに，前から読むことをおすすめしたい．

症例①
10カ月女児（図4）．3日間，39℃台の発熱が持続し，解熱したと同時に顔と体全体に丘疹を伴う紅斑が出現．解熱期に不機嫌であった．

症例②
6歳男児（図5）．本日から38.5℃の発熱，咽頭痛と全身に小丘疹と紅斑が出現．紅斑は掻痒感を伴う．触ると丘疹がざらざらと「サンドペーパー様」に触れる．

症例③
10カ月男児（図6）．数日前から不整形の紅斑が出現し，広がってきた．現在は，一部環状の紅斑で触ると盛り上がり（浸潤）を触れる．

症例④
6歳女児（図7）．昨日から手足にレース状の紅斑あり，今日は頬にも紅斑があることに気づいた．

＊Nikolsky現象陽性：一見正常な皮膚を擦ると表皮剥離または水疱を形成する現象．

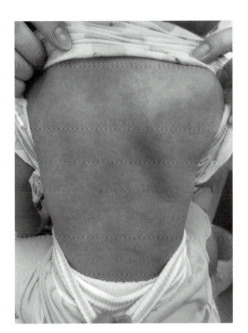

図4 丘疹を伴う紅斑
　　（Color Atlas③参照）

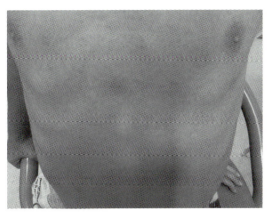

図5 小丘疹と紅斑
　　（Color Atlas④参照）

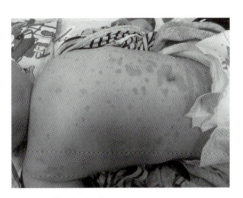

図6 不整形の紅斑
　　（Color Atlas⑤参照）

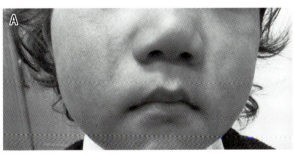

図7 手足のレース状の紅斑と頬の紅斑
　　（Color Atlas⑥参照）

症例⑤

9歳女児（図8）．昨夜，背中に1つ小水疱があるのに気づいた．今日にかけて一気に広がってきた．背中には水疱とともに痂皮を伴うものもあり，被髪部にも水疱がある．

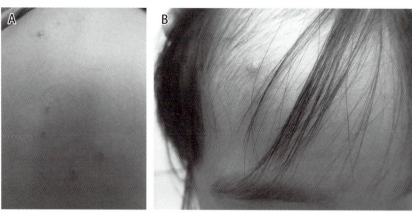

図8　小水疱
（Color Atlas⑦参照）

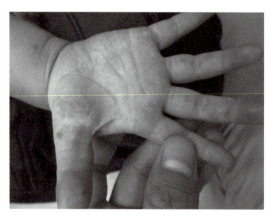

図9　水疱と紅斑
（Color Atlas⑧参照）

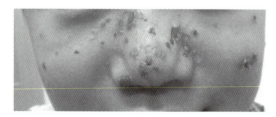

図10　鼻の周りの紅斑
（Color Atlas⑨参照）

症例⑥

　2歳男児（図9）．昨日39℃の発熱と咽頭痛あり．本日は解熱しているが，手と足に水疱と紅斑が多発．痛みはない．

症例⑦

　4歳男児（図10）．数日前から鼻の周りに紅斑があった．しだいに数が増えて，びらんを形成し，痂皮を伴うようになってきた．痛みなし．

〈症例の答え〉
症例①…突発性発疹，症例②…溶連菌感染症，症例③…多形滲出性紅斑，症例④…伝染性紅斑，症例⑤…水痘，症例⑥…手足口病，症例⑦…伝染性膿痂疹

Dr. 児玉のクリニカルパール
わからないときは「何もしない」ことが最善の手かもしれない

　一見湿疹のようにみえる顔面の紅斑で受診する幼児がいる．鼻孔の周りに紅斑があれば，まずは伝染性膿痂疹として治療する（症例⑦）．ブドウ球菌は鼻腔内に住み着いているのだ．
　救急外来で研修医がステロイド外用を処方するのは基本的におすすめできない．緊急性が高くなければ何もせずに翌日の皮膚科受診を指示する．

文献・参考文献

1) CDC：Preventing Varicella-Zoster Virus (VZV) Transmission from Zoster in Healthcare Settings. 2014
   https://www.cdc.gov/shingles/hcp/hc-settings.html
2) 片山一朗：発疹の診かた．日本医師会雑誌 皮膚疾患ペディア，145（特別号2）：S19，2016
3) 所見のとり方・皮疹の表現法．「こどもの皮膚診療アップデート 第2版」（馬場直子/著），pp153-158，シーピーアール，2013

プロフィール

児玉和彦（Kazuhiko Kodama）
こだま小児科
専門：小児科，家庭医療
皮疹を見分ける力をつけるべく日々修行中です．クリニックでは救急外来でみるより多くの種類の皮疹があり，いくら勉強しても飽きることはありません．最近は，漢方，鍼灸，小児超音波の修行にも精を出しています．臨床はやればやるほどおもしろいです．

第3章 よく出会う小児の症候

8. 不機嫌な乳児

石川祥一朗，伊藤友弥

● Point ●

- 不機嫌の原因は病的ではない状態〜重篤な疾患まで多岐にわたる
- 不機嫌に伴う意識，バイタルサイン，成長発達の異常，外傷はRED FLAGである
- 詳細な病歴聴取とともに衣類とオムツをすべて脱がせて全身を診察する
- 診断がつけば適切な介入，つかなければ慎重なモニタリングとフォローアップが必要である
- 乳児の不機嫌は親の不安，ストレスにつながり，それが虐待のきっかけになることがある
- 不機嫌な乳児の評価では，家庭環境への配慮も必要である

はじめに

　乳児の不機嫌は救急受診のきっかけとなる主訴で，保護者だけでなく医療従事者にとっても難しい症状である．ほとんどの不機嫌な乳児には病的な背景はなく，一部に重篤な疾患をもった乳児が隠れている．特に月齢の低い患児では状態によっては迅速な治療介入が求められる．本稿では，不機嫌な乳児について，特に注意すべき所見と疾患を紹介し，診断へのアプローチを解説する．詳細な病歴聴取と系統的な全身診察が鑑別診断のポイントになる．保護者への注意説明や再受診の指導についても述べる．

1. 不機嫌の鑑別診断

　乳児に不機嫌を起こす病態として，臓器別に緊急度でわけた鑑別診断を表1に示す．救急外来では緊急度の高い病態を迅速に，的確に判断することが求められる．詳細な病歴聴取とともに，すべての着衣を脱がせて行う全身診察が診断への近道になる．
　表1に示したものを覚えやすくしたものとして，表2のような覚え方も紹介されていた．
　啼泣する患児の状態だけでなく，保護者の不安や家庭環境にも配慮する必要がある．家庭環境が複雑であったり，精神的に不安定な状態にある保護者は，啼泣をより激しく感じ，患児をなだめられないことに罪悪感を覚えることもあり，虐待のきっかけになることもある．病的な背景のない啼泣であっても，激しい啼泣が続くことで母子・家族関係に影響することもあるため，家族の心情や家庭環境にも配慮する．

表1 不機嫌な乳児の鑑別診断

緊急度の高い診断		緊急度の低い診断
・後鼻孔閉鎖症 ・角膜損傷 ・異物 ・緑内障 ・急性中耳炎	眼科・耳鼻科系	・外耳炎 ・乳歯の萌出
・気道閉塞（クループ，異物） ・下気道感染症（肺炎・細気管支炎）	呼吸器系	・急性上気道炎
・うっ血性心不全 ・上室性頻拍 ・冠動脈走行異常 ・急性心筋炎 ・川崎病	心臓血管系	
・嵌頓ヘルニア ・腸閉塞（腸重積，軸捻転，幽門狭窄，Hirschsprung病） ・腹部外傷 ・腹膜炎	消化器系	・便秘 ・急性胃腸炎 ・裂肛 ・胃食道逆流症 ・不適切な授乳，食事介助 ・乳または大豆アレルギー
・精巣捻転 ・卵巣捻転 ・尿路感染症	尿路性器系	
・骨髄炎 ・細菌性関節炎 ・骨折	筋骨格系	・軟部組織損傷 ・椎間板炎
・蜂窩織炎 ・ターニケット症候群（指，外陰部）	皮膚	・膿痂疹 ・皮膚炎 ・刺虫症 ・軽微な外傷
・脳炎 ・髄膜炎 ・頭蓋内圧亢進状態（外傷，水頭症，頭蓋内出血） ・頭蓋内の腫瘍	中枢神経系	
・薬物 ・新生児薬物離脱症候群 ・先天性代謝異常症 ・敗血症 ・鎌状赤血球クリーゼ ・身体的虐待	その他	・予防接種後の反応 ・母子関係の問題 ・正常な啼泣

文献2より引用

●ここがポイント

詳細な病歴聴取と全身を系統的に評価し，迅速な介入が必要な状態かどうかを判断する．評価とともに，保護者への共感や指導も忘れずに．

表2　IT CRIES！

I	Infections	尿路感染症，髄膜炎，敗血症
T	Trauma	頭蓋内出血，骨折，虐待
C	Cardiac	心筋炎，心不全
R	Reaction to meds, Reflux, Rectal/anal fissure	薬物，逆流，裂肛
I	Intussusception	腸重積
E	Eyes	角膜擦過傷，異物，緑内障
S	Strangulation, Surgical processes	ヘルニア，精巣・卵巣捻転

文献3より引用

2. 診断へのアプローチ

　不機嫌を主訴に受診する乳児で，重篤な疾患があるものは全体の5〜10％以下と言われている[2]．多くの不機嫌な乳児のなかから，数少ない治療対象となる患児を見つけ出すには，系統的な評価が必要である．

　まず，詳細な病歴聴取とすべての服，オムツを脱がせて全身診察を行う．病歴聴取では泣くタイミング，持続時間，授乳との関係など泣き方も確認する．突然の大泣き，長い大泣きは何らかの原因があることを考える．表1に示す緊急度の高い疾患を除外し，必要があれば適切な介入を行って状態を安定化させる．表3に診察時のポイントを示す．

　ほとんどの症例で病歴と身体所見から診断にたどり着くことができ，血液検査や画像検査で診断を確定できる．はっきりとした症状のない乳児のなかに髄膜炎などの中枢神経感染症や骨折など外傷の患児がいることに注意が必要である．乳児の神経学的評価は難しく，特に虐待では体表面上に外傷がなくても，頭蓋内損傷の可能性がある．身体的虐待では診察時点では本当の受傷機転が明確でなく，ある程度時間が経っていることもある．病歴聴取では受診直前のことに加えて，過去の病歴や外傷についての確認も必要である．これまでに何らかの神経学的異常が疑われるエピソードがあれば，頭蓋内病変を疑う．身長，体重，頭囲，成長発達も確認が必要である．

　第一印象が悪い（不活発，ぐったりなど），成長発達の異常がある，継続して激しく啼泣する患児で病歴と身体所見で診断にたどり着けないときは，検体検査や放射線検査へ進む．尿路感染症は不機嫌が症状となりえ，検査で診断が確定できる疾患である．尿検査が不機嫌な乳児のルーチン検査とする意見もある[2]．

●ここがポイント

第一印象が悪いなど迅速な治療介入が必要な患児を見つけたら，救急外来のスタッフに情報を共有し，治療に向けてスピードアップする．

　診断が確定するまではモニターしながら経過を観察する．表1に示す疾患を鑑別するため，状態により以下のような検査を検討する．

- ・CBC，ESR，CRP
- ・髄液検査
- ・血液培養
- ・血液ガス，生化学
- ・尿定性，尿培養
- ・便潜血
- ・骨折の評価
- ・頭部の画像検査
- ・尿中薬物のスクリーニング

表3 不機嫌な乳児の鑑別診断と臨床所見

症候	身体所見	考慮すべき診断
眼科,耳鼻科		
・片方の眼の痛み ・慢性的または間欠的な流涙	・羞明 ・流涙 ・まぶた裏側の異物 ・角膜の混濁 ・眼球の拡大 ・視神経乳頭陥凹 ・羞明	・異物 ・角膜損傷 ・緑内障
・哺乳中の呼吸困難,チアノーゼ ・啼泣により改善する	・経鼻胃管が挿入できない ・鼻孔からの空気の流れが少ない	・後鼻孔閉鎖
・耳漏 ・発熱 ・耳を気にしている ・食欲低下	・鼓膜の膨隆 ・鼓膜の色調の異常,穿孔 ・耳漏	・急性中耳炎 ・外耳道炎
・流涎 ・食欲低下	・歯肉の炎症 ・歯の萌出 ・舌小帯の発赤	・歯の萌出 ・舌小帯の裂傷
呼吸器系		
・呼吸困難 ・咳嗽,鼻閉	・呼吸音の異常 ・呼吸窮迫	・気道閉塞(異物,クループ) ・肺炎 ・細気管支炎
循環器系		
・哺乳中の多呼吸,発汗 ・呼吸困難 ・易疲労性 ・蒼白,チアノーゼ	・頻脈 ・呼吸窮迫 ・末梢循環不全 ・心音の異常 ・呼吸音の異常 ・肝腫大 ・心拡大	・うっ血性心不全 ・上室性頻拍 ・冠動脈走行異常 ・心筋炎
消化器系		
・便秘(硬便,1週間に2回未満)	・左下腹部に便塊を触れる ・肛門裂傷	・便秘
・胎便排泄の遅延 ・発育遅延 ・嘔吐	・腹部膨満 ・腸管の狭小部と膨大部	・Hirschsprung病
・嘔吐 ・経口摂取不良±体重増加不良 ・哺乳時に啼泣 ・下痢	・血便	・乳/大豆アレルギー ・GERD ・胃腸炎
・嘔吐 ・哺乳不良 ・腹痛	・腹部膨満 ・腹部圧痛,筋性防御 ・腹部または骨盤部の腫瘤	・腸閉塞(軸捻転,腸重積) ・腹膜炎
・外傷のエピソード ・虐待が疑われる病歴	・見た目の外傷はないこともある	・腹部外傷
・噴水状嘔吐 ・嘔吐していないときは空腹	・脱水 ・幽門筋が触知できる	・肥厚性幽門狭窄症
・不適切な哺乳量,種類 ・哺乳時の不機嫌 ・吸啜不良 ・授乳を嫌がる ・発育不良 ・嘔吐 ・過剰なガス	・特に所見なし	・不適切な哺乳量,手技
泌尿生殖器系		
・精巣腫大	・精巣腫大,圧痛	・精巣捻転
・尿路感染症の既往	・恥骨上の圧痛	・尿路感染症
筋骨格系		
・四肢を動かさない ・動かすと痛がる	・腫脹,圧痛,熱感,発赤,痛み,異音	・骨折 ・軟部組織損傷 ・骨髄炎 ・細菌性関節炎 ・椎間板炎

文献2より引用　　　　　　　　　　　　　　　　　　　　　　　　　　　　　　　　　　　(次ページに続く)

(表3の続き)

表3 不機嫌な乳児の鑑別診断と臨床所見

症候	身体所見	考慮すべき診断
皮膚		
・発疹　・膿汁流出　・掻痒感	・腫脹，圧痛，熱感，紅斑，発疹	・感染症　・皮膚炎　・刺虫症
・手や足の腫脹	・境界明瞭な正常部分と遠位側の黒ずんだ浮腫 ・何かが帯状に巻き付いている	・ターニケット症候群
・突然発症の不機嫌　・外傷の既往 ・虐待が疑われる外傷	・打撲，裂傷，熱傷	・外傷（虐待・非虐待）
・ヘルニア	・還納できない臍，鼠径部の腫脹	・ヘルニア嵌頓
中枢神経系		
・無気力，不活発　・嘔吐 ・けいれん　　　・（発熱）	・神経学的所見の異常　・重篤感 ・視神経乳頭浮腫　　　・頭囲拡大	・髄膜炎　　　　　・脳炎 ・頭蓋内圧亢進　・頭蓋内腫瘍
・外傷の既往 ・以前の頭蓋内圧亢進が疑われる病歴	・網膜出血（虐待関連では85％が陽性） ・その他の外傷	・虐待による頭部外傷
その他		
・薬物の内服 ・養育者の違法薬物使用	・意識レベルの異常　・頻脈 ・けいれん　・呼吸，循環の異常	・薬物投与の接種
・新生児の母親の薬物使用 ・哺乳低下　・嘔吐　・くしゃみ，吃逆，下痢 ・振戦　・けいれん	・特に所見なし	・新生児禁断症候群
・嘔吐　・体重増加不良 ・発達遅滞または退行　・けいれん	・脱水とショック　・臓器肥大 ・神経学的異常　　　・黄疸 ・異形症　・異臭　・多呼吸	・先天性代謝異常症
・無気力，不活発　・発熱　・けいれん	・不良な第一印象 ・呼吸循環機能の危殆化	・敗血症
・最近の予防接種歴	・特に所見なし	・予防接種後の反応
・不良な家庭環境 ・保護者がストレスを感じている	・特に所見なし	・不良な母子関係
・啼泣の間は機嫌よい ・哺乳は問題ない ・正常な成長発達	・特に所見なし	・正常な新生児の啼泣

文献2より引用

病歴と身体所見で異常がなく，不機嫌が改善した乳児では表1に示す緊急度の低い疾患を考える．4カ月未満の乳児では，最も頻度の高い不機嫌の原因は正常な啼泣である．しかし，明確な診断はつけられないため，24時間以内に必ず再受診させる．

3. 家族への声かけ

乳児の不機嫌は保護者にもストレスや不安を与えるため，そのストレスや不安を医療従事者が受け止めることも大切である．

正常な乳児の啼泣は生後2週間から増加し，2カ月頃にピークとなり，4〜5カ月までに減少する．健康な乳児であっても哺乳，抱っこ，おむつ替えをしても泣き止まず，1日に4〜5時間にわたり泣くこともある．啼泣の頻度，期間は乳児の性格や家族の対応によりさまざまである．

乳児と一緒に寝たり，おくるみに包んで刺激をひかえることも有効である．1日のなかに決まっ

た流れをつくることも，乳児の自己制御を促し，啼泣を抑える一助となる．おしゃぶりを与えるなどして，啼泣が激しくなる前に対応するのも1つの方法である．保護者は授乳などによって児の機嫌がよくなることで，良好な母子関係を築けていると感じ安心する．

保護者は泣いている乳児をなだめられないとき，不安だけでなく，怒りや罪悪感を覚える．養育者としての自信喪失や乳児への憤りのきっかけになることもある．乳児は激しい啼泣で不安を表す．

病的な背景がないと思われる乳児について，「激しい啼泣は必ずしも病気や痛みをあらわしているわけではなく，泣きはじめたら自己制御がまだできず，泣き止めないから泣き続けている」と保護者に説明すると保護者も安心できる．

● ここがピットフォール

保護者の訴えを気に留めることは大事なことだが，それにこだわり，全身の評価がおろそかにならないように注意が必要である．

4. 不機嫌の具体的な原因

1 不適切な養育

啼泣する乳児を泣き止ませようと，口をふさいだり，揺さぶったりする身体的虐待が報告されている[2]．自ら動くことのない乳児の外傷は虐待を考慮する必要があり，その他にも外傷がないか確認する．歩行できる幼児では外傷は身体前面の骨が突出しているところに好発するが，耳，頸部，外陰部，臀部の外傷では虐待を疑う．身体的虐待の症例では，約30％が軽微な外傷で受診歴があるとの報告がある[2]．

2 infantile colic

決まった定義はないが，「colic」とよばれる生後3～21日にはじまり4カ月頃までの乳児が間欠的に啼泣する状態がある．Wessel's Criteriaでは以下のように定義されている．

・1日のなかで3時間以上泣く
・1週間のなかで3日以上泣く
・3週間以上続く

原因は不明とされており，後述する消化器系臓器の未熟性や機能不全による痛みによるとの報告もある．中枢神経系の未熟さや乳児片頭痛も一因とも考えられ，colicの原因は多彩なものと考えられる．colicは除外診断であり，健康な乳児の啼泣との境界は明確ではない．

3 哺乳の問題と消化器系臓器の機能不全

嘔吐，血便の症状はこの原因を強く疑う．便秘，食道炎，GERD（gastro esophageal reflux disease：胃食道逆流症），呑気，乳アレルギーまたは乳糖不耐症があげられる．消化管粘膜の炎症によって一時的な乳糖不耐症を呈することもある．血便を主訴にする乳児では，乳アレルギーが最も多くを占める．

消化器系臓器の機能不全が疑われ，重篤な疾患が除外されたら，哺乳量と家族の手技を評価する．哺乳量や姿勢，「げっぷ」が上手にできているかなどがポイントになる．

アレルギーやGERDの症状もまた非特異的で，GERDと診断される乳児の約40％は牛乳アレルギーによる消化管の炎症が嘔吐の原因となっているとの報告もある[2]．プロバイオティクスが消化管の炎症を抑え，GERDや便秘で不機嫌となる乳児の症状を軽減することを報告する文献もある[2]．

4 乳歯の萌出

これも重篤な疾患が除外されてからの診断であるが，不機嫌の原因となることがある．窒息の恐れのない硬いものを噛ませてあげると効果的で，歯肉の炎症や痛みを軽減させるために冷やすことも有効である．

5 薬物による影響

アンフェタミンなどの違法薬物だけでなく，母親が内服している薬物を母乳を介して摂取することも不機嫌の原因となる．家族の服薬に関する情報を確認することも必要である．

新生児では薬物の離脱症状の可能性があり，新生児禁断症候群の原因となる薬物として，ベンゾジアゼピン系やオピオイドがあげられる．抗うつ薬や抗不安薬も離脱が生じやすい薬剤で，不機嫌，ぴくつき，くしゃみ，結膜の充血，嘔吐，けいれん，食欲低下，下痢，不眠，多動，振戦などの症状がある．けいれんや脱水による症状が強ければ薬物療法が必要となるが，軽度であれば刺激を減らしたり，おくるみに包むといった通常の方法で対処する．

おわりに

救急外来を受診する多くの小児患者が泣いている．泣いている乳児と不安そうな顔で付き添う保護者を前に，診察をはじめる前に構えてしまう方もいるのではないだろうか．不機嫌な乳児の多くは，病的背景はなく，しばらくすると泣き止むが，保護者の不安は強く残っている．患児の評価，治療介入とともに，保護者の思いや家庭環境にも注意して適切な指導を行い，今後の受診につながるよう配慮する．本稿が当直診療にあたる皆さんのお役に立てればと思う．

> **Dr. 石川のクリニカルパール**
> **すべてのコミュニケーションには理由がある．どんな情報にも興味をもって！**
>
> 患児の保護者，救急隊，救急外来スタッフ，メディカルスタッフ…．救急外来診療では実に多くの人と会話をする．患児の症状を訴える保護者からの言葉一つひとつに，診断へのヒントがある．また，経験豊かな救急外来スタッフの一言が，自分が押せなかった「この子やばそうだから，スピードアップしよう！」スイッチを押してくれるかもしれない．

> **Dr. 伊藤のクリニカルパール**
> 泣き止まない・不機嫌を主訴に受診した親子を前にして，不機嫌にならないように！
> 　夜間や休日に受診をしようと行動することは，何らかの訴えと不安を抱いているはずである．「本当に何もないのだろうか」という視点で，プロフェッショナルとして丁寧に診察をしよう．ウォークインで受診した重症小児が，目の前にいるのかもしれない．

文献・参考文献

1) 「Fleisher & Ludwig's Textbook of Pediatric Emergency Medicine」(Shaw KN & Bachur RG, eds), Lippincott Wiliams & Wilkins, 2015
   ↑小児救急医のバイブルともいえるテキストです．鑑別のフローチャートが簡潔にまとまっていて，診察の合間にもさっと確認できる．
2) 「Nelson Pediatric Symptom-Based Diagnosis」(Kliegman R, et al), Elsevier, 2018
   ↑鑑別すべき疾患が症状，症候別に表にまとまっている．
3) Fox S：Inconsolable Infant. Pediatric Emergency Medicine Morsels, 2015
   http://pedemmorsels.com/inconsolable-infant/
   ↑小児救急にかかわるいろいろな内容が簡単に書いてあり，ちょっと見るのにわかりやすい．

プロフィール

石川祥一朗（Shoichiro Ishikawa）
あいち小児保健医療総合センター救急科
愛知県で「小児救命救急センター」がはじまりました．一緒にやってみませんか？

伊藤友弥（Tomoya Ito）
あいち小児保健医療総合センター救急科
内因系，外因系への対応から，搬送医療，傷害予防，災害医療，保健まで．幅広い小児救急を展開しています．見学，いつでもお待ちしております．

第3章　よく出会う小児の症候

9. 電解質異常
低ナトリウム血症

黒澤寛史

● Point ●

- 小児の急性期医療で最も注意すべき電解質異常は低ナトリウム血症で，死に至ることがある
- 臨床所見と血液検査を数時間ごとに確認しつつ，柔軟に対応する必要がある
- 高張性食塩水を用いるのは有症状のときのみである
- 24時間で 8 mEq/L を超えない速度で血清ナトリウム濃度を補正する

はじめに

　血清ナトリウム濃度を解釈するときには，脱水の有無・水分とナトリウムの相対的な量を考慮に入れなければならない．血清ナトリウム濃度の急激な変化は，体内のナトリウム量ではなく，水分量の変化によることが多い．低ナトリウム血症の原因を表1に示す[1]．

　急性の低ナトリウム血症は脳浮腫を引き起こし，脳ヘルニアから，重篤な中枢神経障害や死に至ることがある．ナトリウム欠乏による低ナトリウム血症に対しては，非常に注意深くナトリウムを投与して補正すべきである．しかし，低ナトリウム血症はナトリウム欠乏よりも水分過剰によることが多く，これに対しては水分制限による治療が必要である．

　低ナトリウム血症は緩徐に補正しなければならず，24時間で 8 mEq/L を超えないように注意する．低ナトリウム血症が長期にわたる患者の場合にはさらに緩徐に補正する．3％食塩水（0.5 mEq/mL）などの高張性食塩水を用いるのはけいれんなどの症状がある場合に限る．

　注意深い病歴聴取と身体所見が治療の根幹にある．しかし，脱水や水分過剰の程度の評価は難しい．しかも，患者の状態は刻々と変わる．バイタルサインや症状の変化，生化学検査値などを注意深くモニタリングし，その都度治療内容を調整することが，きわめて重要である．

表1 低ナトリウム血症の原因

偽性低ナトリウム血症	・高浸透圧 　高血糖 　医原性（マンニトール，ショ糖）
腎以外からの喪失	・消化管（嘔吐，下痢） ・皮膚（汗，熱傷） ・（サードスペースへの喪失）
腎からの喪失	・チアジドやループ利尿薬 ・浸透圧利尿薬 ・閉塞後利尿 ・急性尿細管障害の多尿期 ・若年性ネフロン癆 ・常染色体劣性多発性嚢胞腎 ・尿細管間質性腎炎 ・閉塞性尿路疾患 ・中枢性塩類喪失 ・近位（Ⅱ型）尿細管性アシドーシス ・アルドステロン効果欠如（血清カリウム高値） 　アルドステロン欠損 　偽性低アルドステロン症Ⅰ型 　尿路閉塞・感染
細胞外液量が正常な低ナトリウム血症	・SIADH ・抗利尿不適合性腎症候群 ・デスモプレシン ・糖質コルチコイド欠乏 ・甲状腺機能低下症 ・水中毒 　医原性（低張性輸液過剰投与） 　乳児への自由水を多く含む栄養 　水泳 　水道水での浣腸 　虐待 　心因性多渇症 　希釈人工乳 　マラソン中の水過剰摂取 　ビール多飲症
細胞外液量が過剰な低ナトリウム血症	・うっ血性心不全 ・肝硬変 ・ネフローゼ症候群 ・腎不全 ・敗血症によるキャピラリーリーク ・消化管疾患（タンパク漏出性胃腸症）による低アルブミン血症

ナトリウムをどこに喪失しているか（腎以外からの喪失か腎からの喪失か），細胞外液量が適切（euvolemia）な場合と過剰（hypervolemia）な場合とにわけて考える
SIADH（syndrome of inappropriate secretion of antidiuretic hormone：抗利尿ホルモン不適合分泌症候群）
文献1より引用

1. 低ナトリウム血症を伴う脱水

> **症例①**
>
> 4カ月の乳児．4〜5日続く38℃台の発熱，多量の水様下痢，活気不良．母乳を嫌がるためにりんごジュースやオレンジジュースを与えていた．ここ12時間ほどで数回の嘔吐があり，尿の回数が減っている．
> 〈診察所見〉傾眠，粘膜は乾燥しており流涙なし．眼窩は落くぼみ皮膚ツルゴールは低下している．
> 〈バイタルサイン〉血圧：74/43 mmHg，心拍数：175回/分，呼吸数：36回/分，体温：38℃．体重：6 kg（7日前の予防接種時には6.6 kgだった）．その他特記すべき異常所見はなかった．脱水の程度と傾眠のために，経口補液ではなく，輸液することとした．
> 〈血液検査所見〉Na：124 mEq/L，Cl：94 mEq/L，K：4 mEq/L，HCO$_3^-$：12 mEq/L，Cr：0.8 mg/dL（正常値0.3〜0.5 mg/dL），BUN：40 mg/dL，血糖値：70 mg/dL
> 〈尿所見〉比重1.030（浸透圧推定値 1,000 mOsm/kgH$_2$O），タンパク微量，血液なし，糖なし，ケトン少量，Cr：40 mg/dL，Na：15 mEq/L
> FENa（ナトリウム排泄分画）：（15 mEq/L × 0.8 mg/dL）/（129 mEq/L × 40 mg/dL）× 100 = 0.23 %

飲料水の電解質組成を**表2**に示し，体液の電解質組成を**表3**に示す．

表2 飲料水の電解質組成

飲料水	糖（%）	Na (mEq/L)	K (mEq/L)	Cl (mEq/L)	HCO$_3^-$ (mEq/L)	mOsm/L
WHO推奨	2	90	20	80	30	310
よく飲まれる飲料水のおおよその電解質組成（経口補水療法としては勧められない）						
りんごジュース	11.9	0.4	26			700
コーラ	10.9	4.3	0.1		13.4	656
ゲータレード	5.9	21	2.5	17		377
ジンジャーエール	9	3.5	0.1		3.6	565
牛乳	4.9	22	36	28	30	260
オレンジジュース	10.4	0.2	49		50	654

文献2より引用

表3 体液の電解質組成

液体	Na (mEq/L)	K (mEq/L)	Cl (mEq/L)	HCO$_3^-$ (mEq/L)	その他
胃液	20〜80	10〜20	100〜150	0	H$^+$ 30〜120
胆汁	140〜160	3〜15	80〜120	15〜30	
膵液	120〜160	5〜15	75〜135	10〜45	基礎値
十二指腸液	130〜150	5〜10	100〜130	10〜20	
回腸液	50〜150	3〜15	20〜120	30〜50	
下痢	10〜90	10〜80	10〜110	20〜70	
汗	10〜30	3〜10	10〜35	0	
熱傷浸出液	140	5	110	20	タンパク3〜5 g/dL
唾液	10〜25	20〜35	10〜30	2〜10	刺激なし時

文献3より引用

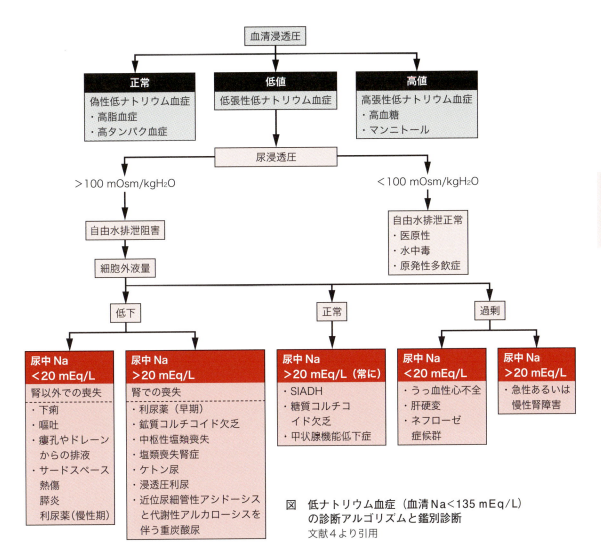

図　低ナトリウム血症（血清Na＜135 mEq/L）の診断アルゴリズムと鑑別診断
文献4より引用

1 評価

　低ナトリウム血症を伴う脱水で，原因は下痢による喪失と家族による低張液投与（保護者が与えたジュース類），この乳児は水分喪失よりさらに多い割合でナトリウムを喪失した．脱水の程度は10％，中等度から重度である．一般的な低ナトリウム血症の診断アルゴリズムと鑑別診断を図に示す．

●ここがポイント：経口補液療法の相対的禁忌

3〜4カ月未満の乳児，ショック，末梢循環不良（毛細血管最充満時間の遅延や皮膚ツルゴール低下），くり返す嘔吐や不穏・傾眠により経口補液ができない場合などである．

2 治療計画

① 治療は3つの段階（急性期，補充期，維持期）にわけられる

急性期は，最初の1時間ほどである．循環を立て直し，主要臓器への灌流を改善する（腎臓，脳，消化管など）．輸液は等張液を用いる．20 mL/kgを30〜60分かけて投与する．本症例では600 mL喪失しているうちの1/3だけ補ったことになる．ショックと判断したならば，臓器障害を避けるためにさらに短時間で投与する．

循環動態が安定したら，現時点で不足している分に維持輸液量を加え，最初の24時間の投与量を計算する．このときには水分・ナトリウム・カリウムそれぞれの必要量をふまえつつ輸液内容と投与量を決める方法があるが，本稿では補充期・維持期については割愛する．

② ある時点での水分・電解質必要量を計算しても，それに基づいた輸液を漫然と続けるのは非常に危険である

身体所見と検査値をもとに，1〜2時間ごとに輸液内容や速度を調整することが大原則である．

● **ここがポイント：血清ナトリウム濃度補正**

血清ナトリウム濃度補正に必要なナトリウム量は以下の計算式から導ける．

$$（目標ナトリウム濃度－ナトリウム濃度）\times 体重 \times 0.6$$
（0.6はナトリウムの分布係数）

- 3％食塩水を3 mEq/kg（6 mL/kg）投与すれば，血清ナトリウム濃度が5 mEq/L上昇する
- 低ナトリウム血症による症状（けいれんなど）がある場合には，血清ナトリウム濃度を5 mEq程度上昇させることを最初の目安とする．本症例で，もしもけいれんが続いていたならば，3％食塩水36 mLを70 mL/時程度で投与しはじめる．投与中にけいれんが止まったら，その時点で3％食塩水を中止する
- ただし，血清ナトリウム濃度の変化は8 mEq/L/24時を超えるべきでない

2. SIADHを合併した髄膜炎

症例②

10カ月の乳児．全身性強直間代性けいれんのために救急外来を受診した．39〜40℃の発熱が24時間ほど前から続いており，傾眠，嘔吐，経口摂取量低下，尿の回数が減少していた．

〈診察所見〉第一印象は悪く，刺激に過敏で動くことを嫌がる．血圧：94/58 mmHg，心拍数：175回/分，呼吸数：40回/分，体温：39℃．体重：10 kg．神経学的巣症状はなし．

〈血液検査所見〉Na：126 mEq/L，Cl：95 mEq/L，K：4 mEq/L，HCO_3^-：19 mEq/L，Cr：0.3 mg/dL，BUN：6 mg/dL，血糖値：85 mg/dL，白血球：26,000/mm³，杆状核球：255

〈髄液所見〉タンパク：140 mg/dL，糖：30 mg/dL，白血球：2,000/mm³（80％以上が多核球）．血液培養と尿培養は結果待ち．血清浸透圧測定値：262 mOsm/kg

〈尿所見〉比重1.018（浸透圧推測値 720 mOsm/kgH$_2$O），タンパクなし，血液なし，糖なし，ケトン少量，Na：100 mEq/L，Cr：15 mg/dL，FENa＝1.6％

1 評価

前記の所見からSIADHを合併した髄膜炎が示唆される（図）．低ナトリウム血症と低浸透圧があり，尿浸透圧は最大限に希釈（＜125 mOsm/kgH$_2$O）されておらず，腎疾患・甲状腺疾患・副腎疾患がないことはSIADHに合致する．さらに，BUN低値であり，身体所見からも体内水分量は適正であり，FENa上昇（＞1％）も血管内低容量を示唆しない．利尿薬は使用しておらず，偽性低ナトリウム血症（血清タンパクや脂質増加による二次性低ナトリウム血症）や高浸透圧性低ナトリウム血症（高血糖やマンニトール投与）もない．

2 治療計画

SIADHは原因となっている疾患（症例②では髄膜炎）が改善するまでよくならない．有症状（昏睡，脳症，けいれん）の場合，血清ナトリウム濃度を5 mEq/L（血清浸透圧を10 mOsm/kg）上昇させることを最初の目安とする．

> ナトリウム補正必要量＝（目標ナトリウム濃度－ナトリウム濃度）×体重×0.6
> 　　　　　　　　　　＝5（mEq/L）×体重×0.6
> 　　　　　　　　　　＝3×体重（mEq）
> 3％食塩水（0.5 mEq/mL）であれば6 mL/kgを30〜60分かけて投与する（症状が改善したら投与途中でも中止する）．

症状が軽度の場合には高張性食塩水の投与速度を緩徐にするか，0.9％食塩水を用いる．無症状ならば0.9％食塩水を選択する．いずれにしても，血清ナトリウム濃度を最低でも2〜3時間ごとに確認して，症状の変化や身体所見をふまえて，輸液量と内容を調整する．24時間での血清ナトリウム補正は8 mEq/Lまでにとどめるべきである．SIADHの原因は中枢神経疾患，肺疾患，術後，腫瘍，薬剤性など多岐にわたる．

●ここがピットフォール：時間単位で経過観察をする

血清ナトリウム濃度は，検査をしなければわからない．体内水分量の過不足は診察しなければわからない．検査結果と診察所見から治療計画を立てる．これは必須である．しかし，ことナトリウム濃度調整に関しては，計算通りにいかないことが往々にしてある．このため，どのような治療計画を立てようとも，最も大切なことは，経過観察のしかたである．あなたの管理が病態を増悪させうることを忘れてはいけない．時間単位での観察が必要であり，集中治療医への相談をためらうべきでない．

3. まずはどう動く？

来院時には，他の救急疾患と同様に対応する．ショックであれば細胞外液を急速投与することも，けいれんへの初期対応も，通常と変わりない．低ナトリウム血症が判明し，けいれんが続い

ていれば，高張性食塩水投与を検討する．3％食塩水であれば6 mL/kg（3 mEq/kg）を12 mL/kg/時で投与しはじめ，けいれんが止まれば中止する．

4. 成人と違うところ

小児は体重あたりの水分・電解質必要量が成人より多く，このため異常な喪失や摂取不足に弱い．一方で水分負荷がかかったときには，腎臓の未熟性（新生児）やADH（antidiuretic hormone：抗利尿ホルモン）高値のために適切に排泄することができず，容易に水分過負荷に陥る．

5. 保護者への説明

症例①のような事例では，再発を防ぐためにも飲料の電解質濃度をふまえた説明が必要である．「脱水のときには，水だけでなく塩分も足りないので，塩分を含んだ飲みものをあげてください」などと伝え，具体的に経口補水療法について説明する（第1章-8参照）．

おわりに

医原性低ナトリウム血症による小児死亡症例の報告は残念ながら珍しくなく，いわゆる維持輸液として，等張性輸液以外を使うべきでないという勧告を出している国があるほどである．低ナトリウム血症に遭遇したら慎重に対応してほしい．

Dr.黒澤のクリニカルパール
検査結果を待つことなく，病歴や身体所見から介入の判断をする

6カ月の乳児がけいれん重積のため救急車で来院した．これまで健康でけいれんの既往もない．ABCを確認しつつ末梢静脈路を確保し，抗けいれん薬を投与する．

このときに血液検査で必ず確認すべき項目はなんだろうか．血液ガス分析（静脈血でよい）はすぐに実施したい．本症例はけいれんしているので，血糖値，イオン化カルシウム，ナトリウムが重要である．これらへの介入が不要であれば，次に呼吸状態の追加情報としてpH，PCO_2を確認し，循環動態に関する情報として乳酸値を確認する．

pH，PCO_2や乳酸値より先に血糖値や電解質を確認することに違和感をもつ読者がいるかもしれない（まずABCではないのか！）．しかしABCを評価するときに，血液検査は「補足」情報である．検査結果を待つことなく，病歴や身体所見にもとづいて介入の判断をすべきである．一方で血糖値や電解質の評価・介入の判断のためには血液検査が必須情報である．

文献・参考文献

1) 「Nelson Textbook of Pediatrics, 19th ed.」(Kliegman RM, et al), Saunders, 2011
2) 「The Harriet Lane Handbook, 20th ed.」(Johns Hopkins Hospital, et al), Mosby, 2014
3) 「Oh's Intensive Care Manual, 7th ed.」(Bersten AD & Soni N), Butterworth-Heinemann, 2013

● もっと学びたい人のために

4) 「Rogers' Textbook of Pediatric Intensive Care, 5th ed.」(Shaffner DH & Nichols DG), LWW, 2015
↑低ナトリウム血症鑑別のフローチャートが便利.

プロフィール

黒澤寛史(Hiroshi Kurosawa)
兵庫県立こども病院小児集中治療科
専門は小児集中治療,小児蘇生科学
小児の避けられる死や避けられる後遺症をなくすべく,日夜診療にあたっています.少しでも小児を診る機会がある医師にとって,重篤な小児へのアプローチを専門施設で学んでおくことは絶対に有益です.それは小児科医に限らず,救急医や麻酔科医,小児外科医にも当てはまります.興味がある方はぜひ一緒に勉強しましょう.

第4章 よく出会う小児の外傷

1. 外傷の評価の違い
虐待，小児の外傷の特徴含む

林 卓郎

> **● Point ●**
> - 備えあれば憂いなし．デバイスのサイズ選択・薬剤投与量など事前の準備が重要
> - 小児の解剖学的・生理学的特徴を理解することが外傷診療でも重要
> - 不自然な経過・受傷機転を考える場合，個人ではなく組織での評価・対応を考慮する．誰のために虐待を見つけるのか．子どものためである
> - 特に小児では状態を数値のみで判断しない．循環の評価は血圧低下のみでショックを認識しない．呼吸の評価は酸素飽和度の数値のみで評価しない

はじめに

「多発外傷」と聞いただけでも心拍数が上昇する人も多いのではないか．そんななかで，受傷者が小児であったときには，少しでも病院搬入時間が遅くなることを祈りながら教科書をめくる諸氏も多いのではないだろうか．安心してほしい．小児でも，準備するデバイスのサイズや種類が異なるだけで，原則成人と根本的には変わらない．一部，小児特有の解剖学的および生理学的特徴があるため，知っておくこともたしかに重要である．本稿では，「JATEC（日本外傷初期診療ガイドライン）」に沿って主に重症外傷診療における小児特有の状態・留意点を中心に述べていく（図1）．また，小児の外傷診療をするうえで切っても切れない，不適切な療育環境や虐待を含めたmaltreatmentについても概略を述べる．

第一印象〜primary survey

> **症例**
> 1時間前に自宅の階段前で倒れていたという5歳男児．救急隊接触時，意識は疼痛刺激でも開眼がない状態．頻呼吸があるが，胸郭挙上は左右差なく良好．橈骨動脈は触知するが，末梢冷感が強い．

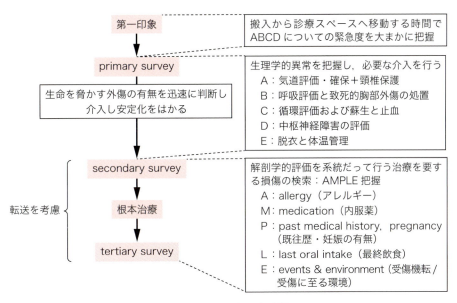

図1　重症外傷診療手順

表1　救急隊からの情報MIST

M	受傷機転（mechanism）
I	生命を脅かす損傷（injury）
S	意識，呼吸，循環の状態（sign）
T	処置（treatment）

1 ロードアンドゴー

　ここで，注意すべきは小児に特別なことではないが，救急隊が重症外傷と判断した場合，迅速な搬送と早期の医療介入を目的に現場での観察・処置は最小限にする．これがロードアンドゴーである（判断および概念を指す）．第一報では，迅速に搬送を要する状態であることを救急隊は医療機関に伝え，患者情報や到着予定時刻など最低限の情報を伝達してもらう．表1の「MIST」に従い，バイタルサインなど詳細は場合により省略する．搬送途上で第二報が可能ならば，バイタルサインなど詳細な情報を追加伝達してもらう．

　ロードアンドゴーを宣言している救急隊員に細かく情報提供を求めないことが重要である．

2 受け入れ準備について

　特に小児で重要なことは，体重／身長により薬剤投与量およびデバイスのサイズが異なることである．記憶することも重要であるが，リスクマネジメントの面からも，薬剤投与量・デバイスサイズ一覧を用いることを強く薦める（図2A，B）．

3 高エネルギー外傷

　重症外傷であることを推測するキーワードの1つは，高エネルギー外傷である（表2）．

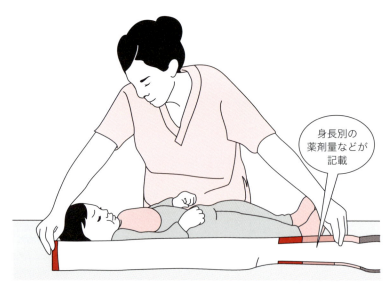

図2A　身長別早見表（Broselow tape™）
実際の身長に合わせて使用する

表2　高エネルギー外傷と判断する受傷機転例

高リスク外傷（高エネルギー外傷）
交通事故（自動車・バイク事故）
車外放出
同乗者が死亡
車の横転
高速度での衝突＞64km/時
車の変形＞50cm
乗車スペースの陥没＞30cm
救出まで20分以上要した
バイク事故＞32km/時
バイクから飛ばされた
歩行者事故（対自動車・バイク）
跳ね飛ばされた
対自動車事故＞8km/時
墜落/落下
＞3m，＞身長の2〜3倍
穿通性外傷
頭部・躯幹・四肢（肘/膝から近位）の穿通性外傷

文献1より引用

幼児①	月齢 1歳1カ月〜1歳11カ月		体重 10〜11	kg	身長 76〜85	cm
	薬剤名	1回投与量		薬剤溶解方法		実際投与量
蘇生	ボスミン（10倍）	1.0	mL	1A（1 mg）を生食9 mLで溶解：0.1 mg/mL		0.01 mg/kg
	カルチコール	10	mL	原液（最大量10 mL/回）：85 mg/mL（60〜100 mg/kg）		85 mg/kg
	メイロン注（7%）	12	mL	原液（最大量40 mL/回）：1 mEq/mL		1 mEq/kg
	硫酸マグネシウム	10	mL	4 mLを生食6 mLで溶解 20分かけて投与（0.4 mL/kg）		50 mg/kg（0.4 mEq/kg）
	20％ブドウ糖	25	mL	原液：200 mg/mL		0.5 g/kg
挿管	ミダゾラム	1.0	mL	1A（10 mg）を生食8 mLで溶解：1 mg/mL		0.1 mg/kg
	エスラックス	1.0	mL	原液（最大量2.5 mL/回）：10 mg/mL（通常量は0.6 mg/kg）		1.0 mg/kg
拮抗	ブリディオン	0.4	mL	原液：100 mg/mL（緊急時は最大量16 mg/kg＝左量の4倍）		4 mg/kg
不整脈	アンカロン	10	mL	1A（150 mg）を5％ブドウ糖液27 mLで溶解：5 mg/mL		5 mg/kg
	トリノシンS	0.2	mL	原液：10 mg/mL 急速静注で，無効なら1.5倍量投与		0.1〜0.3 mg/kg
	2％キシロカイン	1.0	mL	A（100 mg/5 mL）を生食5 mL溶解 15分以上空けて2回投与まで可		1 mg/kg（2回まで）
	同期下カルディオバージョン			1回目	10 J	2回目 20 J
	電気的除細動			50	J	
鎮痙／鎮静薬	セルシン	0.6	mL	原液：5 mg/mL（最大量2 mL/回）		0.3 mg/kg
	ミダゾラム	1.0	mL	1 A（10 mg/2 mL）を生食8 mLで溶解：1 mg/mL		0.1 mg/kg
	経鼻ミダゾラム（原液）	1.0	mL	原液：5 mg/mL 片方の鼻腔には1 mLまで		0.5 mg/kg
	ホストイン	12.0	mL	3 mLと生食 9 mLを混合（4倍希釈）：全量×6＝72 mL/時で投与		22.5 mg/kg
	ノーベルバール	6.0	mL	1 V（250 mg）を生食10 mLで溶解：25 mg/mL		15 mg/kg
	チトゾール	2.0	mL	1 V（500 mg）を生食20 mLで溶解：25 mg/mL（挿管用意！）		5 mg/kg
鎮痛	ケタラール	1.0	mL	原液：10 mg/mL 緩徐に投与（1〜2 mg/kg）		1 mg/kg
	フェンタニル	1.50	mL	1 A（0.1 mg/2 mL）を生食8 mLで溶解（原液：0.05 mg/mL）		1.5 μg/kg
持続	ミダゾラム	1.0	mL/時	4.0（2 mg/kg）を生食20.0とで計24 mLに		2 mg/kg/日
	エスラックス	1.0	mL/時	20.0（2 mg/kg）を生食4.0とで計24 mLに		2 mg/kg/日
	ドパミン	1.0	mL/時	4.5 mLを生食25.5 mLとで計30 mLに：1 mL/時＝5 γ		
	ノルアドレナリン	1.0	mL/時	0.9 mLを生食で計30 mLに溶解：1 mL/時＝0.05 γ		
	ボスミン	1.0	mL/時	0.9 mLを生食で計30 mLに溶解：1 mL/時＝0.05 γ		
喘息・アナフィラキシー	ボスミン（筋注）	0.1	mL	原液：1 mg/mL 筋注		0.01 mg/kg
	アタラックスP	2.0	mL	原液1 mL（25 mg/mL）を生食9 mLで合計10 mLに		1 mg/kg
	ファモチジン	5.0	mg	H1，H2ブロッカーの効果は議論あり		0.5 mg/kg
	硫酸マグネシウム	10.0	mL	4 mL＋生食で合計10 mL 20分かけて投与（0.4 mL/kg）		50 mg/kg（当院製剤）
	ソル・メルコート	4		1 V（125 mg）を生食25 mLで溶解 20 mg		2 mg/kg
抗生剤	クラフォラン（CTX）	7.6	mL	1 V（1 g）を生食10 mLで溶解 760（750）mg		75 mg/kg
	ビクシリン（ABPC）	10.0	mL	1 V（1 g）を生食10 mLで溶解 1,000 mg		100 mg/kg
GI療法	ヒューマリンR	1.5	U	ヒューマリンR：100 U/mL ブドウ糖3 g・インスリン1 Uの割合		ブドウ糖0.5 g/kg＆インスリン 0.15 U/kg
	20％ブドウ糖液	25	mL	低血糖に注意．必ず血糖測定を		

気道	喉頭鏡ブレード	1〜2ストレート	気管内吸引チューブ	8〜10 Fr
	気管内チューブ	4.0〜4.5 mm	ラリンゲルマスク	♯
	深さ（口角から）	11〜12 cm		
胸	胸腔ドレーン	14 Fr		
胃	胃管	8〜10 Fr		
尿	バルーンカテーテル	8〜10 Fr		

図2B 早見表（体重別）
薬剤名は施設で採用している製品名，希釈方法なども詳細に記載
（図中の薬剤投与量は参考量．各医療機関で検討を要する）
文献2より引用

表3 primary surveyで検索すべき主な損傷・病態

	損傷・病態	介入（蘇生）
A	気道閉塞	気道確保（気管挿管・外科的気道確保）
B	フレイルチェスト（広範な肺挫傷）	酸素投与・陽圧補助換気
B, C	緊張性気胸	胸腔穿刺・胸腔ドレナージ
B, C	多量血胸	胸腔ドレナージ・止血
B, C	開放性気胸	創閉鎖・胸腔ドレナージ
C	心タンポナーデ	心嚢穿刺・心嚢開窓術・止血
C	腹腔内出血	止血
C	後腹膜出血・不安定型骨盤骨折	止血・創外固定
D	切迫するD*	ABC安定化による二次性脳損傷回避
E	低体温	加温

＊切迫するD：意識状態GCS≦8，来院後GCS 2点以上の低下，脳ヘルニア所見（瞳孔不同・片麻痺など）

到着後

高濃度酸素投与を継続し，バイタルサイン測定・モニタリングを開始した．

4 第一印象

診療を開始する前に緊急度を大まかに把握するために行う．目的は，チーム内で情報を共有することであり，「チームでこれから重症外傷を診療する」というスイッチを押す意味合いもある．具体的にはABCDの何に異常があるのかを迅速に評価する．バイタルサインなど具体的な数字ではなく，患児に触れながら，救急車搬入口から初療スペースに移動する短時間で評価・把握し，チームで共有する．

primary survey

搬入から生理学的異常をすみやかに同定し介入する．高濃度酸素投与を行い，モニタリングを開始する．具体的には表3のようにABCDEの順で系統だった評価を行い，必要な介入を行う．

5 保護者は外で待っておく？

小児の診療では，付き添いの保護者が診療スペースの外でソワソワしながら待っていることもよくある．もちろん診療の質を保つことが最優先であるが，子どもにどのような処置がなされ，どのような状態であるかを見たいという希望があればベッドサイドで保護者に付き添ってもらうことも考慮したい．侵襲的な手技においても，家族付き添いの有無で成功率は変わらないという研究もある[4]．無理はしなくともよいと考えるが，希望があれば付き添うことを優先したい．もちろん，外傷で外出血を伴う状態の場合，付き添う保護者のケアも必要であり，無理に付き添わせることは控えるべきでもある．

本症例の第一印象

A，B，Cに異常が疑われる重症外傷と判断し，チーム内で共有した．

primary survey

A：気道閉塞の評価と開通保持＋頸椎保護

気道異物の有無を含めた気道開通の評価を行い，必要であれば気道確保を行う．
頸椎保護の観点から，やむをえない場合を除き，頭部後屈は行わず，下顎挙上のみで確保を試みる．

1 乳児の上気道

乳児では鼻呼吸が主体であること，また鼻道が狭いことから，鼻出血などで容易に鼻閉をきたし，呼吸不全を呈することもある．

2 頸椎中間位（neutral position）

小児特に乳児では頭部が相対的に大きく，仰臥位ではやや前屈位となる．頸椎保護の観点からも，肩にタオルなどを入れ，頸椎中間位にすることを考慮する（図3）．

3 エアウェイ

徒手気道確保で気道開通が得られない声門上の上気道閉塞の場合は，エアウェイ挿入を考慮する．成人と同様，口咽頭エアウェイと鼻咽頭エアウェイがある（図4）．

4 Aにおける気管挿管の適応

徒手気道確保，エアウェイ挿入でも気道の開通が保てなければ，確実な気道確保のために気管挿管を行う．気管挿管に関しては詳細は後述する．

5 外科的気道確保

気管挿管が困難な場合は，外科的気道確保の適応となる．小児でも輪状甲状靭帯穿刺を行う．輪状甲状靭帯切開は12歳以下では原則禁忌となっている．そもそも甲状輪状靭帯の触知が困難であり，このため切開の際に喉頭を損傷するリスクが高いこと，晩期障害としての気道閉塞がその理由とされる．

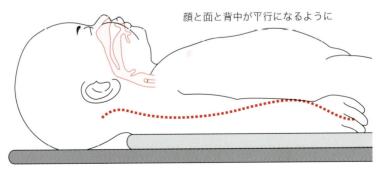

顔と面と背中が平行になるように

図3 気道確保・頸椎中間位

①口角から下顎角の長さが目安

②乳幼児は舌が相対的に大きいため,エアウェイのサイズが適切でないと,かえって気道閉塞をきたしうる.

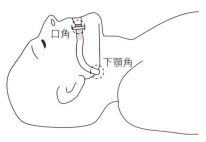
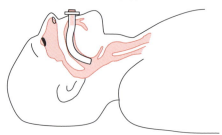

適応:意識がなく咽頭反射(嘔吐を誘発する可能性)がない状態

図4A 口咽頭エアウェイ

サイズ
太さ:鼻腔に入る
長さ:鼻腔から耳垂まで

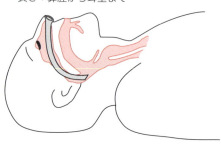
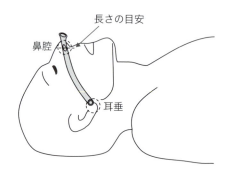

禁忌:前頭蓋底骨折を疑う場合

図4B 鼻咽頭エアウェイ

穿刺は輪状甲状靱帯から,12歳以下の小児では16〜18Gの静脈留置針を用いる.年長児では14〜16Gの静脈留置針を使用する.乳児では輪状甲状靱帯の触知が難しく,手技自体かなり難しい.事前にシリンジ内に生理食塩水を満たすことで,気管内に針が到達した際の確認が容易となる.換気は高圧ジェット換気を行うか,バッグバルブマスクでの換気を行う(図5).

6 頸椎保護

乳幼児で適切なサイズの頸椎カラーが手に入らない場合,タオルを巻いて中間位で固定する方法もある.

■ 舌根沈下があり,鼻咽頭エアウェイ挿入し,気道開通が確認できた.

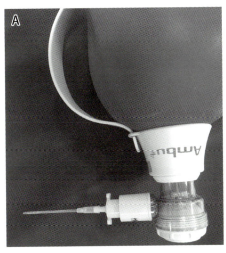 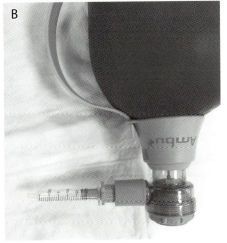

図5　輪状甲状靱帯穿刺後の接続
A）留置針と3.0 mm気管チューブのコネクターを直接接続
B）2.5 mLシリンジと7.5 mm気管チューブのコネクターを接続

B：呼吸・換気の評価＋致死的な胸部外傷に対する処置

　特に小児では，呼吸回数と陥没呼吸などの呼吸努力の程度を評価することが重要である．年少児では肋骨の走行がほぼ水平であり，呼吸筋の発達も未熟であるため，呼吸窮迫に陥りやすい．また，機能的残気量も少なく，体重あたりの酸素需要量が成人より多いため〔体重（kg）あたり成人の約2倍を消費する〕，呼吸不全に至りやすく，急速な悪化に注意を要する．

1 胸腔ドレナージ

　緊張性気胸や大量血胸で胸腔ドレナージを要する場合，ドレーンの太さ（Fr）は気管チューブ内径（mm）の4倍（気管チューブ4.0 mmであれば4.0×4＝16 Frの胸腔ドレーン）を目安とする（Fr：1/3＝mm，6 Fr＝2 mm．気管チューブの適切なサイズは後述）．挿入位置は成人と変わりなく，第（4，）5肋間中腋窩線前方である．

2 胃膨満による換気不良

　乳幼児では，用手換気により容易に胃膨満をきたす．胃膨満により換気不良に陥りやすく，このため用手換気を行う場合はすみやかに胃管を挿入する．

呼吸・換気の評価
　頸静脈怒張・皮下気腫および気管偏位は認めなかった．呼吸回数 28回/分・酸素飽和度100％．胸郭挙上に左右差なく，陥没呼吸も目立たない肺呼吸音清であり胸郭動揺や打診上鼓音・濁音認めず．呼吸回数も来院時と著変なく蘇生を要する異常は認めなかった．

C：循環の評価・安定化＋出血のコントロール

1 小児におけるショックの所見（第2章-1参照）

小児では，血管収縮と心拍数増加による代償機転が働き，代償性ショックの状態が成人に比して長いことが特徴である．血圧の数値のみではなく，身体所見〔末梢冷感・頻脈・毛細血管再充満時間（capillary refilling time）延長および脈圧低下（20 mmHg以下）〕が重要である（**第2章-2参照**）．

逆に，血圧低下をきたすと，一気に心停止に至る可能性も高く，注意が必要である．

2 出血性ショック（循環血液量減少性ショック）の原因鑑別

外傷性ショックの原因として最多である出血性ショックの原因は主に外出血，胸腔内出血（大量血胸），腹腔内出血および骨盤骨折による後腹膜出血がある．乳児，特に月齢の小さい乳児では，非外出血性頭部外傷でもショックに至ることを知っておく．帽状腱膜下血腫や硬膜外血腫および脳室内出血により，出血性ショックをきたすことがある．primary surveyのみでは出血源の判断がつかないことがあるため，原因の1つとして留意したい．

3 小児の出血性ショックのクラス分類

出血により，血液全量の30％程度を喪失するまで血圧低下を認めないことが多い（血液量は乳児で約80〜90 mL/kg，幼児で70〜80 mL/kg，**図6**）．

4 初期輸液療法

外傷のショックの原因は成人小児に関係なく循環血液量減少性が最多であり，出血量を補う輸液・輸血が必要となる．ショックを認識した場合，心原性を強く疑わない場合は，細胞外液20 mL/kgを急速静脈投与する．JATECでは，1回の急速投与で循環の安定化が得られなければ，輸

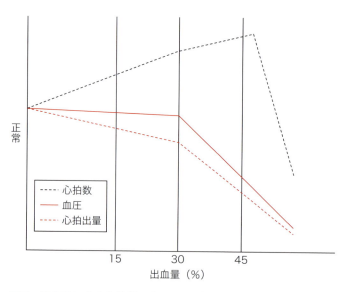

図6 出血量による心拍数・血圧および心拍出量の変化
文献2より引用

血開始を推奨している．一方で，ATLS（advanced trauma life support）では，ショックの離脱を得るまで，3回（合計60 mL/kg）投与をくり返すとなっている[2]．循環が不安定になる出血はおよそ20 mL/kg以上の出血であり，安定化には出血量のおよそ3倍量の輸液を要するからである．輸液のみで安定化が得られないと判断した場合は，早期に輸血を開始する．輸血は10 mL/kgを目安に投与する[4,5]．重要なことは，漫然と輸液のみを継続せず，輸血を要する状態か否かを早目に判断することであると考える．止血が得られていない状態では，過度な輸液により凝固能障害を増悪させるため，注意が必要である．

5 輸液路確保

静脈路確保が困難な場合は骨髄輸液路確保を試みる．静脈路確保時に，補助器具を用いることで確保が容易になることもある（**第1章 -7参照**）．

6 massive transfusion protocol

成人ではわが国の各救命救急センターでも作成されているmassive transfusion protocols（MTP）であるが，小児に対する有効性の報告はあるものの，確立されてはいない[6,7]．

多量輸血（massive transfusion）とは24時間で全身の血液を置換する量の輸血を指す〔20単位（米国の輸血製剤では10単位）〕．このような多量輸血を要する症例では，早期から新鮮凍結血漿・血小板輸血を開始することが生命予後改善につながるという研究結果をもとに作成されたプロトコールがMTPである．一般的には，赤血球・新鮮凍結血漿・血小板の比率を1：1：7.5（日本の血液製剤単位数で表記 米国基準では1：1：1）で投与する．小児の場合，24時間で40 mL/kg以上もしくは最初の2時間で20 mL/kg以上の輸血を要した場合に多量輸血として定義する場合が多い[8,9]．

> **循環の評価**
>
> 末梢冷感は持続しており，橈骨動脈は触知せず．CRTは4秒と延長を認め，血圧：92/76 mmHg，心拍数：142/分であり，ショックと判断した．FAST[*1]で脾腎窩に液貯留を認め，胸部・骨盤単純X線写真では多量血胸・広範な肺挫傷・不安定型骨盤骨折は認めなかった．その他活動性外出血は認めなかった．骨髄輸液路を確保し，生理食塩水400 mLを急速投与した（体重は年齢相当として20 kgと推定）．輸液急速投与後，血圧：94/58 mmHg，心拍数：120/分に改善した．

D：中枢神経障害の評価

1 切迫するDを探す

致死的となりうる中枢神経障害を検索する．**表3キャプション参照**．

---

*1　FAST（focused assessment with sonography for trauma：迅速超音波検査）

2 意識の評価

基本的にグラスゴーコーマスケール（GCS）やジャパンコーマスケール（JCS）を用いて評価する．乳幼児のGCSは成人と若干異なる（**第2章-6**）．

切迫するDの有無のみを評価するのであれば，特に乳児でAVPUスケールでの評価も許容されると考える[10]（**第2章-6**）．U：unresponsiveは無反応であるが，GCSの8点以下と同等である．

3 乳児での頭蓋内圧亢進

大泉門の閉鎖は18カ月頃までとされる．閉鎖するまでの乳（幼）児では，頭蓋内圧の亢進を大泉門の膨隆として判断ができる．正確な評価は臥位ではなく，45〜90°おこしての評価が必要である．大泉門膨隆の定義は，大泉門周囲の骨縁が触知できない状態である．ただし，啼泣や咳嗽など胸腔内圧上昇でも一過性に膨隆をきたすため，患児が落ち着いている状態でのみ評価可能である．

大泉門が閉じていない乳幼児では，頭蓋内出血を生じている場合でも大泉門の膨隆，縫合の離開で圧を逃す．大泉門膨隆があれば，覚醒している状態であったとしても，相当な頭蓋内圧亢進と推測される．頸椎保護の観点からprimary surveyのなかで半坐位にして評価することは困難であるが，頸椎保護を要さない状態，循環血液量減少を伴わない限られた状況では試みてもよいだろう．

4 瞳孔の評価

乳児で瞳孔の観察・対光反射を評価することは困難な場合が多い．意識がある場合，強引に開瞼すると眼瞼が反転して結局瞳孔が観察できないこともたびたびある．光と音が出るおもちゃを用意するとよい．特に乳児は音が出て光るものを見る．この隙に対光反射を評価することを薦める．

> 意識はGCS：E1V1M3であり，AVPUではU．瞳孔正円左右同大対光反射緩慢4.5 mm．明らかな片麻痺を認めず，脳ヘルニア兆候はないと判断した．切迫するDを認め，気道確保必要と判断した．

E：脱衣・体温管理

primary survey開始時に脱衣を行っておく方が評価がしやすい．特にCの評価時に活動性出血有無の把握が必要である．四肢の観察も可能なようにしっかりと脱衣させる．

■ 保温に努める

低体温により，意識障害・凝固能異常促進などをきたす恐れがある．

乳幼児では体重あたりの体表面積が大きいため，環境温の影響を受けやすく，低体温に陥りやすい．室温を高くする，加温器具を前もって準備するなど特に留意が必要である．

> primary survey開始時点で脱衣は行っていた．体温は直腸温で37.2℃であり，室温を高くし，ブランケットを使用した．

primary survey 総括

primary surveyが終われば，必ず評価と介入およびその結果を改めてチーム内で共有する．

> **総括**
>
> 受傷機転不明の5歳男児．来院時の第一印象ではA，C，Dの異常を予測した．
> primary surveyで
> A：鼻咽頭エアウェイ挿入で気道開通．
> B：呼吸に明らかな異常は認めず．
> C：FASTより腹腔内出血による循環血液量減少性ショックと判断し，細胞外液20 mL/kgの急速静注投与を行った．初期輸液に反応した．
> D：意識GCS：E1V1M3と切迫するDを認めたが，脳ヘルニア兆候は認めず侵襲的気道確保の適応と判断し気管挿管施行．
> E：体温は37.2℃であり保温に努める．

primary survey 補足

1 致死的三徴

外傷において，**凝固障害・低体温・アシドーシスが外傷における致死的三徴**である．primary surveyでもこれらを防ぐことに留意されたい．凝固障害は多量の出血により生じうる．輸液のみを漫然と行っていると，ヘモグロビン低下のみならず，凝固異常も生じ得るため注意する．

2 気管挿管の適応

成人と変わりはない．外傷の場合，A：気道閉塞，B：酸素化・換気不全，C：治療不応性のショック，D：切迫するDで侵襲的気道確保の適応となる．特に小児では二次性脳損傷[*2]のリスクが高いため，十分な酸素化を得るための気管挿管の判断は迅速にしたい．

3 挿管困難の予測

成人では，「LEMON」，「Mallampati」，「thyroimental distance」など挿管困難の予測方法が存在するが，小児では適応できないとの報告が多い[1]．小児で挿管困難のリスクとしては，1歳未満・上気道閉塞の兆候がある・解剖学的リスクを伴う先天性疾患群（21トリソミー，Pierre Robin症候群，Treacher Collins症候群など）があげられる．気管挿管を行う際には，挿管困難症例を想定してビデオ喉頭鏡，外科的気道確保，気管支鏡など次の手を準備しておく．ただし，普段使用したことのないデバイスは緊急時に使用できると考えない方がよい．

[*2] 二次性脳損傷：主に循環血液量減少性ショックによる脳循環障害や，低酸素によって生じる脳の障害を言う．その他，けいれんでも二次性脳損傷をきたしうるため，早期に鎮痙を図る．循環血液量減少による脳損傷を可能な限り最低限に止めるためにも早期の輸液も心がける

4 rapid sequence intubation (RSI)

基本的に使用する薬剤は成人と同じである．小児，特に乳児で特徴的なことは，喉頭展開時に徐脈を迷走神経反射によりきたすことがあり，前投与薬としてアトロピン0.02 mg/kg使用（最小投与量なし[*3]）を検討する．その他薬剤投与量は以下がある．

> ・ミダゾラム 0.1〜0.3 mg/kg（静注投与時の目安 作用発現：2〜3分，作用持続：30〜45分）
> ・フェンタニル 1〜3 μg/kg （静注投与時の目安 作用発現：1〜2分，作用持続：30〜60分）
>   ショックの場合，さらなる血圧低下を懸念し投与を行わない選択肢もある．筆者は個人的に1〜1.5 μg/kg程度で投与することが多い．
> ・ロクロニウム 1.0 mg/kg（静注投与時の目安 作用発現：30〜60秒，作用持続：30〜40分）[12]

5 気管チューブの選択

かつては小児の気管チューブは，カフなしを用いていた．現在は緊急気管挿管時にカフの有無で優劣は明らかには認めない[13]．小児の気管が漏斗状であることがカフなしチューブ使用の根拠であったが，言われているより円筒状に近く，声門下狭窄は強くないとの報告もある[13]．

チューブサイズと固定長については**第2章-3**参照．

secondary survey

頭から足先まで，丁寧に身体診察を行いながら，外傷を評価する．primary surveyで切迫する異常がない場合，つまり安定した状態と判断した場合，特に小児では時間をとり安心を与えることも重要である．具体的には両親含め保護者の同伴や，DVDなどで気を紛らわせることで診療も容易になることが多い．もちろん，物だけに頼らず，笑顔でゆっくりと話しかけることなど，患児への最大限の配慮を忘れない．

1 AMPLE
図1参照．

2 頭部CT検査
切迫するDがあれば，secondary surveyの最初に頭部CT検査を行う．その際，すでに体幹のCTが必要であれば施設の状況により同時に行うことも許容される．

3 頭部外傷
第4章-2参照．

[*3] 以前は最小投与量を0.1 mgと設定していたが，「AHA2015ガイドライン」では最小投与量の設定は不要となっている

4 胸部外傷

　小児では緊張性気胸の頻度は少ないが，縦隔構造の可動性および胸郭のコンプライアンスから気胸を生じた場合，緊張性となりやすいと考えられる．小児の胸郭は肋骨含め，胸壁の柔軟性・弾性により，実質臓器へ外力が直達する．肋骨骨折は稀であるが，肺挫傷の頻度が高い．逆に，肋骨骨折を認める，もしくは疑う所見がある場合はきわめて強い外力がかかったと考えるべきである．この場合，小児では稀であるフレイルチェスト，鈍的心損傷，横隔膜損傷，大動脈損傷および気管・気管支断裂などを合併する可能性がある．

　外傷性窒息も稀ではあるが，小児で生じやすい外傷である．可動性に富む胸郭が外力で圧迫され，同時に喉頭蓋が閉じた状態で強く吸気を行うことにより，胸腔内圧が高くなる．これにより，窒息をきたす．上昇した胸腔内圧により，上大静脈の圧も上昇し，頭部顔面の静脈・毛細血管が破綻し，特有の溢血斑が眼瞼・顔面などに生じる．

5 腹部外傷

　小児外傷の死亡原因は頭部外傷，胸部外傷の順に多いが，腹部外傷はその存在が認識されずに死に至るケースが最も多い外傷である[15]．つまり，見逃される頻度が高いと考えられる．

　受傷機転としては自転車を含めた交通事故および転落・墜落のような鈍的外傷がほとんどである．

　小児では，筋の発達が未熟であり，実質臓器が相対的に大きい．また，肋骨は柔軟性に富み，腹腔臓器を完全に覆っていない．このため，鈍的外傷でも実質臓器損傷の頻度が高い．肝臓と脾臓損傷が最多であり，腎臓，小腸および膵臓がこれに続く．後腹膜臓器である膵臓や管腔臓器である腸管の損傷が最も見逃されやすいことも重要である．

　膵損傷・腸管損傷の受傷機転としては自転車（バイク）のハンドル外傷が多い．

1）シートベルト症候群

　小児では1980年代に米国で報告された．不適切なシートベルト装着による腹壁挫創，骨盤骨折，腰椎損傷および腹腔内損傷を指す．16歳未満の小児で適切にシートベルトを装着すれば，腹部損傷のリスクが1/3になるとの報告もある．腹部にシートベルト痕（発赤・皮下出血・擦過創）がある場合（シートベルトサイン陽性），腹腔内損傷がある相対危険度は2.9との報告もある[16]．胃・腸管および膵損傷に関しては，シートベルトサイン陽性であれば相対危険度はそれぞれ12.8, 22と高い．

2）FAST

　primary surveyで腹腔内多量出血を検索する際に行うFASTであるが，あくまでも多量の腹腔内出血を指摘するために行っていることを肝に銘じたい．**小児の鈍的腹部外傷では，実質臓器損傷が多く，FASTでは検出できないことを改めて認識すべきと考える**．初期研修医の先生たちが「FAST陰性で腹腔内に問題はありません」とやや息巻いて報告に来てくれることが多い．あくまでもprimary surveyでの的を絞った評価である．小児で腹腔内出血の場合，FASTの感度は80％程度とされる[17]．

　腹部実質臓器損傷の可能性を考えた場合には，造影CT検査を行うが，その適応の判断は難しい．絶対的な判断基準はないが，いくつかの条件が考案されている．

A）以下の7つのすべてが陰性の場合，**陰性的中率99.9％**（95％信頼区間99.7-100％），**感度97％・特異度42.5％**[18]．

　①シートベルトサインが陰性であり体表に腹部の外傷所見を認めない

　②意識状態GCS＞13

③ 腹部圧痛がない
④ 胸壁に外傷を疑う所見がない
⑤ 自発痛含めた腹痛の訴えがない
⑥ 肺呼吸音の減弱を認めない
⑦ 嘔吐がない

B）以下の2つを満たせば，CT撮影のリスクが上回るとし，陰性的中率96％であった[19]．
① FAST陰性
② 肝逸脱酵素値＜100 U/l

6 脊椎外傷

　小児では脊椎損傷の頻度は低いとされる．そのなかで頻度が高い損傷部位は頸椎であり，頸椎損傷の頻度は鈍的外傷症例の1〜1.5％程度とされる[19,20]．学童期以降，特に10代になると，スポーツ外傷も比率が増加し，下位頸椎の損傷も増加する．一方で乳幼児では，基本的に上位頸椎C1〜C3の損傷のみである．成人では脊椎骨折の10％に他部位の脊椎骨折（second fracture）を合併する．小児でも，11％で隣接しない脊椎椎体骨折を合併するとの報告もあり，一カ所の骨折を認めた場合，ほかの椎体骨折の可能性に留意する[21]．

　単純X線写真もしくはCTでの評価を行うが，小児の特徴として以下の所見が正常でも観察されうることは知っておく方がよい．

1）C1とC2歯突起の距離

　頸椎側面単純X線写真上，正常でも環椎後面と軸椎歯突起間距離の開大（＞3 mm）を8歳以下小児の20％で認める．そのため，脱臼との鑑別が重要である．

2）C2-3偽性脱臼

　軸椎が前方に脱臼しているように見える．小児の20％程度で正常所見として認める（7歳以下では40％近くで陽性）．

　小児の脊髄損傷はきわめて稀であるが，画像検査上（単純X線写真もしくはCT）明らかな骨傷を認めないが，脊髄神経損傷を呈する状態をSCIWORA（spinal cord injury without radiographic abnormality）と呼ぶ．骨の柔軟性が高い小児では脊髄損傷に占めるSCIWORAの割合が高いとされる．丁寧な身体診察が重要である．診察所見が不明確な場合，もしくは脊髄損傷を疑う場合は専門医に相談し，MRI検査を考慮する．

　病院前でバックボード固定を行い搬送される症例も多い．この場合，いつ頸椎保護解除をしてよいかしばしば迷う．JATECでも解除基準はあるが，小児に特化した頸椎保護の解除基準が考案されている（図7A，B）．

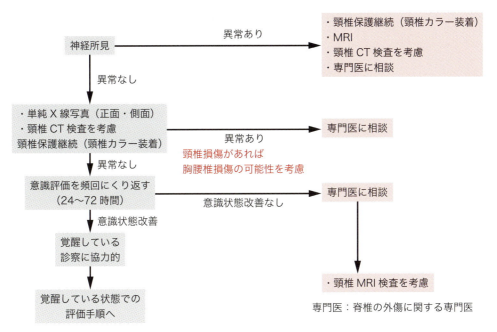

図7A　頸椎評価手順（意識障害などにより評価が困難な場合）

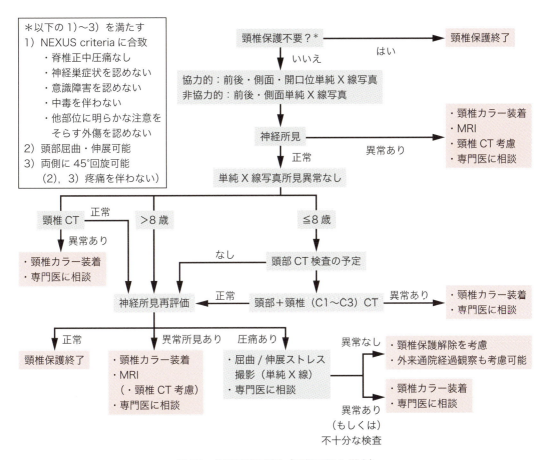

図7B　頸椎評価手順（評価可能な場合）

外傷診療の留意点

1 画像検査について

可能な限り，侵襲が低い検査を行い，不要な検査は行わないことが重要である．特に被曝のリスクがある，CT検査は必要な部位のみを評価するよう心がけるべきである．as low as reasonably achievable（ALARA）を常に考える．

2 病歴聴取について

小児，特に幼児では病歴聴取で限界がある．大人が受傷を目撃していない場合は患児の身体視察から得られる情報しかない．学童期になると，患児自身からの詳細な病歴聴取が可能な場合も多くなる．ただし，注意すべきは，**医療者が具体的な例をあげて病歴聴取すると，その選択肢にひきずられることも多いこと**である．例えば，腹痛の性状を病歴聴取するときに，いくつかの質問をすると最初の選択肢を選ぶことが多い傾向にある．なるべくopen ended questionで病歴聴取を行うことを薦める．

3 不自然な外傷

第1章-11も参照．

小児外傷診療と切っては離せないのが虐待（maltreatment）である．加害側の故意か否か，悪気があったか否かは問わない．虐待には4種類あり（**第1章-11参照**），主には身体的虐待による外傷を想起しやすいが，育児放棄・不適切な療育環境に起因する受傷も含まれる．外傷で受診した機会を逃す手はない．もちろん，この場合保護者を責めることが目的ではなく，子どもの安全を確保することである．軽症の外傷であっても，事故予防について保護者が考える機会ととらえることが重要である．

保護者からの病歴聴取もしくは病歴から虐待を疑うポイントを**表4**にあげる．もちろん，これらがあれば即虐待という意味ではない．

また，虐待の可能性を考えた場合，診療担当医個人で最終判断するのではなく，医療機関として判断・行動が必要である．院内で虐待について評価し通告を行うchild protect service体制は

表4 身体的虐待を想起する病歴・身体所見

病歴と身体所見	例
今回の受傷を説明しうる外傷の病歴がない	気がつくと腫れていた
外傷に矛盾した病歴	既往のない幼児が自宅内で転倒し受傷したという大腿骨骨幹部骨折
患児の発達に合致しない病歴	寝返りのうてない乳児の顔面外傷 立位がとれない乳児の下腿骨折 歯牙の萌出がない乳児の口唇挫創
病歴が時々により変わる	トリアージ時と診察時に受傷機転が変わっている
同胞による外傷もしくは自宅で蘇生を試みたことによる受傷	1歳女児左上腕骨骨折．5歳の兄により受傷
異なる保護者による合致しない病歴	母親からの病歴聴取と後から来た祖母からの聴取内容に乖離がある
医療機関への受診が理由なく遅い	病院から徒歩数分に居住しているが，受傷から3時間が経過した腫脹の著しい大腿骨骨幹部骨折

必須であり，迅速な対応を求めたい．虐待を疑った場合には，医学的適応のみならず，入院により患児を保護することも重要である．虐待の疑いがある場合でも帰宅可能であるのは，以下の条件が揃った場合である．

①外傷自体が入院加療を要さない
②外傷について潜在性も含め評価が完了している
③帰宅後の安全が確実に確保できている

帰宅可能な症例でも，次回外来予約をとり，外傷の評価のみならず，事故予防や虐待の可能性について再評価の機会をつくるようにしたい．

文献・参考文献

1) 「Resources for Optimal Care of the Injured Patient American College of Surgeons Committee on Trauma」(American College of Surgeons), 2006
2) 「PALS プロバイダーマニュアル AHA ガイドライン 2010 準拠」(American Heart Association/著)，シナジー，2012
3) Fleming S, et al：Normal ranges of heart rate and respiratory rate in children from birth to 18 years of age：a systematic review of observational studies. Lancet, 377：1011-1018, 2011
4) Nigrovic LE, et al：Lumbar puncture success rate is not influenced by family-member presence. Pediatrics, 120：e777-e782, 2007
5) 「Advanced Trauma Life Support® Student Course Manual (ATLS®), 9th ed」(American College of Surgeons Committee on Trauma), American College of Surgeons, 2012
6) Johansson PI, et al：Hemostatic resuscitation with plasma and platelets in trauma. J Emerg Trauma Shock, 5：120-125, 2012（Meta-analysis；16 retro studies, 3663 patients）
7) Nosanov L, et al：The impact of blood product ratios in massively transfused pediatric trauma patients. Am J Surg, 206：655-660, 2013（Retrospective study；105 patients）
8) Diab YA, et al：Massive transfusion in children and neonates. Br J Haematol, 161：15-26, 2013
9) Neff LP, et al：Clearly defining pediatric massive transfusion：cutting through the fog and friction with combat data. J Trauma Acute Care Surg, 78：22-8；discussion 28-9, 2015
10) Hoffmann F, et al：Comparison of the AVPU Scale and the Pediatric GCS in Prehospital Setting. Prehosp Emerg Care, 20：493-498, 2016（Prospective Cohort Study）
11) Belanger J & Kossick M：Methods of identifying and managing the difficult airway in the pediatric population. AANA J, 83：35-41, 2015
12) Ching KY & Baum CR：Newer agents for rapid sequence intubation：etomidate and rocuronium. Pediatr Emerg Care, 25：200-7；quiz 208-10, 2009
13) de Caen AR, et al：Part 12：Pediatric Advanced Life Support：2015 American Heart Association Guidelines Update for Cardiopulmonary Resuscitation and Emergency Cardiovascular Care. Circulation, 132：S526-S542, 2015
14) Dalal PG, et al：Pediatric laryngeal dimensions：an age-based analysis. Anesth Analg, 108：1475-1479, 2009
15) Rothrock SG, et al：Abdominal trauma in infants and children：prompt identification and early management of serious and life-threatening injuries. Part I：injury patterns and initial assessment. Pediatr Emerg Care, 16：106-115, 2000
16) Sokolove PE, et al：Association between the "seat belt sign" and intra-abdominal injury in children with blunt torso trauma. Acad Emerg Med, 12：808-813, 2005
17) Holmes JF, et al：Performance of abdominal ultrasonography in pediatric blunt trauma patients：a meta-analysis. J Pediatr Surg, 42：1588-1594, 2007
18) Holmes JF, et al：Identifying children at very low risk of clinically important blunt abdominal injuries. Ann Emerg Med, 62：107-116.e2, 2013
19) Sola JE, et al：Pediatric FAST and elevated liver transaminases: An effective screening tool in blunt abdominal trauma. J Surg Res, 157：103-107, 2009
20) Patel JC, et al：Pediatric cervical spine injuries：defining the disease. J Pediatr Surg, 36：373-376, 2001（Retrospective cohort；1098 patients）
21) Leonard JC, et al：Factors associated with cervical spine injury in children after blunt trauma. Ann Emerg Med, 58：145-155, 2011（Retrospective casecontrol study；1600 patients）

22) Brown RL, et al：Cervical spine injuries in children：a review of 103 patients treated consecutively at a level 1 pediatric trauma center. J Pediatr Surg, 36：1107-1114, 2001（Retrospective cohort study；103 patients）
23) Chapter10 PedoatricTrauma.「Advanced Trauma Life Support® Student Course Manual（ATLS®）, 9th ed」（American College of Surgeons Committee on Trauma），American College of Surgeons, 2012

プロフィール

林　卓郎（Takuro Hayashi）
兵庫県立こども病院救急総合診療科
卒後17年を迎えてもなお，日々新たな発見と気づきがある救急外来は本当に魅力的です．特に子どもの診療の奥深さに，日々刺激をもらっております．未知である部分が多いからこそ，既知の部分は基礎をしっかりと守り，よりよい基本に辿り着きたいと思っております．
Do the basic better.
皆さんの研修に少しでも役立つ部分があれば幸いです．

第4章 よく出会う小児の外傷

2. 頭部外傷

松岡由典

Point

- 小児の軽症頭部外傷のマネジメントについて習熟する
- 軽症頭部外傷における頭部CT撮像の適応について適切に判断できるようになる
- 保護者に安心感を与えられるような病状説明ができるようになる
- 虐待による頭部外傷について理解を深め，救急外来で見逃さないようにする

はじめに

　救急外来を受診する小児外傷のうち，小児頭部外傷の占める割合は大きい．その大半は軽症頭部外傷であり，救急外来において何らの医学的な介入を必要としないことが多い．そのため，小児救急に従事する医師は**軽症頭部外傷をどのようにマネジメントすべきか**，**虐待による乳幼児頭部外傷**（abusive head trauma in infants and children：AHT）**を見逃さないためにどう備えておくべきか**，について習熟しておく必要がある．

　本稿では上記項目に重点をおき，成人と小児の共通点・相違点について対比しながら，小児頭部外傷の概要について説明していきたい．

> **症例**
>
> 　8カ月の男児．母親が料理をしている間，患児をソファー（高さ50 cm程度）に寝かせていたところドンと物音がしたため振り返ると床に落下していた．落下直後にしばらく不機嫌であったことが心配になり救急受診となったが，来院時には機嫌もよさそうにしており，家族からみても普段通りであった．

1. まずはどう動く？

① 初期評価，および病歴と身体所見

　提示した症例のようにほとんどの小児頭部外傷は軽症である．ただし，一見すると軽症にみえる症例のなかに重症外傷が潜んでいることがあり，何よりもまずPAT[*1]およびABCDE[*2]の評価を行うことが肝要である．いったん軽症頭部外傷と判断された場合には，引き続いて詳細な病歴聴取と身体所見を行い，画像検査の適応などについてdispositionを決定していく．

表1 頭蓋底骨折を疑う所見

- 鼓膜内出血
- 眼窩周囲の皮下血腫（パンダの眼徴候）
- 耳介後方の皮下出血（Battle's sign）
- 髄液漏（髄液耳漏・髄液鼻漏）
- 脳神経損傷（Ⅰ，Ⅵ，Ⅶ，Ⅷ）

　＊頭蓋骨骨折の約70％に上記所見を伴う
　＊髄液漏を疑う場合にはダブルリング試験を行うこともある
　ダブルリング試験：ガーゼや濾紙に滴下して二重の輪になるかどうかを見る簡単な検査

2 病歴聴取からすべてがはじまる

　受傷機転，意識消失の有無（患児は会話が可能であったか？ 患児は事故の記憶があるか？ など），意識レベルの変動，外傷後けいれん，時間経過に特に注意して問診するようにする．患児から情報を収集できないことも少なくないため，目撃者，保護者，救急隊から可能な限りの情報を収集する努力が必要になる．最終的には患児がどのように受傷したか，その現場がありありと再現できる程度まで問診するように努める．受傷から受診までの時間が長い，あるいは受傷機転が問診の度に変化するような場合には虐待の可能性を念頭におかなければならない．

3 身体所見は頭のてっぺんからつま先までくまなく観察する

　身体診察では，GCS，瞳孔・対光反射，片麻痺，外表上の損傷部位の評価（骨折触知の有無を含む），頭蓋底骨折の徴候（表1）などの所見に注意する．

●ここがポイント：小児特有のコツ

①外表面上の外傷をくまなく評価すべし

受傷部位を評価するのはもちろんであるが，虐待を示唆する身体所見を見逃さない．重要な身体所見を表2にまとめたので参考にしてほしい．

②骨折を触知する

骨折を触知するためには皮下血腫の部位を丁寧に触診することが重要である．なかなかわかりにくいかもしれないが，丁寧に診察を行うと弾力のある皮下血腫の下に線状骨折を触知することがある．また陥没骨折などではさらに明瞭に触知されるであろう．

2. 軽症頭部外傷への対応

　基本的にはclinically important traumatic brain injury（ciTBI）[*3]の可能性と被曝のリスクを天秤にかけ，そこに保護者の意向や病院へのアクセスのよさなどを考慮してdispositionを決定する．

[*1]　PAT：Pediatric Assessment Triangle
[*2]　ABCDE：airway（気道），breathing（呼吸），circulation（循環），dysfunction of CNS（神経），exposure & environmental control（脱衣と体温管理）
[*3]　ciTBI：頭部外傷による死亡，手術，24時間以上の挿管管理，および2日以上の入院を要する頭部外傷など

表2　虐待を疑う身体所見

- 新旧混在の外傷痕
- 多数の小さな出血斑，あるいは二重条痕の存在
- 四肢体幹内側の傷（見えにくい箇所の打撲痕）
- 不審な傷（指や紐の形の挫傷，腕や手首を巻いてる挫傷，大人の歯型など）
- 多発性の熱傷痕
- 躯幹，首，耳の複数の外傷痕の存在
- 頭皮内の複数の外傷や抜毛痕
- 第三者の目撃者がいない外傷痕の存在

文献15より引用

　ciTBIを予測する各種のルール[1, 2]が報告されているが，基本的にはPECARNの頭部CTルール（図1）が最も汎用性があり，信頼性が高いと考えても差し支えないであろう．もちろん日本と欧米での文化の違いもあり（例えば，ciTBI以外の頭部外傷[*4]に目をつぶることが日本で許容されるかなど）日本に特有の問題はあるだろう．日本でも検証が行われており[3]，今後さらなる知見の集積が待たれる．

　また，小児では頭部CT検査による被曝が問題となる．成人と比較して小児は放射線に対する感受性が高く，体格が小さいため成人と同じ撮像条件では臓器当たりの被曝量は2～5倍になるとされている．

　さらに，発がんとの関連性についてはさまざまな研究[4〜6]が報告されており，頭部CT1,500～2,200回にあたり1人ががんを発症すると推測されている[5]．このリスクは，PECARNの頭部CTルールにおいてlow-riskと判断された場合にciTBIである可能性が0.02％以下（5,000人に1人）であることをイメージすると保護者にも説明しやすい．

　実際の対応としては…

STEP1　頭部外傷のリスクと被曝のリスクから医学的に妥当な治療方針を提案する
STEP2　代替案（救急外来での経過観察など）についても提案する
STEP3　患児や保護者とともに最終的なdispositionを決定する

という流れになる．

　頭部外傷によるciTBIのリスク（PECARNの頭部CTルールはリスク別のciTBIの発生割合が記載されており保護者に説明しやすい）と被曝のリスクについて具体的に説明し，医学的に適切と思われる治療方針をまず提示する．また，同時に経過観察などの代替案について説明する．その後に保護者とともに最終的な治療方針を決定する．このプロセスそのものが何より重要であると考える．

---

*4　線状骨折や手術などの介入不要な頭蓋内出血

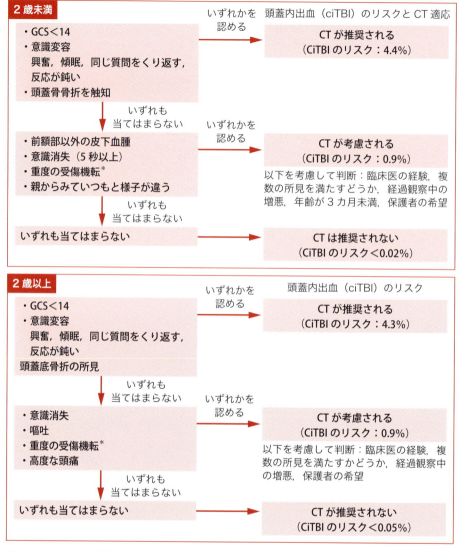

図1 PECARNの頭部CTルール
　＊交通事故（車外放出，同乗者の死亡，横転事故），歩行中あるいは自転車で走行中に自動車と衝突，高所転落〔1.5 m以上（2歳以上），0.9 m（2歳未満）〕，高速物体との衝突

> ●ここがポイント：救急外来での「時間」を有効活用する
>
> 救急外来で積極的に経過観察を選択することで安全に頭部CTを減らすことができるかもしれない[7, 8]．個人的にはおおよそ受傷後4時間程度を目安に経過観察している．意識レベルの変化，頭痛・嘔吐の有無を観察し，経口摂取が可能かどうかも確認する．経過観察の後「ばいばい」と言って帰っていく患児の笑顔が，何より診療医や保護者に安心感を与えてくれる．

3. 保護者への説明

救急外来から帰宅される患者に対する説明においては，以下の3項目が必須である．

① 想定している病名・病態
② 予想される自然経過と観察すべき項目
③ 再診のタイミング（いつ専門家に受診すべきか，いつ救急外来に再診すべきか）

概して口頭での説明では伝わりにくいこともあり，施設ごとに①〜③の注意事項を記載したメモ書きがあるとなお望ましい．

第一に保護者には軽症頭部外傷であることを説明し安心してもらう．ただし，その後の経過観察が重要な役割を占めることを伝え，十分に理解してもらう．例えば，**受傷後24時間以内に「頭痛，嘔吐，意識障害，片麻痺，けいれんなど」が出現しないか観察してもらうように伝える．症状が出現するのは6時間以内**との報告もある[9]ため，場合によってはそのように伝え保護者を安心させる．最後に，それらの症状が出現した場合にはいつでも責任をもって診察することを伝えて診療を締めくくる．

●ここがポイント：救急外来から事故予防につなげる

帰宅前の病状説明において，可能であれば小児がけがをしやすい状況や場面について説明し，今後の事故予防を指導したいところである．将来の事故を未然に防ぐ場として救急外来を活用してほしい．

Advanced Lecture

■ 小児の頭部外傷ではAHTを看過してはならない

虐待は致死的な病態であり，かつ予防可能であることを肝に銘じる必要がある．

AHTによる死亡例のうち8割は予防ができたとの報告がある[10]にもかかわらず，実際には救急外来における虐待による頭部外傷のうち約30％が初診時に見逃され，また約30％には頭部以外の他の外傷歴があったとされているため[11]，初療医の役割は非常に大きい．

では，どのようにしてAHTに気づけばいいのであろうか．そのためには詳細な問診や身体所見が最も重要となる．

AHTではけいれん，呼吸困難，無呼吸，活気がない，などといった「外傷以外」の一般的な主訴で受診するため注意が必要である[12〜14]．問診の工夫として，トリアージから診察までの待ち時間を利用して受傷状況の見取り図を描いてもらうことも1つの有効な手段である．

身体所見では虐待に特徴的な外傷痕（表2）・他部位の損傷などに注意して診察を行う．

さらには，いくつかの画像上の特徴を知っておくことが必要である．頭部CT所見として，硬膜下出血と虐待との関連性が指摘されており，下記3点が特にAHTに特徴的である[15]．

・大脳半球間裂や頭頂部に存在する少量の硬膜下血腫
・脳溝の左右差を示すに過ぎないなど吸収域を示す少量の硬膜下血腫
・びまん性脳腫脹に伴う少量の硬膜下血腫

このような画像をみたときには改めてAHTの可能性を再考しなければならない．

おわりに

　小児の頭部外傷はほとんどが軽症であるが，だからこそ奥が深く初療医の腕が試されるように思う．いかに無駄なく必要な検査のみを行うか，時折紛れ込む虐待症例を見逃さないためにはどうすべきか，など語りだすときりがない．ぜひ数多くの症例を経験して，自分なりのプラクティスを構築していってほしい．この稿が少しでもその役に立てば幸いである．

症例のつづき

　冒頭の症例を担当した研修医は非常にまじめであり，教えられた通り全身をくまなく診察し，以前に受傷した外傷痕についても丁寧に問診をしてくれていた．私は上級医としてコンサルトを受け，救急外来で経過観察を行った後にその患児は帰宅となった．ところが，帰り際に「他に何か気になることはありませんか」と尋ねると，それまで笑顔であった母親から「診療上必要なことは十分にわかるのですが，虐待しているのではと疑われているようですごく傷つきました」との発言があった．

Dr. 松岡のクリニカルパール
患者は2人いることを忘れない

　「患者は2人いることを忘れない」とは，単純なようで非常に難しいクリニカルパールである．熱心な医師であればあるほど診察に夢中になる．頭部打撲で受診しただけで，全身をくまなく観察され，場合によっては打撲痕についてあれやこれや聞かれることになる．それとなく「せっかくなので他の部分もけがしていないか見ておきますね」などといった適切な言葉掛けがないと，保護者はまるで犯罪者扱いされているような気分になるかもしれない．保護者に対する気遣いまでできてはじめて1人前なのだと痛感させられた症例であった．

文献・参考文献

1) Kuppermann N, et al：Identification of children at very low risk of clinically-important brain injuries after head trauma：a prospective cohort study. Lancet, 374：1160-1170, 2009
2) Easter JS, et al：Comparison of PECARN, CATCH, and CHALICE rules for children with minor head injury：a prospective cohort study. Ann Emerg Med, 64：145-52, 152.e1-5, 2014
3) Ide K, et al：External Validation of the PECARN Head Trauma Prediction Rules in Japan. Acad Emerg Med, 24：308-314, 2017
4) Brenner D, et al：Estimated risks of radiation-induced fatal cancer from pediatric CT. AJR Am J Roentgenol, 176：289-296, 2001
5) Mathews JD, et al：Cancer risk in 680,000 people exposed to computed tomography scans in childhood or adolescence：data linkage study of 11 million Australians. BMJ, 346：f2360, 2013
6) Pearce MS, et al：Radiation exposure from CT scans in childhood and subsequent risk of leukaemia and brain tumours：a retrospective cohort study. Lancet, 380：499-505, 2012
7) Nigrovic LE, et al：The effect of observation on cranial computed tomography utilization for children after blunt head trauma. Pediatrics, 127：1067-1073, 2011
8) Schonfeld D, et al：Effect of the duration of emergency department observation on computed tomography use in children with minor blunt head trauma. Ann Emerg Med, 62：597-603, 2013
9) Hamilton M, et al：Incidence of delayed intracranial hemorrhage in children after uncomplicated minor head injuries. Pediatrics, 126：e33-e39, 2010
10) Jenny C, et al：Analysis of missed cases of abusive head trauma. JAMA, 281：621-626, 1999
11) Sheets LK, et al：Sentinel injuries in infants evaluated for child physical abuse. Pediatrics, 131：701-707,

2013
12) King WJ, et al：Shaken baby syndrome in Canada：clinical characteristics and outcomes of hospital cases. CMAJ, 168：155-159, 2003
13) Keenan HT, et al：A population-based comparison of clinical and outcome characteristics of young children with serious inflicted and noninflicted traumatic brain injury. Pediatrics, 114：633-639, 2004
14) Hettler J & Greenes DS：Can the initial history predict whether a child with a head injury has been abused? Pediatrics, 111：602-607, 2003
15) 日本救急医学会小児救急特別委員会：Pediatric Emergency Care and Evaluation for Physicians（PECEP）コースマニュアル．

プロフィール

松岡由典（Yoshinori Matsuoka）
京都大学大学院医学研究科社会健康医学系専攻医療疫学分野 博士後期課程
神戸市立医療センター中央市民病院 救命救急センター（休職中）
約10年間ひたすら救急の現場で働いてきましたが，縁あって救急医のキャリアプランのなかに「臨床研究での大学院進学」という選択肢を考えるようになりました．現在は大学院で臨床研究をしながら今までとは違う立場から「患者さんの役に立つ」ためにどうすればいいか考える日々を送っています．

第4章　よく出会う小児の外傷

3. 創傷のみかた（縫合含む）
なるほど，次からそうしよう！ と思える創傷のみかた

舩越　拓

● Point ●

- 創傷処置そのものの方法は成人と変わらない
- 小児における創傷処置の成否の鍵は処置前の評価と準備にある
- 保護者へのアフターケアを忘れない

はじめに

　小児の創傷処置は，救急外来では非常にありふれた疾患で遭遇する機会も多い．しかし，それゆえにいわゆるローカルルールや個人のプラクティスが広くまかり通っているのも事実である．そのなかには達人の業の域に達した素晴らしいパールがあるので，それから学ぶものも多い一方で，基本を知ることも重要となる．また，創傷処置において小児と成人にほとんど差はないが，細かい違いを認識することで患児にさらに快適な処置を施せる可能性がある．
　そのため本稿では，一般的に知られているエビデンスをまとめながら小児における創傷処置の基本を学ぶことを目的とする．

症例
　4歳女児，公園で友人と遊んでいて転倒し下顎に2cmの挫創を受傷し来院した．止血はなされていたが服は血まみれ，母親は動揺している．「傷は残りますか？」など不安が強そうである．女児は少し元気なさそうに母親のそばを離れない．
　さて患児の縫合方法，鎮静鎮痛の方法，洗浄，親への説明などをどう行おう？

Column：受診前に電話で問い合わせがあったら？

　子どもがケガをしたとして電話で問い合わせがあることも多い．その場合，実際診察してみなければ正確にわからないのでそのまま受診を促すことも多い．そのなかで非医療者である親にお願いしたいこととしては，

- 出血しているなら圧迫する
- 汚染が強ければ洗う

の2点である．もちろん汚染創からの出血が強い場合は圧迫止血を洗浄より優先してもらう．

1. 処置前

1 病歴聴取

　創傷は見た目に明らかなので，鑑別疾患を考えてという推論的な要素はほとんどないことが多い．しかし，受傷機転は必ず聴取する必要がある．患児からは正確な聴取が難しいことが多いため家族や目撃者（友達や教師など）から受傷機転を聞く．そのなかで受傷機転を話せない患児で保護者から申告された**受傷機転と外傷の度合いに解離がある場合は，虐待による受傷を考慮することを忘れてはならない**．その他聴取すべき情報としては以下に注意する．

> 受傷時間：閉鎖すべきかどうかなど創傷処置の方法にかかわってくる．
> 受傷機転：合併症を疑うきっかけとなる（強いエネルギーが働いた外傷であれば骨折や血管神経損傷の合併を疑う）．また，咬傷であれば処置方法が変わってくる．なお，受傷機転が不自然な場合は失神やてんかんなど内科疾患の先行を考えるのを忘れない．
> 受傷場所：アスファルトなのか土なのか，室内なのか屋外なのか，によって異物の検索や洗浄方法が変わってくるかもしれないうえ，外傷性刺青など帰宅時の注意事項にも影響を与える．

　外傷の受傷機転は詳細に聴取するようにする．目安としては，「自分のなかで映像化してみられるくらい」の情報を得ることをめざすとよい．

　また，他にも既往歴，予防接種歴（特に破傷風），アレルギー，最終食事の内容と時間（鎮静を要する場合）を聞くようにする．

2 身体所見

　全身状態とバイタルサインは常に気にするようにする．特に頭部外傷は出血が多いことがあり，小児では親が洋服を着替えさせてくることも少なくないため，頻脈や血圧低値をみたら出血がどのくらいか必ず確認する．小児は循環血漿量が少ないため，成人と同様の出血でも循環血漿量減少の症状をきたしやすい．

　創傷の評価をする際に重要なのは，**創傷そのものを最後に確認する**ことである．痛みを伴う創部の評価は患児にとって不快であるため，痛みがない（損傷がない）と思われるところからはじめるとよい（小児の内科診察で耳や咽頭を最後にするのと同様）．ただし，活動性出血や神経損傷が疑われる場合，離断する可能性が高い創などはまず介入を行うべきである．

　創傷の評価は丁寧かつ迅速に行う．具体的には深さ，血管や神経・腱損傷の有無などを確認し，必要な処置を決定する．縫合が必要であることが明らかな場合は，詳しい検索は局所麻酔などをした後でもよいかもしれない．

　また，この**評価のときに患児の様子をしっかり観察し，処置時の鎮静の要否**などを判断するとよい．

3 検査

　多くは血液検査などの必要はない．頭部外傷時のCTなどは**第4章-2**に譲る．

2. 処置

1 閉鎖するかしないか

　皮下組織が露出した創は縫合による閉鎖を検討する．擦過傷は洗浄とドレッシングで対応する．皮内にとどまる切創はテープで止めるかヒストアクリルなどが有用である．縫合を要する創で問題になるのは，来院時に縫合できるかであるが，最も重要な要素は**受傷からの経過時間**となる．一般的にゴールデンアワーとして6時間以内に閉鎖することが必要とされているがこれは実は根拠に乏しく今から1世紀以上も前のデータがもとになっている（しかもブタ）．2010年に行われた試験では「6時間以内」と「6時間を過ぎた」創で感染率に差がなかったとされている[1, 2]．また，他の試験では感染が有意に増加したのは1,000分（約17時間以降）であったとされている[3]．一般的に言われる**6時間を目安に縫合の可否を決める必要性は必ずしもなさそうで**，17時間以上経過していれば避けたほうが無難，ということになるかもしれない（さらに，顔面頭部は感染率が低いためそれ以降でも安全な可能性はある）．

2 洗浄方法は？

　洗浄には，**生理食塩水**が清潔で等張であるため好んで用いられるが，**水道水**は費用面で優れており感染率が変わらない〔もしくはより下がる（多量に使用できるためなどの可能性がある）〕とする試験は数多く報告されている[4, 5]．使用する量に関しては，裂創の長さに応じて調節し，一般的には50〜100 mL/cmとされることもあるが確たるエビデンスはない．洗浄の圧に関してもまちまちであり創の洗浄にどの程度の圧を用いるべきかは議論の分かれるところである[6]．しかし小さなシリンジにサーフローをつけて洗うよりも水道水で直接洗ったほうが圧も量もともに大きいものであることが知られている[7]．そうは言っても実臨床においては水道水で直接洗おうとすると「それで洗って大丈夫なのですか」と露骨に不安そうな顔をする患者（時に保護者）がいるため洗浄したボトルから「きれいな水で洗いましょう」と説明することもしばしばある．

　イソジンでの洗浄は組織障害の観点から避けるように言われることが多いが，希釈すれば組織障害性は乏しいとされており，絶対に避けなければならないものではない．しかしながら，積極的に使用する理由も乏しいため現状では不要と考える[8]．

　また，処置に使用する**手袋**は滅菌でも滅菌でなくても感染に差がないとされ，コストも考えると非滅菌で十分と言える[9]．

3 麻酔

　歴史的には局所麻酔の方法としてリドカインの局所注射が用いられてきたが，経皮的な浸潤麻酔が同等に有効であることがわかってきた[10]．針を使用しない麻酔は，患児の安心と施行者の安全双方からの大きな利点もあり，当院でもLET〔lidocaine（リドカイン）4％，epinephrine/adrenaline（エピネフリン/アドレナリン）0.1％，tetracaine（テトラカイン）0.5％〕を使用しており高い効果をあげている．

　LETなどがない場合，局所注射を行うことになるが，処置前の麻酔で痛みを感じて落ち着かなくなると処置そのものが安全に施行できない最大の要因になる．そのため局所注射の痛みを最小限にするためいくつかの工夫が知られている．

- 重炭酸：リドカインを1：10で混同させてpHをアルカリ化する方法[11]
- ゆっくりと注入する方法[12]
- 創内縁から注入する方法（皮膚を直接刺さない）[13]
- リドカインを温める方法[14]
- 細い針を使う方法[15]

などである．

その他神経ブロック（指，顔面）は疼痛管理に重要なので施行できるとよい．

さらに，安静を保てない患児では鎮静が必要となる．薬剤による鎮静は**第1章-10**に譲るが，最も**基本的な鎮静方法は環境づくり**であることを忘れない．適切な声掛けやビデオを見せたりすること，静かで安心できる環境づくりであり，親にそばにいてもらうことが有用である．

Column 親にいてもらうか，覆布をかけるか，それが問題だ

縫合処置のときに親が立ち会うかはどのように判断されているだろうか．患児にとっては親がそばにいてくれたほうが安心して処置を受けられるとされるが，親が見ているなかで処置をするプレッシャーもある．特にレジデントの経験が浅い場合，指導医とともに処置に入り，親の前で「結び方がゆるい」「もう少し針を深めに」などと指導を受けながら（指導をしながら）処置をするのは担当医の信頼を損ない，その後の説明などに支障をきたす恐れがある．そこで筆者は，

- 親がそばについていたいか（血を見ても大丈夫か，なども含む）
- 処置担当医がどの程度独立して手技を行えるか
- 患児の様子
- 手技にかかる時間や手間，鎮静の有無

などを総合して判断している．保護者がついていた方がよいときは「そばにいてあげたほうが安心しますからね」といい，保護者がついていない方がよいときは「辛いときにそばにいても助けてもらえなかったら残念な気持ちになっちゃいますからね」ということを説明するがどちらにも根拠がない．

また，顔面の処置時に覆布をかけるかだが，覆布があったほうが安全で良好な視野を確保して処置が行えるが，視野を隠されて大きな布をかけられると患児の不安が大きくなり安静が保てなくなることがある．一方で何もかけないと針が他の部位を傷つけないか不安が残る．こちらも画一的な答えがないためケースバイケースで選択するようにしている．参考になるか不明だが，マスクで目を保護するという方法が有効であったとするケースレポートがある[16]．

4 創閉鎖の方法

縫合における一般的な糸の選択と抜糸のタイミングを**表1**に示す．小児は成人に比して抜糸までの期間が短めとされる．抜糸を嫌がる患児がいるので吸収糸を勧める文献もある．吸収糸は吸収による反応から美容面で劣るのではと敬遠されることもあるが美容面や親の満足度では明らかな差は報告されていない[17]．

抜糸までの期間に影響する因子は深さも重要であるが切創の向きが大きく関与する．Langer's line（**図1**）と呼ばれる線に沿った創は，テンションがかかりにくく抜糸が早期に行えるが，垂直に交差するような傷は慎重になった方がよい．

表1　糸の太さと抜糸のタイミング

部位	糸	抜糸期間（日）
顔面	5-0 or 6-0	3～5
眼瞼	5-0 or 6-0	3～5
体幹	4-0	7～10
四肢	4-0 or 5-0	7～10
手指	4-0 or 5-0	7～14（指はやや長め）
足底	3-0 or 4-0	7～10

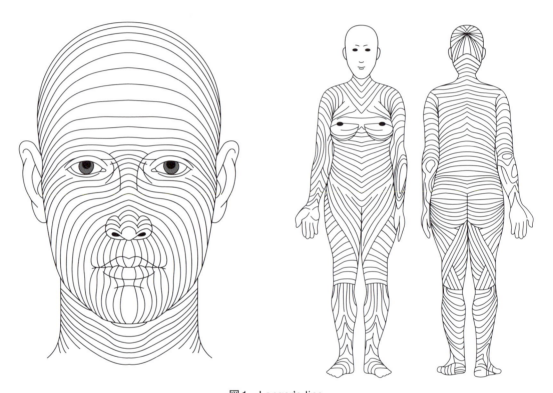

図1　Langer's line

　また，膝蓋骨上など可動域の大きな関節の上などでは抜糸を遅らせるか，場合によっては短期間の固定などの可動域制限を考慮する．
　糸による縫合の代替として小児領域で用いられるものを以下にまとめる．

1）シアノアクリレート（ダーマボンド®）

　浅層で直線的な創に用いられ，5-0の縫合糸と同様の接着力をもつと言われる．その際の注意点を以下に示す．

・創内部に入らないように注意する（異物反応を起こすことがあるため）
・眼球周囲は用いない（まつげや角膜に触れると後処置が大変）
・動物咬傷には用いない（閉鎖が望ましくない）

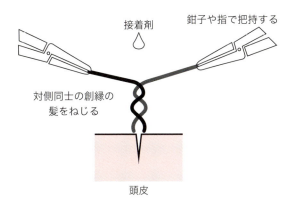

図2　hair apposition
文献18より引用

表2　感染リスクを高める要素

患者要因	糖尿病
	腎不全
	肥満
	栄養不良
	免疫不全
創の要因	泥土による汚染
	高度挫滅創
	関節損傷など無菌組織の損傷
	深い創
	骨折の合併
	咬傷
治療の要因	エピネフリン含有薬剤の使用
	縫合数が多い
	未熟な医師

2) hair apposition（図2）

頭部挫創で用いられる．髪の毛をねじりダーマボンド®で固定する方法である[18]．1 cm以上の髪の長さが必要とされるが，美容的にも合併症の発生率も優れていたとする報告がある[19]．

3. 処置後

1 抗菌薬

洗浄が十分になされ，適切な方法で創閉鎖がなされれば，**リスクの低い創に対する抗菌薬は必要ない**[20]．一般的に感染のリスクが高いとされる口腔内挫創に対してもルーチンの抗菌薬の効果は乏しいとされる[21]．しかしながら多くの救急医が抗菌薬の処方を行っていたとする観察研究もあり，フォローする部門との合意形成が重要と思われる[22]．抗菌薬の処方を検討する，感染リスクの高い創の要素を**表2**に示す[23]．

2 帰宅後の指示

ガーゼなどで保護して帰宅が一般的であるが，ドレッシングされた創と露出した創では感染率に差はない[24]．とはいえ露出した創部を小児は触ってしまうので，ドレッシングは有用かもしれない．しかし頭部挫創の処置後にガーゼをあてて，そこから毛髪でつかないテープを無理につけて…とまでして創部を覆う必要性は乏しいと言える．創部は24〜48時間後からは濡らしてもよいので，可能なら自宅での洗浄を勧めるとよい（8時間後から可能とする報告もある）[25, 26]．また，直射日光を避けた方が色素沈着を避けられると言われるため，そういった側面からは露光部のドレッシングは合理的であろう[27]．

Column

親への説明

整容面を気にする親は多いため，その点は十分に説明するとよい．創部の最終的な局面が明らかになるのは1年程度かかるため，過剰に楽観的にも悲観的にもならない説明をするようにする．具体的には「美容的な面で言えば創の最終的な局面が明らかとなるのは半年から1年くらいはかかります．そのためその時点であまりに目立つことがあれば形成外科での治療を考えたらいいと思います．ただ，傷などが気になる思春期頃まではゆっくり目立たなくなっていくので長い目で見てはいかがでしょうか．ケガをしたことを知っている親や本人にはわかる傷もそれを知らない他の人からはわからないくらいになることが多いです」と説明している（モデルなどをしていて今が大事，ということがあるのでそうしたケースには注意する）．男児であれば「男の子ですから」という常套句（？）で気にしない親もいるが非常に気にする親もいるのでそのセリフはこちらからは決して発しない．

形成外科や皮膚科に縫ってほしいという希望があった場合，皆さんはどのように対応されているだろうか．当院では皮膚科や形成外科は救急対応をしていないのでそういった希望がある場合は他院を受診して頂くしかないのだが，筆者の印象ではこちらから聞かない限り，患者側からその希望を伝えてくることは少ない（そういう患者はそもそも当院を受診しないというバイアスの可能性はあるが複数の施設でそう感じている）．（残念ながら）救急医と形成外科医が単純な切創の縫合をした際，9歳以下の小児において形成外科医が処置をした方が親の満足度は高かったという報告がある[30]．もちろん満足度と整容面は必ずしも一致せず，整容面も専門領域のみで決定されるものではないのだが特に満足度は資格という権威によって左右されるのも事実である．そのためどうしても強い希望がある場合は救急医が手を出さず対応可能な病院へ紹介するのがよいと思われる．一方で夜間に対応可能な皮膚科や形成外科は限られているので，時間的に平日日中まで待てるのであれば利点欠点を説明したうえでそちらに紹介するのがよいかもしれない．

Advanced Lecture

■ 創傷治癒の基礎知識〜病態生理の視点から〜

皮膚は，湿度と温度を保持し，各種の汚染から組織を保護する重要な臓器である．皮膚が傷害された後，最初の3〜4日間は炎症反応が惹起され，止血や好中球の遊走により組織のデブリードマンが行われる．その次に血管新生や細胞外組織の新生，上皮化などが数週間かけて起こる．最後に膠原線維の新生によって創部の強度が補強され治癒が完了する．この過程は1年程度続くとされている[28]．特に上皮化は感染と乾燥により遅延すると言われており，創傷治癒の促進には創部を清潔に保つことと適度な湿潤環境が重要となる[29]．創の閉鎖はこれらの生理反応による結果であり，縫合などの医療行為はこれらをサポートする処置にすぎない．この一連の反応をいかに促進できるかが重要となる．そう考えれば，縫合で創部を強く締めるのは意味のない処置であるばかりか逆効果であることや，創部の瘢痕などに関して抜糸時などで最終的な判断ができないことも理解がしやすい．

おわりに

泣き声が響きわたるなかで患児を無理やり押さえつけて縫い，抜糸まで入浴不可，抗菌薬をいつも内服という処置がルーチンになっていないだろうか．安全で快適な創傷処置は医療者と患者家族双方にとって嬉しく適切である．本稿が，最小限な処置をめざして日常のプラクティスを振り返るきっかけとなれば幸いである．

> **Dr.舩越のクリニカルパール**
> **創傷処置の成否は処置前に決まっている**
>
> 創傷の評価をしながら患児にどの程度の鎮静や麻酔が必要かを考え，処置前に必要物品をすべて準備して最低限の時間で終わるようにしておく．縫合前にメディアなどを用いて患児の安静を保てる環境を用い麻酔は極力疼痛を感じない方法を選択し声掛けを行いながら施行する．そうして安静が保てれば処置はたやすい．
>
> *Before everything else, getting ready is the secret of success.*
>
> Henry Ford

文献・参考文献

1) van den Baar MT, et al：Is time to closure a factor in the occurrence of infection in traumatic wounds? A prospective cohort study in a Dutch level 1 trauma centre. Emerg Med J, 27：540-543, 2010
2) Quinn JV, et al：Traumatic lacerations：what are the risks for infection and has the 'golden period' of laceration care disappeared? Emerg Med J, 31：96-100, 2014
3) Waseem M, et al：Is there a relationship between wound infections and laceration closure times? Int J Emerg Med, 5：32, 2012
4) Fernandez R & Griffiths R：Water for wound cleansing. Cochrane Database Syst Rev,（2）：CD003861, 2012
5) Valente JH, et al：Wound irrigation in children：saline solution or tap water? Ann Emerg Med, 41：609-616, 2003
6) Chatterjee JS：A critical review of irrigation techniques in acute wounds. Int Wound J, 2：258-265, 2005
7) Valente JH, et al：Wound irrigation in children：saline solution or tap water? Ann Emerg Med, 41：609-616, 2003
8) Balin AK & Pratt L：Dilute povidone-iodine solutions inhibit human skin fibroblast growth. Dermatol Surg, 28：210-214, 2002
9) Perelman VS, et al：Sterile versus nonsterile gloves for repair of uncomplicated lacerations in the emergency department：a randomized controlled trial. Ann Emerg Med, 43：362-370, 2004
10) Eidelman A, et al：Topical anaesthetics for repair of dermal laceration. Cochrane Database Syst Rev,（6）：CD005364, 2011
11) Cepeda MS, et al：WITHDRAWN：Adjusting the pH of lidocaine for reducing pain on injection. Cochrane Database Syst Rev,（5）：CD006581, 2015
12) Scarfone RJ, et al：Pain of local anesthetics：rate of administration and buffering. Ann Emerg Med, 31：36-40, 1998
13) Bartfield JM, et al：Local anesthesia for lacerations：pain of infiltration inside vs outside the wound. Acad Emerg Med, 5：100-104, 1998
14) Hogan ME, et al：Systematic review and meta-analysis of the effect of warming local anesthetics on injection pain. Ann Emerg Med, 58：86-98.e1, 2011
15) Nicks BA, et al：Acute wound management：revisiting the approach to assessment, irrigation, and closure considerations. Int J Emerg Med, 3：399-407, 2010
16) Tsze DS & Woodward HA：The "Facemask Blinder"：A Technique for Optimizing Anxiolysis in Children Undergoing Facial Laceration Repair. Pediatr Emerg Care, 2016
17) Xu B, et al：Absorbable Versus Nonabsorbable Sutures for Skin Closure：A Meta-analysis of Randomized Controlled Trials. Ann Plast Surg, 76：598-606, 2016

18) Hock MO, et al：A randomized controlled trial comparing the hair apposition technique with tissue glue to standard suturing in scalp lacerations（HAT study）. Ann Emerg Med, 40：19-26, 2002
19) Ozturk D, et al：A retrospective observational study comparing hair apposition technique, suturing and stapling for scalp lacerations. World J Emerg Surg, 8：27, 2013
20) Cummings P & Del Beccaro MA：Antibiotics to prevent infection of simple wounds：a meta-analysis of randomized studies. Am J Emerg Med, 13：396-400, 1995
21) Mark DG & Granquist EJ：Are prophylactic oral antibiotics indicated for the treatment of intraoral wounds? Ann Emerg Med, 52：368-372, 2008
22) Ong S, et al：Antibiotic prescribing practices of emergency physicians and patient expectations for uncomplicated lacerations. West J Emerg Med, 12：375-380, 2011
23) Nakamura Y & Daya M：Use of appropriate antimicrobials in wound management. Emerg Med Clin North Am, 25：159-176, 2007
24) Merei JM：Pediatric clean surgical wounds：is dressing necessary? J Pediatr Surg, 39：1871-1873, 2004
25) Heal C, et al：Can sutures get wet? Prospective randomised controlled trial of wound management in general practice. BMJ, 332：1053-1056, 2006
26) Goldberg HM, et al：Effect of washing closed head and neck wounds on wound healing and infection. Am J Surg, 141：358-359, 1981
27) Ardeshirpour F, et al：Improving posttraumatic facial scars. Otolaryngol Clin North Am, 46：867-881, 2013
28) Childs DR & Murthy AS：Overview of Wound Healing and Management. Surg Clin North Am, 97：189-207, 2017
29) Nicks BA, et al：Acute wound management：revisiting the approach to assessment, irrigation, and closure considerations. Int J Emerg Med, 3：399-407, 2010
30) Lee SJ, et al：Satisfaction with facial laceration repair by provider specialty in the emergency department. Clin Exp Emerg Med, 2：179-183, 2015

●もっと学びたい人のために
31)「Wounds and Lacerations, 4th ed」（Trott AT），Elsevier, 2012
32)「Emergency care of minor trauma in children：A practical handbook」（Davies FC, et al），Hodder Arnold, 2011

プロフィール

舩越　拓（Hiraku Funakoshi）
東京ベイ・浦安市川医療センター救急集中治療科救急外来部門/IVR科 部長
救急専門医 集中治療専門医
専門：臨床推論 IVR 医学教育
救急医療に携わる医師にとって小児診療は成人同様になくてはならないスキルです．患児と保護者に満足してもらえる医療を日々めざしています．社会の宝物である子どもの未来を守る役割をぜひ楽しんでください！当院では救急医療を支える仲間を随時募集しています！

第4章　よく出会う小児の外傷

4. 小児の骨折

辻　聡

● Point ●

- 「骨が柔らかい」：老人と違い「枯れ木のようにポキッと」は折れない→「しなるような，若木骨折」が多い
- 子どもの年齢により好発部位が異なる：子どもの発達に応じて受傷機転も変化する
- 単なる外傷ではすまない，「虐待」の存在を疑うこと

はじめに

　小児の骨折は誰が診るべきか？ 残念ながら日本の小児科医は自らを小児「内科医」と認識しており，頭部打撲や四肢の打撲の診療に積極的に参画しようという気概に乏しい．これは年長者においてより顕著で，過去に教育や経験の機会がなかったと推察される．逆に若手医師では外傷診療に対する苦手意識やためらいが少なく，これは近年のスーパーローテート研修による幅広い知識と経験を得ているためだと考えられる．地域の市中病院では「頭部打撲は脳外科医，四肢の打撲は整形外科医」という暗黙の了解は脈々と続いており，この問題を解決できるのは唯一「救急医」のみであろう．子どもとはいえ，慣れてしまえば特に難しいことはない．事実，当センターでは四肢の打撲，骨折症例のおよそ90％は救急医で対応，完遂できており，整形外科医の出番は透視下整復や手術が必要な骨傷症例など一部の症例に限られている．小児の外傷は事故予防と虐待の早期発見の観点からも救急医による診療が推奨される．

　今回，小児患者を診療するうえでの基本とコツを伝授させていただくが，ぜひ参考にしていただき，外傷診療においても「子どもから老人まで」を実践していただければ何よりである．

　誌面の都合上，日常で出会う機会の多い「ドラクエのスライムレベル」な疾患をベースに，子どもを診察するうえでの工夫に関して重点的に解説した．今回は割愛したが，「JATEC（Japan Advanced Trauma Evaluation and Care：外傷初期診療ガイドライン日本版）」をベースとした「まず全身評価から」の概念は全年齢に共通する考え方である．

1. よくある疾患①：肘内障

> **症例①**
> 2歳の女児が右腕をだらんとさせて救急外来を受診した．親戚の叔父さんに両手をもって振り回して遊んでもらっていた際に痛くなったそうだ．右手は動かせるが挙上や手を回す動作で痛みが強くなることに母が気づいていた….

腕を引っ張られた，という病歴では通常骨傷をきたすことはない．通常理学所見のみで診断でき，簡単な整復操作で診断的治癒に至る．だが慣れないといろいろな不安がつきまとい，保護者の不安に立ち向かうだけでも大変である．以下にいくつか秘密のエッセンスを伝授させていただく．

- 北米のテキストでは7歳まで発症するとされるが，日本国内では経験上（引っ張った相手がクマのような体格でもなければ）せいぜい4，5歳までである
- これには肘関節を構成する上腕骨と橈尺骨骨端部の発達が大きく関与している．1歳児の長管骨骨端部は総じて棒のようなものであり，「子どものホネは年齢とともに成長する」ので「乳幼児期では輪状靱帯が外れやすい」ことが容易に理解できるだろう（図1）
- 受診時に多くは手首が痛い，とか肘関節が痛い，と訴える（保護者がそう心配している）が，触診では圧痛は一切ない．患側前腕の回外で疼痛が誘発されるのだが，回外させて確認するのは慣れないうちはまだ控えておこう

それでは診察時にどんな工夫をしたらよいか考えてみよう．

■ 子どもの緊張感を和らげよう

大多数の子どもにとって病院は何をされるかわからない不安な場所である．笑顔を絶やさず，

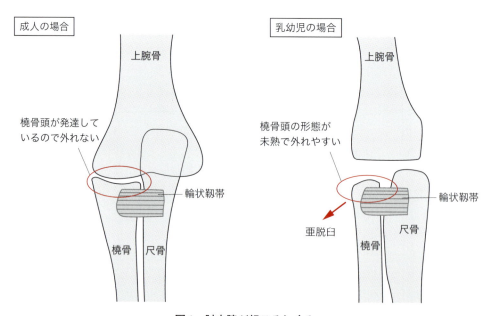

図1 肘内障が起こるしくみ

殺気を消して子どもに接することを忘れないようにする（これはすべてにおいて通ずる基本的な所作である）．針や注射器が視界に入ったり，金具の音がカチャカチャとするだけでも不安になるものなので注意する．医師の多くが忘れているようだが，自分がベッドに横たわり，白衣の医師数名に囲まれたらどう思うか，一度実践してみれば理解できるだろう．何気ない笑顔でさえ恐怖に感じることもある．ピカチュウの着ぐるみでも用意すれば子ども受けはいいかもしれないが，おそらく保護者の受けはよくないので推奨されない．

2 上手に触診しよう

　四肢の骨折診療では触診での所見評価が非常に重要になる．上手く理学所見が得られれば画像検査の前にほぼ診断可能であり，X線画像は所見の確認と重症度の評価に用いることになる．

　とはいえ，子どもの所見をとるのは容易ではない．子どもの警戒心を解くために，遊んでいるかのようにふるまい，優しく四肢に触れて圧痛の有無を評価していく．できれば視線は合わせたままの方が恐怖を感じないかもしれない．鎖骨，肩と痛くない方の遠位部からはじめて徐々に患部へと近づくようにする．特に乳児では触覚刺激に対する反応に乏しいことがあり，所見が見逃されやすい．疑わしい箇所はくり返し触診を行い，再現性があれば有意だと評価できる．

3 画像検査／整復操作

　触診で目立った圧痛がなければ，病歴を含め骨傷の疑いは少ないので肘内障を疑っての整復操作に移る．この時点で自信がなければ画像検査はもちろん施行してもよい．通常画像検査は不要とされるが，自信がなければ最初の頃はしかたないだろう．診療に慣れれば，やがて画像検査は不要に感じるようになる．画像検査に際しては，**子どもの場合年齢とともに骨端部は成長するので，異常がわかりにくいため肘関節の2方向（正側）を左右で評価するとよい**．微妙な骨端部の所見も左右で比較すれば異常であるかどうかの判断の助けになる．

> ①話を聞いて，骨傷を疑わなくてもよさそうだ
> ②触診でも目立った局在する圧痛はなさそうだ
> ③画像検査で骨傷の疑いがなさそうだ

　上記①〜③を確認できればいよいよ整復操作を試すことになる．

　以前林 寛之先生の講義のなかでは「志村けんのアイーン」の姿勢で前腕の回内外を試すとよいと書かれていた[1]．自施設では患児の肘関節を術者の母指と中指で把持し，90°屈曲位より対側の手で手首を回外位にすると整復され，その際に"click"（輪状靱帯がハマった際にパキッという感触が中指に伝わる）を触知すると教えているが（図2），どちらの方法でも構わない．個人的にはclick音の感覚は重要なので，患児の橈骨頭に指を添えておくのがよいと考える．

　整復操作は結構な痛みを伴うので，チャンスは数回しかない．運よく"click"を触知できれば，泣き出す患児をなだめながら数分待てばよい．痛みが引けば上肢の挙上が可能となり，一件落着である．整復操作で改善がない場合，**数日待てば自然に回復することも多く経験するので，痛みの強い整復操作をくり返すことは避けるべきである．**

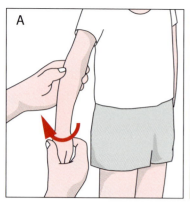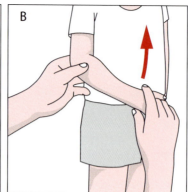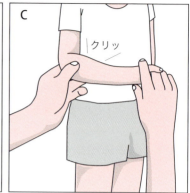

図2 回外屈曲法
文献2より引用

> **Dr. 辻のクリニカルパール　その1**
> **肘内障の診断・整復に慣れよう！**
>
> 　肘内障の診断・整復は慣れると非常に簡単で，かつ整復後の保護者の感動も大きく，大したことはしていないのだが名医と勘違いしてもらえるかもしれない．そんな喜びを味わえる日まで日々精進していただきたい．帰りがけに手を振る子どもの笑顔が，先生方の疲れた心を癒してくれるに違いない．
> 　「クマでもなければ手を引いただけで骨折させるのはまず無理でしょうね」は説明時に使えるフレーズである．

2. よくある疾患②：鎖骨骨折

症例②

　8カ月男児が母に連れられて救急外来を受診した．夕食中にイスから落ち，激しく泣いていたが，母によると「抱っこすると泣き出すので，どこか痛いのか心配」で夜間に受診したようだ．患児の頭に発赤やコブはなく，診察室では母の膝の上で静かに先生を見つめている…．

　トリアージレベルやバイタルサインは別として，「どこが痛いのかわからないが抱っこすると泣く」と言われれば鎖骨骨折を疑うべきである．

　抱っこする際，両手を脇の下に入れ子どもを持ち上げるが，その際鎖骨は上肢とともに外側上方に挙上され，骨折部位周辺の骨膜に刺激が加わり強い痛みをもたらす．成人では鎖骨が折れれば通常激しい痛みに悶絶するが，特に**乳児では静かに座っていれば外見上はわからない**ことがある．

　病歴・所見のとり方は**1.-1，2**を参考にしよう．他部位に目立った所見がなく，優しく触ってみて表情の変化がなければ，より鎖骨骨折を疑う根拠になる．鎖骨は胸骨および肩甲骨との接合部は比較的強靱なため，多くは中央1/3の範囲に骨折をきたす．やさしく鎖骨のラインに沿っ

て触診していくと，中指の先端に骨折端や変形を触れることがあり，患児の表情が変化するのがわかる．ここまでくれば，後は再現性をみて画像で確認するのみである．くり返すが乳児では反応が鈍かったり曖昧なことがあるので，**くり返し所見をとり再現性を確認すべき**である．

ちなみに以前は鎖骨バンドを着用し，胸を張った姿勢を維持した方がよいとされていたが，最近では三角巾で吊す程度でも変わらないとの意見もあり決着は着いていない．手術が必要になることは稀で，多くの場合1カ月程度で骨癒合が進行し治癒に向かう．成人と比較して偽関節などの合併症の頻度は稀である．

3. よくある疾患③：橈骨遠位端骨折・顆上骨折

症例③
5歳の男児が右腕痛で救急車で搬送された．放課後に公園の鉄棒で遊んでいて落ちたようだ．右手は何とか動かせるが，涙をこらえながら肘付近の強い痛みを訴えている…．

顆上骨折は小児では非常に目にする機会の多い部位である．「**転んで前方に手をついた→橈骨遠位端骨折**」，「**落ちた際に肘を伸ばした状態で手をついた→顆上骨折**」，が簡単な目安になる．

小児では年齢とともに肘関節が成長する．言い換えれば就学前後の子どもの肘は未発達であり，肘を伸ばすと180°以上伸展する．このため，今回のような転落外傷では過伸展した肘関節から上腕骨遠位に強い衝撃が及ぶ．子どもの肘関節は非常に強固でめったに外れることはなく，結果相対的に弱い顆上部位に骨傷をきたす．Ⅱ型以上の骨折では顆上部の骨皮質前面は裂けてしまい，肘関節は後上方に転位するため，おおむね目視で診断が可能である．転位が高度な場合には牽引～緊急手術の適応を検討する必要があり，整形外科にコンサルトする．

程度の軽いⅠ型の顆上骨折ではX線画像上骨傷が不明な場合もある．慎重に所見をとれば顆上部背側の圧痛に気づくが，痛みが強いとはっきりしないことも多い．肘関節のX線側面像でposterior fat pad sign（図3）を指摘されて診断に至ることもある．良肢位でシーネ固定を行い，近医整形外科に紹介する．

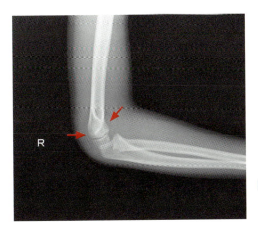

図3　fat pad sign
背面の➡がposterior fat pad sign
文献3より転載

Dr. 辻のクリニカルパール　その2
くり返し所見をとることが正確な診断の近道

　症例②の「乳児を抱っこすると泣く＝鎖骨骨折」や症例③の「転んで前方に手をついた→橈骨遠位端骨折，落ちた際に肘を伸ばした状態で手をついた→顆上骨折」のようないわゆるsnap diagnosisは臨床上有用な反面，絶対ではないこともぜひ知っておいていただきたい．先日まさにこの原稿を書いている最中に受診した子どもが，「抱っこすると泣く」と母が訴えていた．子どもの不機嫌が強く，鎖骨部位の圧痛もはっきりしなかったが，やはり画像上鎖骨の骨傷はなかった．時間をかけてくり返し理学所見をとると，左顆上部位に再現性のある局在する圧痛があり，肘関節のX線側面像でposterior fat pad signが陽性だった．肘関節の後方転位は軽微であり，固定の後帰宅，近医紹介とした…．

　経験は大事だけど，盲信しちゃいけません．乳児ではくり返し所見をとることが正確な診断の近道です．

文献・参考文献
1) 林 寛之：知っていると便利な脱臼に裏技．「ERの裏技：極上救急のレシピ集」pp88-95, シービーアール, 2009
2) 齋坂雄一, 他：肘内障の見やぶり方．レジデントノート, 14：3048-3053, 2013
3) 富永経一郎：肘が抜けた？「レジデントノート増刊：いざというとき慌てない！マイナーエマージェンシー」pp118-122, 羊土社, 2017

プロフィール
辻　聡（Satoshi Tsuji）
国立成育医療研究センター総合診療部救急診療科
こどもを診るのが難しい？決してそんなことはありません．3カ月でも研修して頂ければ，小児ERでも大低のことはできるようになります．お互い協力して診療していける環境がきっとベストなんですね．最近よくそう思うようになりました．

第4章 よく出会う小児の外傷

5. 小児熱傷

光銭大裕

● Point ●

- 救急診療において，特徴を理解していれば「小児は小さい大人」としてアプローチ可能である
- 熱傷診療で見逃してはいけないのは，「気道熱傷」，「虐待」，「熱傷治療中の感染」である
- 治療だけではなく，事故予防も大事である

はじめに

　小児の熱傷は重症熱傷こそ少ないものの，ERにくる外傷としては比較的頻度が高いものである．救急診療における基本的アプローチ（第一印象→一次評価→二次評価といった生理学的アプローチから解剖学的アプローチへ，図1）は新生児〜高齢者まで年齢問わず実施すべきで省略はしない．小児の特徴としては，小さい体に起因して，体の表面積の相対的割合，バイタルサインの正常値，使う薬剤の量，蘇生に使用するデバイスの大きさなどが違うが，根幹にある熱傷診療の基本は何ら成人と異ならない．熱傷診療の基本は小児，成人では変わらず，小児の特徴を理解していれば成人と同じである．

1. 気道熱傷

症例①

　3歳男児．祖父と風呂場にて家庭用殺虫剤スプレーを使用，その5分後に風呂を沸かそうと風呂釜に火をつけたところ，充満していた家庭用殺虫剤に引火した．顔面〜上肢の熱傷で救急搬送となった．来院時，バイタルサインは安定していたが，熱傷部位，面積は顔面Ⅱ度熱傷5％，右上肢Ⅱ度熱傷5％，左上肢Ⅱ度熱傷5％，鼻毛が燃えていた．口腔内の煤などは確認できなかったが，嗄声を認めた．気道熱傷の可能性があり，経口気管挿管で気道確保がなされた後にPICU入室となった．

　救急診療においてA（airway：気道）は何よりも優先される．熱傷初期診療でも同様であり，**Aの異常の有無やリスクがあるかを最優先に評価する**．顔面熱傷があれば常に気道熱傷の可能性を考慮する．鼻毛が燃えている（小児では鼻毛が少なく，視診でわかりにくい例があり，濡らした綿棒などで鼻腔をこすって煤がつくかどうかで判断するのも1つの方法である），口腔内の煤，

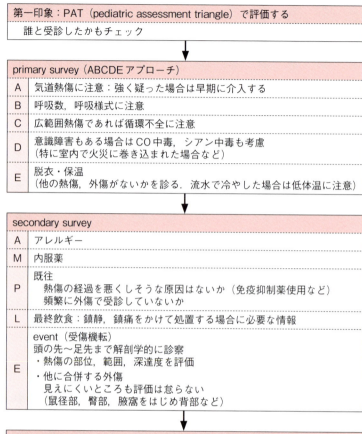

図1 救急における熱傷診療の流れ

痰に煤が混じっている，嗄声やストライダーは気道熱傷を示唆する身体所見とされている[1]．気道熱傷のなかで，**顔面熱傷，口腔内の煤，体幹熱傷は気管挿管が必要となる予測因子であったという報告もあり特に注意する**[2]．気道熱傷を疑う受傷機転としては閉鎖空間での受傷，熱い蒸気，液体の吸引がある[3]．気道確保の処置を後回しにすると，声門浮腫が進み経口気管挿管の難易度が増す．乳幼児は成人患者よりも輪状甲状靱帯切開や穿刺の難易度ははるかに高く，早期に対処しなければ手遅れになる．熱傷の深達度分類は成人と同様であり成書を参照いただきたい．

2. 熱傷の評価

症例②

3歳男児．テーブルのみそ汁をこぼして前胸部から上腕にかけてⅠ度4％，Ⅱ度4％の熱傷を負った．生理食塩水で熱傷部位の汚れを洗い流し，熱傷部位に対してワセリン塗布，非

> 固着性被覆材で被覆した．外来フォローの方針として帰宅とした．翌日の診察では，初診時には発赤のみでⅠ度と考えられた熱傷部位の大部分はⅡ度であり，Ⅱ度7％熱傷と算出した．湿潤療法を中心に処置を実施した．受傷3日目のフォロー外来で発熱があり，食事摂取量低下，創部の発赤も強く，創部感染が疑われて入院した．

1 深度

　熱傷範囲と深さは初診時には確定できず，24〜48時間で本来の範囲や深達度がわかることが多い．小児は皮膚が薄いため，熱傷は成人に比べより深く，広くなりやすい．初診時には発赤のみでⅠ度熱傷と考えていた部位が翌日には水泡ができていて，実はⅡ度熱傷だったこともよくある．そのため，初診時は深達度を断言しないほうが無難である．基本的な処置のしかたの指導についても何度か説明することが必要であり，翌日フォローすることをお勧めする．

2 面積

　熱傷面積の計算では，深達度Ⅱ度以上の面積を算出する（Ⅰ度は熱傷面積に含めない）．熱傷面積の算出に関しては9の法則，5の法則，Lund and Browderの図表（図2）があるが，多忙なERでは患児の手掌（指まで含める）を1％として計算する方法が最も簡便で使いやすい．Burn index＝Ⅱ度熱傷面積/2＋Ⅲ度熱傷面積で計算し，10〜15以上で重症という判断になる．熱傷部位やその所見について言葉のみで説明するのは難しい場合もあり，写真を残した方が客観的所見として役に立つ．

3 処置

　処置に関しては自宅にて流水でしっかり冷やして洗浄しているのであれば，創部の観察のみにすることもあるが，そうでなければ水道水や生理食塩水で洗浄し，すでに破れている，または緊満していていまにも破れそうな水泡蓋膜を除去する．当院では皮膚に固着しにくい被覆材（デルマエイド®）で被覆（さらに固着しにくいようにワセリン軟膏も塗布しておく）し，子どもがいじらないように包帯で患部を隠しながらの固定を基本としている．熱傷部位の湿潤環境を保てるのであれば他の軟膏や，創傷被覆材を使用しても何ら問題ない．ただⅡ度熱傷に対してスルファジアジン銀クリーム（ゲーベン®）については推奨されていない[5,6]．創傷被覆材には多種あるが，現在までに特定の被覆材がよいというエビデンスはないため，それぞれの特性を理解し，熱傷部位の性状（熱傷部位，深達度，範囲，浸出液の多さ）を考慮して使用する[7]．「創部の清潔と湿潤」が基本コンセプトである．手指では指間の熱傷部位が直接的に接しないように被覆材を充てがい，癒着しないようにしている．顔面は被覆材の使用が難しい部位である．十分な量のワセリン塗布で湿潤環境を保つことが多いが，被覆材の形を工夫して使用できる部位もある．

　関節にかかる手指，顔面（特に眼瞼，口唇，耳介），粘膜部を伴う陰部熱傷など，機能的，整容的に影響を及ぼすような部位の熱傷では，当日ではなくとも形成外科などの専門科と適宜連携をとる必要がある．

　熱傷の痛みは空気に触れることで悪化するため，熱傷部位に軟膏を塗布して被覆するだけでかなりの痛みは軽減される．処置をすばやくすることで疼痛コントロールまでの時間を短縮し，子どもたちの苦痛を最小限にすることをめざす．

　泣き叫ぶ子どもを長時間拘束してすべての水泡を無理に人工破膜する必要があるかよく考える（熱傷による水泡を人工破膜するかどうかは議論がある）．

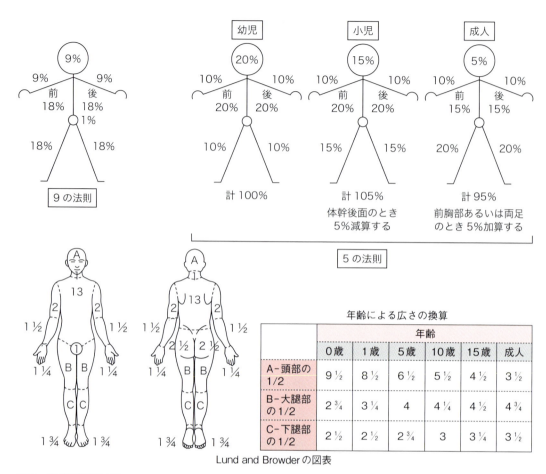

図2 熱傷面積算定法
文献4より引用

4 フォローアップ

フォローアップで気をつけることは以下の通りである[8]．

- 熱はないか
- 患部に膿が付着していないか，患部の痛みが強くないか
- 日数をあけてフォローするときは処置ができているか
- 食事，水分摂取はできているか

上記に関して総合的に判断し，入院を考慮する．特に小児ではTSS（toxic shock syndrome：毒素性ショック症候群）の発症は多く，発熱には注意を要する．米国熱傷学会の熱傷センターへの患者搬送基準[9]を参考に作成し，当院では入院適応としては以下の通りにしている．

```
一般病床入院：Ⅱ度以上の熱傷面積10％以上
              Ⅲ度熱傷あり，会陰部熱傷，虐待が疑われる
PICU入院：Ⅱ度以上の熱傷面積が15％以上
          気道熱傷を合併，CO中毒あり
          電撃症／化学熱傷で全身に影響あり
```

5 本症例での対応

　本症例では初診時の処置で鎮痛，鎮静は不要であった．しかし，小児においては初診時の処置で痛みや恐怖が植え付けられるとその後の処置でも強く不安を感じてしまい，処置自体が難しくなることがある．そのため子どもの痛み，不安には敏感になる必要がある．米国熱傷学会ガイドライン[9]では小児の鎮静が安全にできない施設は安全に実施できる施設への転送を考慮するとされている．当院ではⅡ度熱傷以上の面積10％以上を入院適応としているが，5％越えで入院を検討するという文献[2]もある．自宅が遠方で外来フォローが困難，処置に毎回の鎮静を要するなど，他の因子も考慮し，入院を検討している．熱傷に限ったことではないが，オーバートリアージは許容するようにしている．

　熱傷部位の上皮化が進み，被覆材が不要になった後でも皮膚はまだ完全な状態ではないため，紫外線の影響（日焼け）を受けやすく，傷痕が残存する原因となる．遮光する期間については明確な基準はないが，数カ月間，1シーズンは最低限遮光したほうがよいだろう．

　縫合抜糸後の遮光と同様，熱傷でも範囲が小さければ「マイクロポア スキントーンサージカルテープ（3M）」を使用するが，範囲がテープを越えるようであれば，外出時に日光への曝露を防ぐように長袖長ズボンを着用してもらう，日焼け止めを使用する，ようにアドバイスしている．数カ月程度の遮光を推奨している．

3. 虐待による熱傷

> **症例③**
>
> 　4歳男児．右前腕にⅡ度1％熱傷．
> 　両親が離婚しており，平日は母親の自宅にて生活，週末は父親と一緒に過ごしている．母が保育園に迎えに行くと，右前腕に水泡ができ，破れていたためER受診となった．母から父に電話で問い合わせるもいつ受傷したのかもわからないとのことであった．創部は右前腕に1％Ⅱ度熱傷，健常皮膚との境界は明瞭で，深達度は一様でⅡ度熱傷であった．受傷機転が不明であり，虐待の可能性が考慮された．

　小児の外傷診療をするうえで虐待は必ず鑑別にあげる．特に熱傷は虐待のなかでも占める割合が高く，受傷機転は虐待を早期に認識するうえで重要である．受傷機転（いつ／どこで／だれが／なにを／どうした）を受傷した状況が目に浮かぶくらい詳しく聞くことで，実際の外傷との矛盾点を見抜くきっかけとなる．

　表1に虐待を疑うポイント[10, 11]を示す．

　聴取した病歴，所見から以下を検討していく（虐待を診断するのではなく，患児の安全が保たれているかを考える）．

表1　虐待を疑うポイント

受傷機転の特徴
・タバコによる熱傷（虐待では頻度が高い） ・蛇口からの熱湯で受傷した ・熱湯に浸かった
熱傷部位の特徴
・臀部や下肢のみ，臀部と下肢 ・服を着ていると見えない部位（腹部，背部，腋窩など）
熱傷部分の特徴
・熱傷辺縁が境界明瞭 ・熱傷深達度が一様 　　テーブル上の熱い飲みものをこぼしての受傷では深達度はⅠ度＋Ⅱ度の混在になることが多い．熱傷部位よりも熱傷部位局所の特徴の方が虐待による熱傷の診断に特異度が高い．
その他の外傷の合併
・他の外傷もある（骨折など） ・打撲，他の熱傷の痕（新旧混在している）がある
既往歴としての特徴
・何度もケガで受診している ・虐待の既往 ・すでに地域児童福祉課などが介入している

文献10，11より

・受傷機転と熱傷範囲，深達度に矛盾はないか
・子どもの発達段階と聴取した受傷機転は矛盾していないか
・受傷からどのくらいで受診したか
　虐待症例では受傷から受診までの時間が長くかかっているという報告[12]があり，時間がかかっている症例は何をしていて時間がかかったのかを聞く．
・保護者から受傷機転の説明がない（「気がついたら熱傷があった」など）
・兄弟・友人が原因で熱傷を負ったと説明する

　強く疑った場合は患児の安全を確保するために入院を考慮する．また虐待とは言えなさそうであるが不適切な療育環境が原因にありそうならば密な外来フォローにして，院内や地域の対応部署に連絡することもある．

おわりに

　小児の救急診療で重要なことの1つに「**事故予防**」がある．小児の事故の多くは家庭内で起きることが多く，未然に防げるケースも多い．報告によると[13]やけどで受診した小児の9割以上は未然に予防できた可能性があるともいわれている．世界保健機構（WHO）によると，子どもの傷害予防における見守りの効果は定義も明確ではなく，エビデンスに欠けるとされている[14]．親が24時間ずっと子どもを見守ることは不可能であり，**環境整備が大事**である．受傷機転を詳しく聴取すると虐待を見逃さないだけでなく，今回のケガの原因からより現実味をもって環境整備につなげることができる．具体例としては熱いものは食卓の端から30 cm以内に置かない，倒れにくい容器に入れる，テーブルクロスを使用しない，熱い蒸気が出る炊飯器やアイロンなどは冷めるまで手の届かないところに置くなどがあげられる[5]．

Dr. 光銭のクリニカルパール

　小児救急診療において大人との違いは，体格の違いに起因するバイタルサインの違い，薬剤量の違い，デバイスサイズの違いであり，成人救急診療よりも密で双方向的なコミュニケーションが必要である．また，小児重症患者の頻度は少なく，シミュレーショントレーニングが必要となる．小児救急で3年間修行して思うことではあるが，成人救急医が小児救急を選択的にトレーニングする意義の1つはこのコミュニケーションスキルを学ぶことではないかと思う．現在は成人中心の施設にいるが，このコミュニケーションスキルは重症患者対応，一般病棟での急変対応，病院前救急診療でも多いに役立っており，小児救急の修行をする前よりも成長させることができたスキルだと思っている．成人救急医が短期間でも小児救急の修練にでることは，小児傷病者に慣れるだけではなく，non technical skill向上にも寄与するのではないだろうか．

文献・参考文献

1) Walker PF, et al：Diagnosis and management of inhalation injury：an updated review. Crit Care, 19：351, 2015
2) Madnani DD, et al：Factors that predict the need for intubation in patients with smoke inhalation injury. Ear Nose Throat J, 85：278-280, 2006
3) 「熱傷治療マニュアル」（木所昭夫/編著），中外医学社，2007
4) Shah AR & Liao LF：Pediatric Burn Care：Unique Considerations in Management. Clin Plast Surg, 44：603-610, 2017
5) 「熱傷診療ガイドライン 改訂第2版」（日本熱傷学会/編），日本熱傷学会，2015
6) 本多英喜：熱傷の局所処置—ERでの対応ポイントは単純化と創意工夫．「ERの創傷：エビデンスと経験に基づくプラクティス」（北原 浩/編），シービーアール，2012
7) 日本皮膚科学会：創傷・熱傷ガイドライン委員会報告—6：熱傷診療ガイドライン．日本皮膚科学会雑誌，121：3279-3306, 2011
8) 「Medical Note presents こどもの「症状」から考える—外来小児診療 伝え方の極意」（井上信明/監，安藤恵美子/編），中外医学社，2017
9) 「Burn Center Referral Criteria American Burn Association」（ACS-COT/ed），American College of Surgeons，2014
10) Maguire S, et al：A systematic review of the features that indicate intentional scalds in children. Burns, 34：1072-1081, 2008
11) 虐待による熱傷の所見．「子ども虐待診療手引き 第2版」（日本小児科学会/編），2014
12) Wibbenmeyer L, et al：Factors related to child maltreatment in children presenting with burn injuries. J Burn Care Res, 35：374-381, 2014
13) 鶴和美穂，他：小児専門病院を受診した乳幼児の熱傷における受傷機転．日本小児科学会雑誌，117：1492-1496, 2013
14) 「World report on child injury prevention」（Peden M, et al/ed），World Health Organization, 2008

プロフィール

光銭大裕（Daiyu Kosen）
東京都立多摩総合医療センター救命救急センター
　初期臨床研修制度開始の1期生．慈恵会医科大学付属柏病院で初期研修し，青森県の八戸市立市民病院で「劇的救命」を6年間学びました．小児傷病者対応をするたびに冷汗をかくのは救急医としてよくないと思い，都立小児総合医療センター救命救急科で3年間修行させていただきました．現在，都立小児の隣の多摩総合医療センター救命救急センターに所属し，小児ER，隣県のドクターヘリでの診療に従事しています．

第4章 よく出会う小児の外傷

6. 医療機関を受診した子どもの事故予防

林　幸子

Point

- 事故は子どもの健康問題である
- 子どもの事故には、子どもの特性から起こる事故とおとなの予見不足から起こる事故がある
- 見守りだけでは子どもの事故は予防できない。多少目を離してもよい環境をつくる・事故が起こっても軽症ですむための対策を立てていくことが必要
- 事故予防は「変えられるもの」を変えることにより、「変えたいもの」を変えていくことである

はじめに

　日本における0歳を除いた子ども（1～19歳）の死因の第1位は「不慮の事故」である。2015年人口動態統計の各年齢層別の死因においても「不慮の事故」は、0歳が第5位、1～4歳、5～9歳、15～19歳で第2位、10～14歳で第3位と上位を占めている（表）。医療技術の進歩や少子化、子どもの事故を予防するための製品・環境改善などの効果もあり、「不慮の事故」による子どもの死亡数は減少傾向にある。しかし、1件の子どもの死亡事故の背景には、同様の事故で障害を残した、治療に長期間を要した、今回はたまたま軽傷であった事故が多数発生している。

　事故は、特別な子どもに起こるのではなく、誰にでも起こりうる。そして程度の差こそあれ、子どもの心身の健康に何らかの影響を及ぼす。事故は病気と同じように子どもの健康問題である。事故が起こったときの初期対応や治療はもちろん、事故時の状況を確認し、同じ事故がくり返されないよう予防にも取り組んでいくことが必要である。

表　子どもの死因

	0歳	1～4歳	5～9歳	10～14歳	15～19歳
第1位	先天奇形など	先天奇形など	悪性新生物	悪性新生物	自殺
第2位	呼吸障害など	不慮の事故	不慮の事故	自殺	不慮の事故
第3位	乳児突然死症候群	悪性新生物	先天奇形など	不慮の事故	悪性新生物
第4位	出血性傷害	心疾患	心疾患	先天奇形など	心疾患
第5位	不慮の事故	肺炎	肺炎	心疾患	その他新生物

文献1を参考に作成

1. 子どもの事故

1 子どもの特性から起こる事故

　子どもは心身の未熟性から事故にあいやすい特性がある．**頭部が大きく重心が高い位置にあってバランスが悪い**ことや，**平衡感覚や筋力も未熟**なため転倒・転落事故を起こす．乳歯の大臼歯が生え揃うのは3歳頃であり，**歯ですりつぶす機能が未熟**なうえに**気道が細い**ために誤嚥・窒息の危険性が高くなる．**身体が小さい**ためテーブルの上の熱い物をこぼした際は顔や頭からかぶることになり，**体表面積も小さいため広範囲な熱傷**になる．そのうえ，**皮膚が薄いため重症化する**．視力は3〜6歳で1.0の視力となるが，**6歳児でもおとなの6割程度の視界**であるため，足元が見えておらず，転倒・モノに衝突・飛び出しによる事故が起こる．

　子どもは好奇心が旺盛な反面，**危険なものに対する認知や判断能力が未熟**なため，おとなの予測しない，おとなならばしない行動をとる．そのため，乳児では「何でも口に入れる」「危険なものでも触れる」「揺れているブランコに近づく」「歯ブラシをくわえたまま布団に倒れ込む」「ベランダの柵をのりこえる」などの事故が起こっている．

2 おとなの予見が不足した事故

　子どもの事故は成長や発達段階と密接な関係があり，行動の発達とともに事故も変化する．そのため，昨日までできなかったことができるようになっていく子どもの行動の変化や，起こりうる事故のパターンを周囲のおとなが予測できずに事故が起こっている．

　例えば，寝がえりしないからとソファーに寝かせていたら，寝返りして転落した．後追いして階段から落ちた．届かないだろうとテーブルの上に置いた熱い飲みものに手をかけて頭からかぶった．乳児の手にコインを握らせていたら誤飲したといった事故が起こっている．

　このように「できないだろう」と子どもの行動を過小評価する半面，子どもの認知や判断力を過大評価して「やらないだろう」「わかっているだろう」といった油断からの事故も起こっている．

3 見守るだけでは子どもの事故は防げない

　ひとたび子どもの事故が起こると周囲から「親は何をしていたのか」「見ていなかったのか」など個人や保護者が責められることがよくある．そして多くの保護者は「自分が見ていなかったから」と自責の念にかられる．また，事故予防の指導として「見守り」が強調されることもある．確かに子どもを見守ることは大切なことである．しかし，本当に見ていれば，見守っていさえすれば子どもの事故は防げたのか疑問である．目を離すことなく集中してずっと見守り続けることなど不可能である．そもそも注意していても見ている目の前でも事故は起こっている．また，いつもは気をつけていたのに，「ついうっかり」「気が抜けていた」と人はミスをする．そのため**「見守って」「気をつけて」だけでは事故を予防できない**．

2. 子どもの事故予防

　子どもの事故予防は，軽微な事故までをもすべて防ごうというものではない．子どもは日々新しいことができるようになり，挑戦していくなかで失敗やけがをして学んでいくものである．しかし，成長に必要な失敗やけがをすることと生命の危険や障害を残すような事故にあうことは分

第4章　よく出会う小児の外傷

けて考えることが必要である．そして，子どもはより年少であるほど自分で自分の身を守ることができず，その多くをおとなに依存している．そうした子どもたちを生命の危険や障害を残すような危うさから守るためにも，事故を予防していくことが必要である．

■ 事故予防において優先度が高い事故

　医療機関を受診する事故は，受診しようと保護者が必要性を感じるほどの状況がある．そのため，医療機関は重症度の高い事故やくり返される事故，養育環境の変化に関連した新しい事故といった情報が集まりやすい環境にある．山中らは，医療機関を受診した事故のなかで，事故予防において優先度が高いものを①**重症度が高く，後遺症を残す確率が高い事故**，②**発生頻度が高い事故**，③**増加している事故**，④**具体的な解決方法がある事故**[2]としている．

　子どもが死亡した事故原因の上位は，「交通事故」「誤飲・窒息」「溺水」である．これらの事故は発生すると重症となるリスクが高いため事故を起こさないための予防が重要である．また，「高所からの墜落・転落」や「熱傷」も生命の危険や障害を残すような事故となる．このように事故の結果の重症度が高いものはもちろん，受傷機転から大きなエネルギーが予測されるもので，今回は軽症だが重症となる可能性のある事故にも事故予防が必要である．ヒヤリとした事故であっても，無傷や命に別状がないと「これくらいですむ」「大したことにはならないから大丈夫」という楽観的な考え方を強化しがちである．しかし，それはたまたま軽症であっただけで，対策を講じないと次は命にかかわる事故や後遺症を残す事故が発生しかねないからである．

■ 家庭用製品による事故

　生活を便利に豊かにする新しい製品が家庭に入ってくると，製品による事故での受診が増えてくる．例えば電気ケトルやウォーターサーバーでの熱傷，シュレッダーでの創傷などもそうであった．そもそもこれらの製品は子どもが使用することを想定していない．しかし，家庭にあることで子どもがアクセスしやすくなり事故が起こる．商品自体の欠陥ではなく，子どもの特性からもたらされる事故であるため，対策を講じないとくり返し同じような事故が起こる．「使い方を守っていない方が問題では」と思われるかもしれない．しかし，危険の認知が未熟な子どもは思いもよらぬ行動をとるものである．だからこそ，予測外の行動を起こす可能性まで考えた対策を講じることが必要となる．

　命にかかわる・障害を残すような事故を防ぐためには，この事故で起こりうる最悪の事態を予測し，最悪の事態が深刻であると気づいたならば，その最悪な事態を防ぐもしくは軽微なものですむようにするためには何を変えればよいのかを考えて対策を立てることが必要である．

3. 事故予防のアプローチ

　子どもの事故予防は，個々の事故への予防対策と，同様の事故を防いでいくための「安全知識循環」[2]といった社会全体での取り組みが必要である．

1 個別の事故への予防

　事故後に，これからは「気をつけます」「注意します」と言った言葉は反省であって対策ではな

い．身の回りの環境が危ないままでは気をつけていても事故は起こる．**多少目を離してもよい環境をつくる・事故が起こっても軽症ですむための対策を立てていくことが必要である．**

そのために事故に至った経緯を「いつ」「どこで」「子どもは何をしていて」「どのようにして（何によって）受傷したのか」「一緒にいた人は誰で何をしていたのか」，子どもの発達段階と併せて確認する．このとき，傷害予防のための制御理論[2]の「変えたいもの」「変えられないもの」「変えられるもの」は何かを意識して整理する．

例えば「10カ月児がはいはいで移動し，机から垂れ下がった電気ケトルのコードを引っ張って熱湯をかぶって受傷」であった場合，「変えたいもの」は今回の事故の重症度の低減もしくは事故の回避で，「変えられないもの」は子どもの年齢や現在の発達段階，「変えられるもの」は保護者が事故の危険性を認識し，予防の必要性を理解して子どもにとって安全な生活環境を調整することである．環境調整の方法は，電気ケトルの廃棄・転倒流水防止対策のとられた電気ケトルに買い替え・コードが垂れ下がらないための工夫・ケトル使用時は子どもが入りこめないようにしたところで使用するなど製品のみでなく使う側の行動も変えていくことが求められる．行動と環境の両側面より調整して，確実に保護者が実行できる方法とすることが必要である．こうして「変えられるもの」を変えることにより，「変えたいもの」を変えていく．

2「安全知識循環」に向けて

WHO（世界保健機関）は，事故予防は注意喚起だけでは有効ではなく，事故を予防するためには**製品・環境改善**（environment），**法的規制**（enforcement），**教育**（education）の3つの側面からのアプローチが必要であるとしている[3]．予防したい事故によりこの3Eから1つのアプローチを選択したり，複数組合わせたりして対策を検討する．効果が示されている**製品・環境改善**アプローチは，誤飲予防のための薬瓶の蓋のチャイルドロック，熱傷予防のための蒸気レスの炊飯器や転倒した際の流水予防対策のある電気ケトルなどがある．また，スポーク外傷予防のための自転車の幼児座席や抱っこ紐での転落事故予防ではSG基準改定による安全基準の強化により製品の改善が見込まれている．製品・環境改善は見守るといった人の努力のみに頼らないため，確実性や継続性のある事故予防効果が高いアプローチである．**法的規制**アプローチはチャイルドシートやシートベルト使用の義務化，自転車乗車中のヘルメット着用の義務化がある．**教育**によるアプローチは，他の予防活動を支える活動と位置づけられ，人の意識や行動変容によってリスク軽減を図るものである．そのため，予防対策を実施する・予防対策がとられた製品を使用するか否かは，その人しだいである．ゆえに，どのような教育であれば効果的に事故予防のための意識や行動が変容できるのかの方法論の確立が模索されている．

このように子どもの事故予防は，個人の力だけではなく，社会全体で取り組むことが必要である．日本には単独で事故予防に取り組み，具体的な予防策まで実施できる組織はない．しかし，事故発生時の状況を事故情報として収集，さまざまな職種と連携して分析・知識化・対策法を開発して対策法を普及させるといった安全知識が循環するシステムを回すことで事故を予防する社会システムをつくっていくことが可能となる．

おわりに

子どもの事故対応にあたっては事故が起こるに至った経緯から事故を予防するためには何を変

えればよいのかを考えることを習慣づけることで，子どもの命にかかわる危うさへ気づく知識やスキルも育てていけると考える．子どもたちを守っていく視点からも医療機関において子どもの事故予防への取り組みが活発化していくことを願っている．

> **Ns. 林のクリニカルパール**
> **医療機関が行う子どもの事故予防は育児支援である**
>
> 　医療機関を受診した子どもの事故予防は，子どもの事故が起こった背景の情報収集・事故原因の分析を行い，再発防止のための環境整備の手段や知識といった"しくみ"を新たに追加する育児支援と考えている．そして，「事故時の状況を保護者に確認する際は，この受傷機転で起こりうる事故なのかを必ず考え，違和感を感じた場合は子ども虐待の可能性を疑う」また，「実効性のある予防対策を保護者が立てられない・助言しても修正ができない場合は，今後も支援が必要」と考え，次の支援へとつなげていくことが必要である．

文献・参考文献

1) 厚生労働省：平成27年 人口動態統計．
2) 山中龍宏，他：傷害予防概論．小児科診療，79：71-78，2016
3) 「World report on child injury prevention」(Peden M, et al/eds), WHO and UNICEF, 2008

プロフィール

林　幸子（Yukiko Hayashi）
国立成育医療研究センター看護部/救急センター
子どもの事故を予防していくために臨床で子どもの事故情報を聴取・収集しています．これらの情報をもとに病院と専門機関とが連携して製品改善が行われたこともあります．事故の情報は，事故を予防するための第一歩ともなります．一緒に子どもの事故予防に取り組んでいきましょう．

索引 Index

数字

3％食塩水 ······················ 204
5-breaths 10-beats 法 ·············· 112

欧文

A〜C

AHT ····························· 235
AVPU ···························· 145
AVPU 小児反応スケール ········ 145
β₂刺激薬 ························ 173
BRUE ···························· 17
child protection team ············· 86
ciTBI ···························· 233
clinically important traumatic brain injury ······················ 232
colic ···························· 201
CPT ····························· 86
CSWS ···························· 65

D〜N

DOPE ···························· 124
Dの評価 ························· 142
E ································ 104
FENa ······················ 206, 209
GCS（グラスゴーコーマスケール） ···················· 145
Gianotti-Crosti 症候群（GCS） ···················· 192
hair apposition ··················· 243
Holliday-Segar 法 ················· 59
Holzknecht 徴候 ·················· 172
Jacoby 線 ···················· 52, 53
LET ····························· 240
Miller 型喉頭鏡 ·················· 122
Nikolsiky 現象陽性 ··············· 192

P〜T

PALS ···························· 15
PALS アプローチ ················ 142
PAT ························ 15, 104
pediatric assessment triangle ················ 15, 104
primary survey ··················· 212
secondary survey ················· 224
SIADH ···················· 60, 65, 209
SOLER ··························· 25
staphylococcal scalded skin syndrome ················ 192
SSSS ···························· 192
Stevens-Johnson 症候群 ········· 188
TICLS ··························· 15
traumatic tap ····················· 54

和文

あ行

アドボカシー ···················· 21
アナフィラキシー ··············· 175
アミノフィリン ·················· 173
安全知識循環 ···················· 263
アンビューバッグ ··············· 121
医原性低ナトリウム血症 ····· 56, 60
維持輸液 ···················· 56, 57, 59
一次評価 ························· 105
いつもと何か違う ··············· 143
ウイルス性発疹症 ··············· 190
エコーガイド下静脈穿刺 ········ 49
落ち着くための工夫 ············· 24

か行

外頸静脈 ························· 47
外傷 ····························· 212
外傷診療 ························· 228
解剖学的評価 ···················· 127
下気道閉塞 ······················ 130
家族機能不全 ···················· 89
家族への配慮 ················ 19, 21
環境因子 ························· 175
気管切開チューブ ··············· 125
気管挿管 ························· 146
気管チューブ ···················· 123
気道（A） ······················· 103
気道異物 ························· 168
気道閉塞 ························· 216
虐待 ················· 85, 146, 201, 235
虐待による乳幼児頭部外傷 ····· 231
急性喉頭蓋炎 ···················· 169
急性細気管支炎 ·················· 169
局所注射 ························· 240

緊急度	103
空気感染	188
経口補水液	63
経口補水療法	56, 62, 207
軽症頭部外傷	231, 235
血圧	115
血性髄液	54
血中酸素分圧	131
高エネルギー外傷	214
高張性食塩水	204
高二酸化炭素血症	129
高濃度酸素投与	138
高張性脱水	65
呼吸（B）	103
呼吸窮迫	127
呼吸数	112
呼吸調節の障害	130
呼吸不全	127
骨髄路	49
骨髄路確保	46, 138
子ども虐待	85
子どもの事故	261
子どもの事故予防	260
ゴミ箱診断	116
ゴールデンアワー	240

さ行

酸素供給量	134
酸素投与	146
シアノアクリレート	242
時間外診療	19
自己膨張式バッグ	121

児童虐待の防止等に関する法律（虐待防止法）	85
児童相談所	86, 88
ジャクソンリース	121
重症度	103
循環（C）	103
上気道閉塞	130
小児GCS	145
小児集中治療	19
初期診療	19, 20
食道挿管	123
ショック	146
心筋炎	147
新生児禁断症候群	202
身体所見	34
身体診察	34
心拍数	113
蕁麻疹	190
髄膜刺激徴候	146
ステロイド薬	173
スプリング発射式骨髄針	50
生理学的評価	127
背側中手静脈	47
洗浄方法	240
喘息	169
喘鳴	168

た行

第一印象	104, 212
体液の電解質組成	206
体温	115
代償性ショック	135

大伏在静脈	47
チャイルド・ファースト	85
中枢神経（D）	104
中毒性表皮壊死症	188
通告	86, 88, 89
低血圧性ショック	135
低血糖	146
低酸素血症	129
低張性脱水	65
伝染性紅斑	190
電動骨髄針	50, 51
頭蓋底骨折	232
頭皮静脈	47

な行

泣いている子ども	143
ナトリウム濃度	204
ナトリウム補正	209
ナラティブ	26
二次評価	108

は行

肺組織病変	130
パターン痕	86
発がん	233
発達	143
非言語的コミュニケーション	25
被曝	233
評価	212
病歴	31
病歴聴取	31
不機嫌	196

| プレパレーション 53
| プロフェッショナル 20
| 母子健康手帳 31
| 補充輸液 56, 57

ま行
末梢血管抵抗 134

末梢静脈路確保 46
マネジメント 19, 20

や行
輸液路確保・輸液療法 138
用手骨髄針 50, 51
腰椎穿刺 46, 52

予防接種歴 189

ら行
ライトガイド下静脈穿刺 49
ラポール 23
流量膨張式バッグ 121

編者プロフィール
鉄原健一（Kenichi Tetsuhara）
国立成育医療研究センター　総合診療部 救急診療科/教育研修部

山口県宇部市出身，北九州総合病院で初期研修後，飯塚病院総合診療科，成育医療研究センター小児科後期研修と小児救急フェロー，国立病院機構災害医療センター救命救急科を経て2016年より現職．課外活動として，子どもの病歴聴取と身体診察のワークショップ（通称「HAPPY」）ディレクター，PALSやJATECインストラクターなど．

レジデントノート　Vol.19　No.17（増刊）

小児救急の基本 「子どもは苦手」を克服しよう！
熱が下がらない、頭をぶつけた、泣き止まない、保護者への説明どうする？など、あらゆる「困った」の答えがみつかる！

編集／鉄原健一

レジデントノート 増刊

Vol. 19 No.17 2018〔通巻255号〕
2018年2月10日発行　第19巻　第17号
2021年4月10日第2刷発行
ISBN978-4-7581-1603-9
定価5,170円（本体4,700円＋税10％）［送料実費別途］

年間購読料
　定価26,400円（本体24,000円＋税10％）
　　［通常号12冊，送料弊社負担］
　定価57,420円（本体52,200円＋税10％）
　　［通常号12冊，増刊6冊，送料弊社負担］
　※海外からのご購読は送料実費となります
　※価格は改定される場合があります

© YODOSHA CO., LTD. 2018
Printed in Japan

発行人	一戸裕子
発行所	株式会社 羊 土 社 〒101-0052 東京都千代田区神田小川町2-5-1 TEL　03（5282）1211 FAX　03（5282）1212 E-mail　eigyo@yodosha.co.jp URL　www.yodosha.co.jp/
装幀	野崎一人
印刷所	広研印刷株式会社
広告申込	羊土社営業部までお問い合わせ下さい．

本誌に掲載する著作物の複製権・上映権・譲渡権・公衆送信権（送信可能化権を含む）は（株）羊土社が保有します．
本誌を無断で複製する行為（コピー，スキャン，デジタルデータ化など）は，著作権法上での限られた例外（「私的使用のための複製」など）を除き禁じられています．研究活動，診療を含み業務上使用する目的で上記の行為を行うことは大学，病院，企業などにおける内部的な利用であっても，私的使用には該当せず，違法です．また私的使用のためであっても，代行業者等の第三者に依頼して上記の行為を行うことは違法となります．

JCOPY ＜（社）出版者著作権管理機構　委託出版物＞
本誌の無断複写は著作権法上での例外を除き禁じられています．複写される場合は，そのつど事前に，（社）出版者著作権管理機構（TEL 03-5244-5088, FAX 03-5244-5089, e-mail：info@jcopy.or.jp）の許諾を得てください．

乱丁，落丁，印刷の不具合はお取り替えいたします．小社までご連絡ください．

プライマリケアと救急を中心とした総合誌

レジデントノート

□ 年間定期購読料（国内送料サービス）
- 通常号（月刊）　：定価26,400円（本体24,000円＋税10%）
- 通常号＋WEB版（月刊）
　　　　　　　　　：定価30,360円（本体27,600円＋税10%）
- 通常号＋増刊　：定価57,420円（本体52,200円＋税10%）
- 通常号＋WEB版（月刊）＋増刊
　　　　　　　　　：定価61,380円（本体55,800円＋税10%）

医療現場での実践に役立つ研修医のための必読誌!

レジデントノート は，
研修医・指導医にもっとも
読まれている研修医のための雑誌です

毎月1日発行　B5判　定価2,200円（本体2,000円＋税10%）

研修医指導にも
ご活用ください

特徴

① 医師となって**最初に必要となる"基本"や"困ること"**を
とりあげ，ていねいに解説！

② **画像診断，手技，薬の使い方**など，すぐに使える内容！
日常の疑問を解決できます

③ 先輩の経験や進路選択に役立つ情報も読める！

レジデントノート増刊

月刊レジデントノートの
わかりやすさで，1つのテーマを
より広く，より深く解説！

年6冊発行　B5判　定価5,170円（本体 4,700円＋税10%）

発行　**羊土社** YODOSHA　〒101-0052 東京都千代田区神田小川町2-5-1　TEL 03(5282)1211　FAX 03(5282)1212
E-mail : eigyo@yodosha.co.jp
URL : www.yodosha.co.jp/

ご注文は最寄りの書店，または小社営業部まで

羊土社のオススメ書籍

胸部X線・CTの読み方 やさしくやさしく教えます！

中島 啓／著

「読影手順は？」「どこに異常があるの？」「所見の正しい表現は？」など読影の基本の悩みを解決！手順と解剖をふまえた簡潔・丁寧な解説で，所見と鑑別が面白いほどわかる！症例問題で理解度チェックもできる！

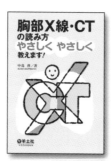

- 定価 3,960円（本体 3,600円＋税10％）　■ A5判
- 237頁　■ ISBN 978-4-7581-1185-0

キャラ勉！抗菌薬データ

黒山政一，小原美江，村木優一／著

52の抗菌薬をすべてキャラクター化！系統ごとに住む世界・職業をキャラ設定しているため，抗菌薬の特徴や使い方を直感的に記憶できます。抗菌薬に苦手意識をもつすべての医療従事者におすすめです！

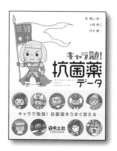

- 定価 2,640円（本体 2,400円＋税10％）　■ A5変型判
- 205頁　■ ISBN 978-4-7581-1816-3

研修医のための 見える・わかる 外科手術

「どんな手術？　何をするの？」基本と手順がイラスト300点でイメージできる

畑 啓昭／編

研修で出会いうる50の外科手術について，初期研修医向けに解説した1冊！所要時間・出血量などの基本情報や手術の手順を，イラストを用いて噛みくだいて解説．これを読めば，手術がイメージできるようになる！

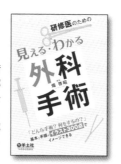

- 定価 4,620円（本体 4,200円＋税10％）　■ A5判
- 367頁　■ ISBN 978-4-7581-1780-7

バイタルサインからの臨床診断 改訂版

豊富な症例演習で，病態を見抜く力がつく！

宮城征四郎／監
入江聰五郎／著

バイタルサインは病態へ通じる…6つのバイタルをどう読み解き，何をすべきかを丁寧に解説した好評書が改訂！
20の症例をもとに，現場に即した考え方が身につきます．バイタルをとるすべての医療者にオススメ．

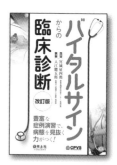

- 定価 4,290円（本体 3,900円＋税10％）　■ B5判
- 197頁　■ ISBN 978-4-7581-1806-4

発行　羊土社 YODOSHA

〒101-0052　東京都千代田区神田小川町2-5-1　TEL 03(5282)1211　FAX 03(5282)1212
E-mail：eigyo@yodosha.co.jp
URL：www.yodosha.co.jp/

ご注文は最寄りの書店，または小社営業部まで

羊土社のオススメ書籍

研修医になったら必ず読んでください。
診療の基本と必須手技、臨床的思考法からプレゼン術まで

岸本暢将, 岡田正人, 徳田安春／著

心構えから, 臨床的な考え方, 患者さんとの接し方, 病歴聴取・身体診察のコツ, 必須手技, プレゼン術や学会発表まで〜臨床医として一人前になるために, これだけは知っておきたいエッセンスを達人が教えてくれます！

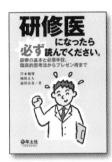

- 定価 3,300円（本体 3,000円＋税10％）　■ A5判
- 253頁　■ ISBN 978-4-7581-1748-7

ERでの創処置 縫合・治療のスタンダード 原著第4版

Alexander T. Trott／原著
岡 正二郎／監訳

創傷, 裂傷, 熱傷など, 救急外来で出会うさまざまな軽症外傷について, 初期対応や縫合法, アフターケアを平易な表現と豊富なイラストで解説. これが世界のスタンダード！【書籍購入特典】電子版を無料で閲覧できます

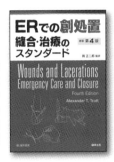

- 定価 11,000円（本体 10,000円＋税10％）　■ B5判
- 324頁　■ ISBN 978-4-7581-1856-9

ER 実践ハンドブック
現場で活きる初期対応の手順と判断の指針

樫山鉄矢, 清水敬樹／編

救急初期診療に欠かせない知識を網羅した決定版. 初療からDispositionまでの対応手順と考え方を明確に示し「いつ何をすべきか」がわかる. 役立つ知恵とテクニックも満載. 知りたい情報をサッと探せる, 頼りになる1冊

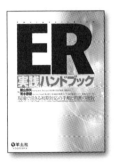

- 定価 6,490円（本体 5,900円＋税10％）　■ A5判
- 620頁　■ ISBN 978-4-7581-1781-4

気道管理に強くなる
エビデンスに基づいた、確実に気道確保するための考え方・器具選び・テクニック

大嶽浩司／監, 上嶋浩順, 駒澤伸泰, 森本康裕／編

気道評価などの基本から, 各種声門上器具・ビデオ喉頭鏡の使い分け, 困難気道の対応まで, エビデンスやガイドラインに基づいて解説！確実に気道管理するための, 知識とテクニックが身につく一冊です.

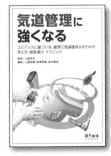

- 定価 5,940円（本体 5,400円＋税10％）　■ B5判
- 232頁　■ ISBN 978-4-7581-1791-3

発行　羊土社 YODOSHA

〒101-0052　東京都千代田区神田小川町2-5-1　TEL 03(5282)1211　FAX 03(5282)1212
E-mail：eigyo@yodosha.co.jp
URL：www.yodosha.co.jp/

ご注文は最寄りの書店, または小社営業部まで

レジデントノート増刊

1つのテーマをより広くより深く

☐ 年6冊発行　☐ B5判

Vol.23 No.2　増刊（2021年4月発行）
症候診断ドリル
エキスパートの診断戦略で解き明かす
必ず押さえておきたい23症候

編集／鋪野紀好

☐ 定価 5,170円（本体 4,700円＋税10%）
☐ ISBN 978-4-7581-1660-2

Vol.22 No.17　増刊（2021年2月発行）
複雑度別の症例で学ぶ マルチモビディティ診療の考え方と動き方
多疾患併存状態を読み解き、治療の優先順位をつけ、適切にアプローチする

編集／佐藤健太

☐ 定価 5,170円（本体 4,700円＋税10%）
☐ ISBN 978-4-7581-1657-2

Vol.22 No.14　増刊（2020年12月発行）
できる！使いたくなる！腹部エコー
解剖学的知識と臓器別の
走査・描出のコツ、異常所見を学ぶ

編集／岡庭信司

☐ 定価 5,170円（本体 4,700円＋税10%）
☐ ISBN978-4-7581-1654-1

Vol.22 No.11　増刊（2020年10月発行）
がん患者の診かた・接し方 病棟・外来の最前線でできること
副作用・合併症・急性症状に対応する、
納得の緩和ケアを目指し、
家族とも適切に対話する

編集／山内照夫

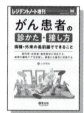

☐ 定価 5,170円（本体 4,700円＋税10%）
☐ ISBN978-4-7581-1651-0

Vol.22 No.8　増刊（2020年8月発行）
日常診療の質が上がる新常識
疾患、治療法、薬剤など明日からの
診療が変わる21項目

編集／仲里信彦

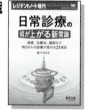

☐ 定価 5,170円（本体 4,700円＋税10%）
☐ ISBN978-4-7581-1648-0

Vol.22 No.5　増刊（2020年6月発行）
改訂版　糖尿病薬・インスリン治療 基本と使い分けUpdate
新しい薬剤・デバイス・エビデンスも
理解し、ベストな血糖管理を！

編集／弘世貴久

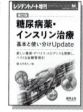

☐ 定価 5,170円（本体 4,700円＋税10%税）
☐ ISBN978-4-7581-1645-9

Vol.22 No.2　増刊（2020年4月発行）
画像診断ドリル
救急医と放射線科医が伝授する
適切なオーダーと読影法

編集／藪田 実, 篠塚 健

☐ 定価 5,170円（本体 4,700円＋税10%）
☐ ISBN978-4-7581-1642-8

Vol.21 No.17　増刊（2020年2月発行）
骨折を救急で見逃さない！
難易度別の症例画像で
上がる診断力

著／小淵岳恒

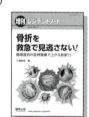

☐ 定価 5,170円（本体 4,700円＋税10%）
☐ ISBN978-4-7581-1639-8

Vol.21 No.14　増刊（2019年12月発行）
集中治療の基本、まずはここから！
臓器別の評価のしかたと
重症患者管理のポイントがわかる

編集／瀬尾龍太郎

☐ 定価 5,170円（本体 4,700円＋税10%）
☐ ISBN978-4-7581-1636-7

Vol.21 No.11　増刊（2019年10月発行）
臨床写真図鑑―コモンな疾患編 集まれ！よくみる疾患の注目所見
あらゆる科で役立つ、知識・経験・
着眼点をシェアする81症例

編集／忽那賢志

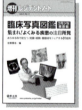

☐ 定価 5,170円（本体 4,700円＋税10%）
☐ ISBN978-4-7581-1633-6

発行　羊土社 YODOSHA
〒101-0052 東京都千代田区神田小川町2-5-1　TEL 03(5282)1211　FAX 03(5282)1212
E-mail：eigyo@yodosha.co.jp
URL：www.yodosha.co.jp/

ご注文は最寄りの書店，または小社営業部まで

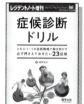
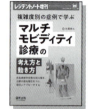